U0272815

编委会

主　编：刘霁堂

编　委：陈　君　　冯慧卿　　刘霁堂

　　　　鄢来均　　智广元

医学人文丛书

追问医学

关于医学与技术、人文和社会关系的考量

刘霁堂　主编

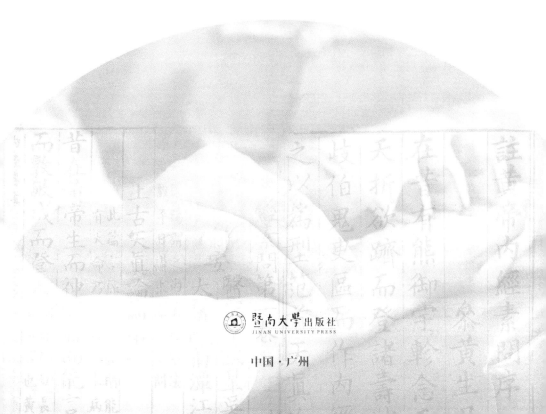

暨南大学出版社
JINAN UNIVERSITY PRESS

中国·广州

图书在版编目（CIP）数据

追问医学：关于医学与技术、人文和社会关系的考量／刘霁堂主编. —广州：暨南大学出版社，2023.12
（医学人文丛书）
ISBN 978 - 7 - 5668 - 3247 - 4

Ⅰ. ①追…　Ⅱ. ①刘…　Ⅲ. ①医学—人文科学—研究
Ⅳ. ①R - 05

中国版本图书馆 CIP 数据核字（2021）第 196218 号

追问医学：关于医学与技术、人文和社会关系的考量
ZHUIWEN YIXUE：GUANYU YIXUE YU JISHU RENWEN HE
SHEHUI GUANXI DE KAOLIANG
主　编：刘霁堂
···

出 版 人：阳　翼
策划编辑：杜小陆
责任编辑：潘江曼　梁念慈
责任校对：苏　洁
责任印制：周一丹　郑玉婷

出版发行：暨南大学出版社（511443）
电　　话：总编室（8620）37332601
　　　　　营销部（8620）37332680　37332681　37332682　37332683
传　　真：（8620）37332660（办公室）　37332684（营销部）
网　　址：http：//www.jnupress.com
排　　版：广州良弓广告有限公司
印　　刷：广东信源文化科技有限公司
开　　本：787mm×1092mm　1/16
印　　张：21.25
字　　数：285 千
版　　次：2023 年 12 月第 1 版
印　　次：2023 年 12 月第 1 次
定　　价：79.80 元

序　言

　　医学是人类最古老的学问，它源于人类生活实践中应对疾病和保持健康的经验及联想，药食不分、医巫同源等信条都反映了这个理念。驱除和缓解疾病给人类带来的痛苦是人类的本能和向往，驱除疾病作为一种德性实践最早从社会生活中分离出来，进行驱除疾病工作的人因救人之仁德而广受尊敬。黄帝、炎帝和伏羲就是因为医药的发明而被尊为"三皇"，名传千古。人类进入阶级社会后，随着知识分化和职业形成，关于医学的知识成为专门知识，医生成了专门职业，医学成为少部分上层人的学问。慢慢地，医学与公众拉开了距离。尤其是20世纪以来，现代科学技术快速发展，科学主义盛行，医学因此日新月异，也使得医学职业化和资本化加剧，公众对医学服务的要求提高，医疗服务成本大幅提升，社会医患关系紧张，医疗保障政策受到挑战。医学异化使医学离开了它的初衷，来自人类生活并关爱人类生命的医学开始回避人，医院、医护人员与患者之间的关系变得微妙。医学科学在发展，医学技术在进步，为什么不断进步的医学知识、医学技术却无视其初衷，这是一个诸如医学、哲学等学科迫切需要回答的问题。

　　广州中医药大学是我国政府于20世纪50年代中期响应保护和发展中医药的号召，最早成立的四所中医药高等院校之一。成立以来，学校十分重视对医学理论进行研究，取得了不少研究成果。改革开放后，广州中医药大学在原有的良好的学术资源的基础上成立了医学人文社会科学研究机构，以辩证唯物主义和历史唯物主义为思想武器对医学人文社会科学进行研究，出版了《医学辩证法》《医学伦理学》《自然辩证法》等多部有影响力的著作和教材，主办多期全国医学辩证法师资培训班，在全国医学院校产生了一定的影响。近年来，广州中医药大学相继获得科学技术哲学、卫生事业管理和中医心理学等多个学科硕士学位授予权，聚集了一批高层次医学人文社会科学研究人才，研究队伍在壮大，研究能力也在不断提升。科学技术哲学研究团队立足学校医学特色，从现代科学技术哲学视角出发，围绕医学理论以及相关医学卫生事业进行多层次探究，取得了丰富的学术成果，计划出版广州中医药大学"医学人文丛书"。本书是其中之一。

本书主要围绕目前我国医学卫生事业发展中需要解决的问题，也是医学、卫生领域正在探讨的问题，诸如医学异化、医患关系、中医学的科学性、中医传承教育和我国医疗保障制度等，分析问题形成原因，探索问题解决思路。本书对如上诸多问题的研究概括起来有以下几个特征：

第一，注重史论结合，把马克思主义历史与逻辑相统一的辩证法思想贯穿其中，如第五章"哲学'知与行'关系与医患关系"全面考察了我国古代哲学家对知行关系认知的历程和古代医患关系的基本情况，并对现代知行关系变化引起医患关系变化的现象进行了分析，从而提出现代和谐医患关系的思路。

第二，注重运用其他学科的思想和方法解决医学卫生问题。例如，第九章"建构主义学习理论与中医教育问题"针对我国中医院校教育和传统师徒教育等问题，用建构主义哲学思想分析中医药知识结构特点并总结出中医药知识习得的规律，提出中医教育新思路。

第三，注重现代医学卫生研究前沿面临的理论问题。例如，第三章"人胚胎干细胞医学研究伦理困惑"就是探讨将现代生物工程技术应用于医学后产生的现代生物伦理问题，该章结合医学异化理论对人体干细胞医学中有可能产生的异化问题展开研究，并从国际视野讨论了问题解决思路。

第四，注重探讨我国医疗卫生事业正面临的热点问题。例如，第六章"基于医患关系理论的我国医患关系问题探究"对医学伦理学中有关医患关系的类型、每类医患关系的发生条件以及有可能造成的后果进行探究，并结合我国现实社会结构特征探讨我国医患关系问题的本质及给出解决问题的思路。

本书对目前医学发展中的某些理论和现实问题进行了追问和探讨，尽管还不够深入，但笔者认为以问题观点面对现实会让人产生危机感、紧迫感，会促使人去思考、去解决问题，这样社会才会进步。我们愿意借助本书追问的问题，帮助大家进行更多思考，并加入解决这些问题的队伍中来。

目　录

第一章　医学技术异化问题

医学进步离不开医学技术的支持，现代医学技术的发展不断促进医学进步，有效保障了人类健康。但现代医学技术在技术决定论的乐观主义乐声中正逐步走向有益人类的反方向，现代医学技术异化出现了，并同其他门类技术异化那样，在不知不觉中给人类、社会和自然等带来越来越多的灾难。为正确利用和发展现代医学技术，推进医学真正进步，研究医学技术异化问题，探寻医学技术异化的根源和医学技术异化的消解途径颇具意义。

一、医学技术异化的提出

（一）医学技术

1. 医学技术的定义

"技术"一词最早来源于古希腊，指的是技艺、手艺、技巧，是手艺人的活动、能力和技能，也意味着一般的精美艺术品或艺术造型。从这个定义我们可看出技术包含技术能力、技术技巧和技术器物。技术是一个历史概念，其内涵和外延随着时间的推移在扩展。《哲学大辞典》中将"技术"定义为，"技术一般指人类为了满足自己的物质生产、精神生产以及其他非生产活动的需要，运用自然和社会规律所创造的一切物质手段及方法的总和。包括生产工具和其他物资设备，以及生产的工艺过程和作业程序"，以及"技术像一座山峰，从不同的侧面观察，它的形象就不同，从一处看到的一小部分面貌，当换一个位置观看时，这种面貌就变得模糊起来，但另外一种印象仍然是清晰"①。

如果单从技术概念来理解医学，那么医学本身就是一门技术，但又具有独特性。技术更多侧重于理性研究和实际应用，而医学的主要研究对象和服务对象是人。人同时具有自然属性和社会属性。医学的特殊性在于医学的人文属性，"医乃仁术"正是对这一理解的恰当诠释。简单地说，医学技术是指在医学活动中为达到医学目的而运用的手段、方法、技能和设备等。医学技术随医学的产生而产生，随医学的发展而呈现不同形态，并且在不同时期，医学技术的发展又具有不同的侧重点。最初，医学属于经验医学范畴，不是完备的科学知识体系，而是作为一种技能流传下来。随着人类文明的产生及进步，医学具有了自己的理论体系，医学技术的传承不再单单依靠技能的言传身教，更多通过文字记载来实现。

2. 医学技术的本质

在追求医学目的、实现医学价值的过程中所使用的技术设备、方法手段和知识技能等便是医学技术。近代医学技术是以近代生物学、化学和物理学等科学知识作为理论支撑，围绕临床医学目标，结合经验、技能和理论开展设计，进行人体解剖、医学实验和临床实践并形成的技能、方法和理论的总和。医学目的是获知人体生理、病理和医疗规律，医学技术目的服务于医学目的，是实现医学目的而进行的操作方法、流程设计和实践物化，是预防和治疗人类疾病，追求人类健康，解除人类痛苦，延长人类寿命等目的的有效设计和操作实践。随着人类对物的占有欲望不断增强，医学技术得到发展，医学技术的目的却逐渐异化，被社会经济利益和资本追求所左右。

医学是研究人类生命过程及人类疾病发生、发展和防治规律的科学，又是医护人员治病救人、提高生命质量、促进社会进步的实

① 转引自邹珊刚. 技术与技术哲学 [M]. 北京：知识出版社，1987：227.

践活动。医学的本质就是治病救人、提高生命质量、延长寿命和维持健康的一种社会活动，医学不仅具有自然科学属性，也具有人文社会科学属性。医学的独特性要求医学技术同时具有科学性和人文性。科学性决定了医学技术发展和研究的方向及进展，为解决医学难题做准备。医学技术设计务必受科学理论的指导，实现医疗有效性，而医学技术的人文性厘清了医学技术发展应用的偏差，要求医学技术设计和操作务必尊重人的尊严和价值，纠正医学技术超越人类尊严的越轨行为。医学技术的本质就是基于科学的有效性和对患者的人文关怀，因此，正确把握医学技术本质对研究和发展医学技术十分重要，有利于保证医学技术的健康发展。

3. 医学技术的特征

医学技术的发展一方面得益于现代科学技术的发展和应用，另一方面得益于医学传统技能的传承和拓展。医学技术与其他技术相比具有自己的特殊性：医学技术的人文性更浓。任何技术都需要体现人的需要，有了人的需要，该技术才有价值。医学技术比其他技术更富有人文性，是因为医学技术的对象是人，医学技术的使用主体也是人，这是其他技术不具备的特点。只有主体和客体的人文情感达到共鸣，医学技术才能发挥更大作用，相反，达不到共鸣就会影响医学技术的效用。医学技术效用的主观性是医学技术特征的另一属性。各种医学技术的使用，最终由患者给出评价，尽管医学技术在被使用后，患者的各种医学指标都会达到正常，但是若患者的症状并未得到好转，仍说明医学技术效果不佳。医学技术还有一个不同于其他技术的要求——高安全属性。医学技术的原理来自科学理论，这保障了医学技术的科学性，但技术理论的科学性不能保证医学技术的绝对安全性。由于人类生命的贵重，一项医学技术的开发和应用务必达到现有条件的最安全性才能应用于人体。另外，医学技术还存在相对性，我们知道世界上有很多个民族，每个民族都有数千年历史，在医疗和健康方面都创造、积淀了自己的医学技术，有效性是技术的本质特征，所以应尊重医学技术的多元属性。例如，中医学的医疗方法和西医学的医疗方法大相径庭，西医学在世界各地尽管具有标准性，但其标准也会依据不同民族的人的体质和特征而有一定差异。

（二）医学技术化

医学的发展和进步离不开技术的支持，医学对技术的需求使现代医学更加技术化。医学技术化发展是一个随时代发展而递进的过程，不同时代有不同的技术，不同的技术塑造了不同时代的医学。随着时代发展，医学越发依赖技术，医学技术化成为必然。

1. 医学技术化的定义

医学技术化是现代技术快速发展所产生的现象，也是当今社会普遍接受的医学理念。医学技术化是指在医学的发展过程中，技术逐步渗透到医学过程，应用于诊断、治疗、康复和预后以及医学科学研究中，医生、患者和医疗管理人员在认识上普遍接受医学是一种技术活动，技术思维成为医学思维的主体。医学的技术思维是医学技术化的本质，医学技术思维把医学目的的实现寄希望于医学技术创新，摒弃了医学的人文属性和社会属性，将医学片面化、绝对化、机械化和程序化，使医学价值扭曲，忽视了社会心理和人文因素对人类的影响。医学技术占据医学的主体地位，医学追求高新技术，高新技术意味着高效率、高水平、高服务和高利润。医学技术的使用成为评价医院、医护人员的主要依据，整个社会陷入依靠医学技术创新就能解决医学问题的思维方式。

2. 医学能否技术化

医学是一个研究人类生命过程以及预防疾病的规律、经验、技艺和组织的知识体系。这个定义包含了以下四点：第一，医学是探索生命规律的科学，生命科学是医学的基础；第二，医学离不开经验；第三，医学是一种技术，医学的技术性随医学的发展愈来愈突出；第四，医学是一项组织工程，一项事业。① 除此以外，医学还具有社会学、伦理学和心理学等学科的交叉属性，由此可见，医学是一种技术，又不仅仅是技术。

医学需要技术，如诊断治疗设备、诊断治疗方法等都是医学中的技术体现，医学的发展得益于医学技术工具和方法的应用及创新。医学技术工具和方法的快速发展迫切要求医学中非医学部分保持同样的步伐，而现代技术的转化实现速度远远超过了人类经验积累、社会心理因素分析的速度，医学技术独占鳌头。不可否认医学技术的发展给人类健康所带来的贡献，但其发展迅速和医学理论、经验和人文因素发展缓慢之间的矛盾带来了诸多问题。医学技术化把医学等同于医学技术，只注重医学技术的发展而忽视了医学技术的"双刃剑"效应。医学发展应当有序、均衡和安全，且要适度。另外，医学理论、医学人文、医学社会和医学技术要协同。

3. 医学技术化的困境

当今，医学技术化不断发展，人们并没有意识到医学技术给医学发展带来的威胁，而是崇拜医学技术发展所带来的医学进步，认为医学技术发展能够解决所有医学难题。这样过分夸大了技术在医学当中的应用，赋予了技术在医学中的决定地位，使得医学机械化和工程化。医学技术化使医学过分追求效率，而非以人类健康为唯一目的，为资本"绑架"医学提供了契机，使医学本质发生变异。同时造成医学成本增高、医疗费用增加、医患矛盾加剧等问题。医学技术化是医学发展中存在的客观现象，关系医学发展的前景，因此，正确认识医学技术化，探求和破解其困境是很有意义的。

（三）医学技术异化

1. 医学技术异化的定义

通过研究技术异化的有关理论，我们认为医学技术异化是指在

---

① 杜治政. 关于医学是什么的再思考 [J]. 自然辩证法研究，2008，24 (6)：16 - 22.

医疗保健、社会卫生等医学活动中对医学技术的过度依赖和不恰当使用，使医学技术左右人、控制人，是一个使医学丧失救死扶伤的人道主义目标，扭曲医学人文关怀价值的过程。医学技术异化主要表现在如下几个方面。

医学技术侵占主体地位。医学技术在医疗活动中的大量应用下反客为主，占据了医疗活动的主体地位，医学中人的主体被医学技术所取代，人成了医学的客体，医学活动不再是为人类健康服务，而成了实现医学技术价值的一种手段和过程。医学技术逐渐脱离医学主体和医学目的而独立发展。人类的自我理性受制于医学技术，医患思维局限于医学技术及其发展程度，医学突破转变为医学技术的突破，而医院竞争力也转变为高新设备应用的竞争。

医学技术呈现功利性特征。大量医学技术的应用和推广更多依赖市场经济环境和医院名气或医院领导的名誉，而没有具体考虑人们的需求，致使很多医学资源浪费，同时造成了医疗费用昂贵的问题，而医学技术的研究和开发也不再以人类实际的医学需求为目的。新技术和新设备的前景和收益也不是取决于它们的实际功用，而是取决于各自广告宣传的范围和深度。没有任何作用的药物在广告商的包装和现代媒体的各种渲染下也成为包治百病的"神药"，医学技术和媒体都成为获取名利的工具。

医学技术机器化。技术快速发展为医学技术发展创造了前提，但在技术支持下的医学技术发展方向相对单一，缺乏对非技术性诊疗方法的探索和研究，医学完全依赖于技术。智能化、自动化和机械化在医学技术上的运用，造成人类本身的医学技能丧失，医学技术的本质发生转变，医务人员的技能局限于操作机械设备。医生的工作变成了对着电脑查看数据以及对照、检查、检验医学标准，患者需要医生的时候见不到医生，医生每天的例行查房也只是一种程序化动作，医学人文关怀弱化。

2. 从医学技术化到医学技术异化

医学技术化是医学技术发展的必然结果，但医学技术化并非医学技术异化，医学技术异化是医学技术化的不正当化。

（1）医学技术化不是医学技术异化。

医学技术化是医学发展过程中所出现的不和谐现象，医学技术化并不是医学技术异化。医学技术化崇尚医学技术，以追求高新医学技术的发展、为人类谋求健康为目标而错误地把医学当作一种技术，把对医学发展的追求转移到对技术发展的追求上来。医学技术化是以医学目的为基础，以技术发展为手段，以人类健康为核心的一种片面性医学发展。而医学技术异化是指在医疗保健、社会卫生等医学活动中由于对医学技术的过度依赖和不恰当使用，致使医学技术反过来左右人类的思想，脱离了医学本质，扭曲了医学价值和医学目的，影响了医学继承、发展和应用的一种表现。医学技术化和医学技术异化具有不同的形成基础和表现形式，但都依赖现代技术发展。医学技术化并不是医学技术异化，但医学技术化的发展可能导致医学技术异化。

（2）医学技术化可能导致医学技术异化。

医学技术异化在医学技术化的过程中显现出来。追求高新医学技术是当今世界各国医学发展的趋势。在这样的趋势下所产生的医疗危机使我们反思医学技术，以及一些反常规、反医学目的性的医学现象，我们认为这是医学技术异化的结果。对技术的崇拜和追求源于我们对医学难题的困惑和以技术来解决问题的肯定性，医学技术异化的产生是一个追求医学技术发展和应用的缓慢过程。工业革命爆发使科学技术进入前所未有的领域，技术发展进入狂热时期，对技术的追求胜过以往任何时期，医学技术化现象在现代技术的推动下异常突出，医学技术应用广泛，逐渐形成了难以控制的局面。医学技术化中对技术不计后果的过度依赖导致医学技术异化，没有医学技术化便没有医学技术异化。

（3）医学技术异化反作用于医学技术化。

医学技术异化使人们开始思考医学问题的根源所在，反思医学技术化理念的目的、方法、过程和结果等。认识到医学技术化在医学发展中的负面影响，开始审视医学技术化的不足。医学技术化导致医学技术异化的产生，而医学技术异化反作用于医学技术化。有学者认为要消除医学技术异化，归根到底要强化医学技术化，用先进的医学技术消解医学技术异化；而有些学者却持不同观点，他们认为人体本身的复杂程度与当今科学认识的有限性之间的矛盾，决定了难以利用现代医学技术解决技术异化问题，应该摒弃对现代医学技术的应用，回归本源，实现医学去技术化。然而，医学技术的发展是时代的要求，去技术化不可取，而新技术的开发利用也会带来更多的技术问题。医学技术异化的反作用使我们在发展和利用医学技术的同时，关注医学的经验性和社会人文性，思考医学技术的科学性和局限性，保证医学技术的发展以及医学理论、医学经验和医学人文等的协同发展。

二、医学技术异化的内容

开端于 20 世纪后半叶，一场席卷全球的新技术革命，涤荡着旧的科学技术格局，快速改变着世界，给医学发展带来了机遇与挑战。现代生物工程、材料工程、信息工程和物理化学工程的新进展，迅速应用到医学技术中，从而提高了医学水平，同样加速了医学技术的异化。

（一）医学技术异化的内在表现

1. 医学技术机器化

现代医学技术的发展在提高医疗水平的同时摒弃了传统的医疗诊断方法，医学水平的提高归功于对现代医学技术的应用。医学成为技术的医学，医学技术成为机器技术。医学机器化程度越高，人们和医学的距离越远。走进任何一家三甲医院，即便是拥有高学历的年轻人也会对医院摸不着头脑，更别说老年人。这一方面是因为医院分科精细和制度复杂，另一方面是因为医疗设备先进，人们对先进自动化机器感到陌生。机器化大幅提高了医疗费用，增加了患者的经济负担，同时使医患关系机器化。医护人员忠诚于机器程序，医护过程伴随着电脑终端，他们认机器不认人，机器的更新换代，或事故，或断电，都会使整个医护过程陷入混乱。医护如此，患者也被迫机器化。所有诊断输出都由机器完成，患者不见医生，只见机器输出。患者与医生的联系几乎完全机器化，患者成为机器的对象，医生成为机器的奴隶。

2. 医学技术主体化

现代医学技术化程度日甚，人的医学主体地位被技术所僭越，技术主体化越发严重。首先，现代医学技术应用已导致医学全面技术化。对于作为具有自然属性和社会属性的人来说，本应该具备人文社会属性的医学因对技术的过度依赖，几乎不复存在。另外，现代医学技术的发展已脱离人类控制，现代医学技术具有独立于人类疾病的自身发展逻辑，医学技术的发展已不再是为了人类的健康，而是依据于自身逻辑进行。人类难以把握和控制现代医学技术的发展方向。现代医学技术主宰医生和患者的思维，医生水平主要体现在对医疗设备的应用和对医学数据的分析上，患者也更加依赖现代医学技术而不是医生本人。医生的经验变得不那么重要，医患关系也变得不那么和谐，医患间除了疾病，仅剩下机器数据。医学理性受到技术的左右，医生的职业理想和抱负受制于技术思维，医生的"医乃仁术"理想不知不觉地被技术"座架"所忽视。"现代医学技术控制了医学活动、医患思维，影响了医患行为，冲淡了医学本质，医患在追求现代医学技术中迷失了自我，淡化了自我的人文修养，现代医学技术的主体化展现显著。"① 医学技术不仅主宰了医学，也主宰了医院和医生的命运，决定了其规模、品级和发展走向。医院、医生和护理人员的水平都以医学技术水平来评判，医学技术对于医学院、医院和其他医疗卫生机构等来说不可或缺。

3. 医学技术资本化

市场经济下的医学研究机构、医院等都需要资本。新药开发、新技术发展、新管理理念的应用也都需要资本的支撑，这就迫使医学与资本相结合。从医学技术发展、新药开发、市场推广和药物生产，到医学院校、医院的现代化建设，政府、企业家、医学研究者和医生形成了一个社会联盟。这个联盟的有效运营在一定程度上大大推进了新药的产生、新技术的开发、优秀医科生的成长和高水平医护人员的培养，给人类健康保护带来了希望。但具体联盟者在市场经济条件下，无疑都不会忘记市场这只无形之手。市场经济可能导致医学技术资本化，医学技术资本化带来的丰厚回报又反过来加速资本化。高校、研究机构、医院需要资本来发展，需要拓宽市场、购买新技术和引进高新人才，更需要大幅度提高利润，这些都需要资本输入来实现。患者选择知名度较高的医院，选择名气较大的医生就诊。当收入和业务量挂钩时，医院之间、院长之间、医生之间便开始加入竞争队伍，而竞争的核心归根到底是高新设备、高精尖人才以及好的医疗环境和完美的服务态度等的竞争，这些也只有靠资本利润才能更好地解决。医学的起点和终点都是资本，医学技术被资本绑架。

4. 医学技术权利化

现代社会对高科技的崇拜决定了技术在人类生活中的核心地位，医学技术作为高科技的综合衍生体，在医学中权利化趋势明显。由

---

① 杜治政. 论医学技术的主体化 [J]. 医学与哲学（人文社会医学版），2011，32（1）：1-4.

现代高科技转化而来的现代医学技术是高科技应用于医学的体现，并体现出了现代高科技在医学中的地位。现代医学技术的成功应用使医生和患者追求高新医学技术的应用和发展，医生拥有了新技术、新设备就会具有更高的地位、更大的权利，也更具权威性；现代医学技术的发展使穷人和富人两极分化，患者对现代医学技术的追求和应用逐渐成为彰显自我地位和能力的一种途径；医院也把对现代医学设备、医疗技术的引入和研发作为提高医院知名度、医院等级、医院可信度的一种途径。拥有最新医疗技术和医疗设施的医院在社会中具有更高的级别、更高的可信度和更大的发言权；有了国家和社会的肯定，拥有高新医学技术的医院和医生也将享有更多国家和社会给予的特权并用以发展现代医学技术。这种由医学技术派生的医学权利，事实上是医学技术异化的重灾区，医学的人文社会属性在这里完全丧失，是技术决定论思想在医学中的表现。

（二）医学技术异化的外在表现

1. 医学技术对人的异化

现代医学技术的应用对人类健康的贡献无可置疑，它延长人类寿命，解决医学难题，揭示人类生命的产生、发展和疾病演变规律。而当我们沉浸在现代医学技术所带来的成就感中时，我们不得不面对现代医学技术对人类产生的影响。人类不仅仅是自然人，同时具有社会人文属性。现代医学技术异化导致现代医学已然成为机器和疾病之间的医学。医患关系主体不再是医生和患者，医生和患者成为现代医学技术的工具和实验品；由于医学技术的主体转变，现代医学技术和技术理性占据了医学的主体地位；医学拜金、技术权利思想影响医学技术的发展，人类被技术左右且是技术发展的旁观者。

（1）机器和疾病之间的医患关系。

在现代医院里，患者就医不再是与医生直接接触，医患关系不再是以医生和患者为基础，而变成了医学设备、器械和各种新奇疾病之间的关系，只见机器而不见人成为普遍现象。原本医患关系的主体包括医生、护士、医院行政管理人员、医院的后勤保障人员、患者、患者家属等，现在变成了单一的机器。在医疗活动中，大家重视的是机械设备和患者疾病之间的互动及结果，医生和患者只是听命于机器设备和检验结果的理性人，医生的个人判断和经验总结逐渐被医生自己和患者所遗弃，离开现代医学设备和现代医学技术，医生越来越不自信，也越来越不被患者信任。

现代医学技术在全世界逐渐占据统治地位，医学技术权威超过了一切的经验总结，人类思维逐渐被现代医学技术的权威性所改变：医生对待患者，拿出的是机器，看到的是疾病，而患者对待医生，拿出的是疾病，看到的却是机器。很多经过现代医学技术熏陶的年轻医生对化验单据和检查结果的认同远远超过了个人判断，这是因为学艺不精、缺乏经验而对技术的依赖，忽视了技术理性的负面作用及医学经验在医疗诊断中的重要性，对科学技术的认识具有局限性。医院的信息化建设、医药信息的网络发布、就诊挂号的网上预约和诊断疾病的系统对照以及医药管理系统的建设和应用等提高了医生的思考力，方便了患者，但与此同时，医生个人思维逐渐淡化。医生看到疾病时往往并没有考虑患者的具体状况，而是根据检查、检验结果，利用机器化思维设计诊疗方案。整个医疗过程，医生和患者的个性逐渐丢失，高科技应用和对各类疾病的探究主宰着医患关系。

（2）医学主体的工具化。

医患关系的异化直接导致医学主体工具化。在医疗活动中，人作为医学主体，思维方式、行为方式都受到了现代医学技术的影响。在医疗活动中，现代医学技术术语增多，技术理性成为医学理性的全部，医学主体受技术理性和医学技术环境的影响。医学主体面对疾病所做的医疗方案选择，更多的是依据医院的技术环境和对现代医学技术的理解程度。而现代医学所形成的统一化、程序化的医学标准在医疗活动中对医学主体形成了限制。医生和患者在面对某些疾病时只能做出不得已的适宜当下医学技术环境和医生技术理性的治疗方案选择，医生和患者的思维受到现代医学技术的压抑和控制。在人类思维中，技术理性占据了统治地位。

医生越熟练于科学思维方法，就越容易把人看作生物。医生和患者的生命尊严在现代医学技术前已不知不觉地消失。医生根据现代医学技术指令行动，缺乏主动性思维，而患者只能抱着迷茫的心情配合医生的指令。

（3）医学主体的客体化。

现代医学技术在医学活动中占据了统治地位，不仅表现在应用的普遍性和种类的多样性，而且表现在现代医学技术在医疗活动中的重要性。现代医学技术取代了医生和患者的主体地位，成为医学发展和应用的主体，而真正的医学主体——人则退化为医学技术的客体。

医学主体的客体化主要表现在两个方面：一方面，医生和患者在医学技术的应用下同时受制于医学技术，行动和思维听命于现代医学技术的逻辑结构，医学的主体蜕变为医学的客体。无论是医院的医生和患者还是医学院校的学生和教师，都不同程度地依赖和膜拜现代医学技术。医务人员和患者同样视现代医学技术为"救命金丹"。在医学活动中，医生忽视了患者的存在，患者忽视了医生的存在，原本作为主体的彼此在医学技术设备的过度应用下不知不觉已相互遗忘，成为现代医学技术的对象。另一方面，在现代医学技术应用的过程中，其被人类视为万能，成为整个医学活动主体。当医生、患者和医学科研人员、医学生学习和应用现代医学技术，现代医学技术的条条框框规定了他们要做什么，不能做什么，现代医学技术成了掌控医学活动和医学发展的关键，医学的主体由人类逐渐转变成医学技术。人类在自我陶醉和崇拜现代医学技术中迷失自我。

现代医学技术的专业化、高速发展和广泛应用与人类认知的局限性构成了矛盾。人类对于现代医学技术更多看重其治疗效果而非治疗机理。在面对现代医学技术时，非医学专业人员往往像无头苍蝇，看不懂核磁共振的结果，理解不了化学检验的数据，更适应不了现代化医院的管理方式。患者和患者家属进入医院犹如盲人一般，不知去哪儿拿药、去哪儿缴费。现代医学技术在发展高新技术的同时，普通群众的基本要求被忽略。患者和家属往往坐在医院大厅不知所措，唯有竖起耳朵注意听医院信息系统的叫号，看到的也只是冰冷的电子屏幕，无可发问。

（4）医学拜金主义。

医学活动随着现代医学技术的资本化发展逐渐成为一种经济活动。在医学活动中，对经济利益的追求逐渐取代了医学的本质和目的。因此，医学拜金主义思维在医学技术快速发展和市场经济蓬勃向上的条件下登场了。

现代医学技术的发明和研究耗费了大量金钱，医院之间利润的竞争变为医学技术设备先进程度的竞争和医院收入量值的竞争。新药研究、新的医学技术设备的开发耗费了大量人力物力。这些附加值无形中被转移到医疗消费者那里，看病难、看病贵的问题由此产生，在一定程度上，医学成为谋取金钱利益的工具，成为研究、开发现代新医学技术的资金来源。去任何一家三甲医院看病，每天的医药费用也要一两千元。作为患者家属，看到大量机器设备、检验器械，似乎有些项目不做总是内心不安，而医生每天也只有在查房时才会出现。整个过程能带给我们心理上依靠的也就只有护士、病友和清洁阿姨，对于检查和检验结果我们期待知道，但找不到医生。在催缴费用时才会得到医生的几句嘱托，现代医学技术的确方便了医生，但忽视了患者。现代医学技术对经济利益的追求在一定程度上增加了患者的负担，当然，不可否认的是医务人员中有不少具有高尚医德的医学专家，但市场经济下的医疗环境大大增加了其被异化的风险。

（5）传统医学观念被异化。

医学科学化推进我国医学快速发展，同时给了传统医学致命一击，传统医学逐渐没落，传统医学技术、医学方法等渐渐被遗忘。现代医学教育已然成为批量化、定制化教育，医学生也更加注重对现代医学技术的使用和操作，即使是注重传统医学技能的学生也不得不迫于就业的压力，逐渐把对传统医学技能的学习和研究作为一种兴趣。医学是一门综合知识或技能，是具有整体性的复杂学科。现代科学技术促使医学技术的精细化发展，无疑使得相关人员在研究和学习医学的过程中只注重分析由尖端科技和机器所产生的数据，而忽略了人的整体性、系统性和特殊性。现代医学技术对人类思维，尤其对传统医学思维的影响和改变远远胜于对传统医学技术的冲击。西方还原论下的医学技术研究成果显而易见，如抗生素对人类疾病的治疗效果、器官移植的显著成果等，人类的欲望追求使人们崇拜现代医学技术，传统医学思维逐渐被冷落，医学逻辑发生变化。

现代医学技术的大量应用，使得医生的传统医学思维被异化，对待人、生命和疾病的态度发生转变，对于医院、医疗设备以及自身发展也有不同于传统医学的看法。现代医生的观念因受到现代医学技术的过度应用而异化了。

2. 医学技术对社会的异化

（1）医学技术崇拜引起社会狂热。

不管是科学界还是生物医学界，都不乏技术崇拜者。实验研究的目的并不是寻求更好的治疗方案或是获得更高的经济收益，而是满足自我对高新技术的追求欲望及个人成就感。这种研究者更加热衷和崇拜技术的理性化，而几乎完全抹杀技术中存在的人文性，在他们看来，技术发展是解决一切问题的关键。现代医学技术发展的广阔空间使他们双眼放光，他们乐于进行生物学、医学甚至人体实验，探究科学知识，验证个人设想，有些人为得到研究结果甚至造假，违背了学术规范。医学的本质和目的在技术开发者眼中变得不值一提。由于对技术的过度崇拜而追求高新医学技术，忽略了医学的技术本质，甚至有些医学技术研究者只追求技术、追求经济效益，不顾医学技术的负面影响。此外，医院、医生、患者并不是现代医学技术设备的开发者，他们并不知道高新技术所带来的负面影响，他们看重的是高新医学技术的名声和医疗效果。例如，医院管理者出于竞争、攀比、评级等各种目的，花费巨资引进先进的医疗技术设备；医生出于晋职、个人名声、经济收入等目的而采用先进的医疗技术；患者出于对生命的追求更加依赖高新医学技术。

现代医学技术已经改变了人类思维，使整个社会陷入了盲目追求现代医学技术的发展和应用当中。现代医学技术的确开启了人类健康的一道大门，但也给人类健康上了一道枷锁，治标不治本的医疗状况导致更多的疑难杂症产生，但这仍然不足以抵挡现代医学技术的强大魅力。所有这些都同时促进了技术迷对现代医学技术的盲目研究，而忽视了所研究的技术对社会、人类所起的作用。

（2）医学伦理问题严峻。

技术在打破自然规律实现自我快速发展的同时，所带来的伦理问题不容忽视。DNA 的发现及现代医学技术设备的发展使现代医学对人体生理、病理结构的认识加深，医生眼中的人成了一台机器，人的尊严在医学中被践踏，医学伦理受到挑战。人体的机器化使现代医学的研究者不再尊重生命，医学解剖、医学实验、新药开发的过程中对医学伦理等问题重视不够，拿患者做实验，加之患者对医学伦理问题认识不足，促进了这种非道德化的医学实验的展开。医学的伦理问题不仅存在于现代医学技术的研究上，而且在现代医学技术的应用上同样存在。基因工程、试管婴儿、精子库的建设等都存在违背人类尊严的医学伦理问题。胰岛素、生长激素、干扰素等都是在对人类研究的基础上通过基因工程生产出来的，这些药物的应用在疾病治疗中尽管起到了至关重要的作用，但其副作用也不可忽视。转基因器官、转基因动植物、基因诊断治疗、DNA 分子杂交等发展迅速，提高了医学质量但也增加了医学伦理负担。卢光琇教授于 1981 年在中南大学湘雅医学院创立了中国第一个人类冷冻精子库。卢光琇说，由于试管婴儿技术的应用不当，所带来的严重后果已初现端倪：试管婴儿男女性别比例失常，男婴比例高；有关单位无视有关规定，使试管婴儿长大后进行近亲婚配的风险大大增加；精子库设置不规范，管理存在很大隐患，等等。现代医学技术的发展对人类生命有了不同的解释，人类的信仰逐渐丢失，人类面对死亡的态度也在发生改变。终极关怀、安乐死等也成为现代医学伦理问题的热点，而其关键在于现代医学技术对传统生命观的冲击。

（3）医学风气不正。

科学技术的发展改变了人类世界观和价值观，现代医学技术同样改变了人们对传统医学的理解。现代医学成为技术的医学、经济的医学、政治的医学。诸多因素的掺杂，导致医疗环境恶化，医疗风气不正。

对现代医学技术成果的有效性研究显得特别重要，于此不乏医学学术研究弄虚作假，学术风气不正的情况存在。为达到要求的医学技术成果，或基于有局限性的医学理论和研究结果而展开的医学技术研究，并不能适应患者的实际需要。医学领域内的相互冲击和融合使医学技术研究形成了各家各说各好，为成就各家医学名声甚至不惜作假的局面。现代医学中虚假的治疗方法、无效的"特效药物"、创意十足的医疗技术宣传等，对现今不正的医学风气更是推波助澜。

医学技术资本化下的现代医学成为金钱下的医学，而患者在经济利益的驱使下也不甘示弱。"医闹"事件、医疗纠纷频频发生，经济利益所驱动或患者对医学知识的匮乏，使医患矛盾加剧，正常的医疗活动被破坏，医疗风气恶化。

（4）医学媒介误导社会。

媒体作为现代社会的"话筒"，在整个社会发展中起到了重要的作用。张榜安民是古代在战争中取得胜利后最常见的一种媒体运用方式。有言云，控制了媒体，就控制了世界。媒体作为社会信息的传播途径在社会发展中起着越来越重要的作用，医学的发展同样需要媒体的正面支持。

传统医学的传播主要通过阅读书籍、口头交流和言传身教等。现代社会的发展使媒体的种类逐渐增多，报纸、杂志、广播、电视、互联网等逐渐成为信息的主要传播媒介。走在街头我们会看到各式各样的广告，其中不乏不孕不育、激光治疗、疑难杂症专治等医疗信息。但实际上，其医疗技术水平不足，医疗费用昂贵，医疗效果低下，医疗的宣传效果却十足。医学技术异化延伸到媒体领域，使媒体成了医学技术异化的"帮凶"。媒体对医疗事故、医疗纠纷、医学研究和医学技术发展的报道逐渐侧重于其新闻热点而非实事求是，误导了大众。医学媒体的变异助长了不法之徒的行为，阻碍了现代医学的正常发展。

3. 医学技术对自然的异化

现代科学技术发展使自然环境遭到了巨大的破坏。环境污染、能源紧缺、人口膨胀、资源短缺和生态失衡等现象日益显著。自然环境的破坏改变了空气、阳光、水和土壤的成分，出现很多环境疾病。现代医学技术的应用和发展同样破坏了自然规律和生态环境。现代医学技术中各种生物学、生理学和病理学的工程化研究都对自然生态造成了一定的冲击和破坏，人类的主体地位在自然生态的破坏中被质疑，人类属于自然的一部分，在打破规律突破自我的同时，也丧失了自我。人类本身逐渐也被打破的自然规律所打败，人类的自然性丧失。这些不仅表现在自然规律破坏上，而且表现在环境污染和生态系统紊乱上。

（1）对自然规律的违背。

人类在利用自然规律改造自然界，使之造福于人类的同时开始反思自身行为。人类在这个过程中不知不觉地违背了自然规律，使自然本身、人与自然、自然与社会之间的关系发生了变化，人类也因此遭到了一些"报复"。

基因工程、蛋白质工程等现代医学技术的出现是对人类自我认识的深化，一方面加强了对人类的认识，另一方面改变了人类生命发展规律，诸如试管婴儿、克隆技术、整容技术等逐渐发展和泛滥，原本物竞天择、优胜劣汰的自然规律受到现代医学技术的干预和破坏，现代医学技术带来了生命健康与繁殖方式的巨大变化。研究显示，在人类过去近 200 万年的进化历程中，每一代会发生 42 次基因突变，其中 16 次是有害突变。从前，基于自然选择，携带有害基因突变的个体将会流产、死亡、不育或早夭，这些有害基因也随之迅速消失；如今，由于医疗技术迅速发展，本该死亡的个体活了下来，原本不能生育后代最后又能生育后代，从而导致"自然选择松懈"，其结果是有害基因不断积累，人类总体遗传素质下降①。人类社会成员结构也随之改变，基因、种群之间发生混乱：诸如基因移植、基因杂交等都会导致新的"人造人"、人兽杂交、兽兽杂交等，而这种新事物的产生要么因不适应这个自然社会而消亡，要么就占有绝对的优势来统治这个自然社会。人类种族及其种族优势也会在生物工程的研究下异化甚至灭亡。现代生物医学技术使新的人工自然物不断产生，生态自然界被人工自然物所取代。人工自然物的闯入破坏了原本和谐、平衡的人类生命系统，破坏了人类生老病死的规律，生命权和死亡权遭到扭曲和践踏。

发达的医学技术对于延长人类寿命固然重要，而当今社会人口老龄化加剧、人口膨胀等现象也正是滥用现代医学技术所导致的后果。人造器官、人造血液等是现代医学技术进步的表现，为人类的健康提供了保障，而若一味地依靠这些人造器官来达到起死回生的

---

① 朱继胜，高剑平. 论现代技术生存的危机及其出路 [J]. 学术论坛，2009，32（10）：22－26.

目的，那试问人是否仍为人？现代医学技术一方面源自对自然规律的探索和应用，顺应自然，符合规律；另一方面又打破自然规律，冲破人类限制，与真正的自然相对而立。现代医学技术的反自然规律性和反人文性是导致自然规律被破坏的根本原因，而人类对现代医学技术的大量应用和过分依赖便是自然规律被破坏的直接原因。

（2）环境问题严峻。

现代医学技术的发展离不开技术创新、医学实验和临床应用支持。医学技术的应用产生了大量医学垃圾，污染了河流、土壤、空气等。实验前，研究者需要准备大量的动物、植物、矿物以及细菌、真菌和病毒等。所有的实验研究、临床医学所使用到的设备、药材等一部分来自人工制作及种植，而另一部分则来自对天然资源进行开采。尤其是在对珍贵药物的研究过程中，为谋求经济效益而运用大量的珍贵药材作为研究的主要对象，甚至导致某些稀有物种灭绝。在实验过程中，通过不同的生物医学技术培育细菌、研究病毒以及植物杂交和动物杂交等都会破坏自然环境。临床医学中运用到的技术设备所产生的放射性物质同样污染环境，所运用的药物也并非绝对安全可靠。而在生物医学研究和临床医学研究中所产生的医学垃圾，若不当处理同样会加剧环境问题，甚至造成很多新的疾病。医学垃圾中含有大量的细菌、病毒、寄生虫、有害物质，如果不能得到及时有效的处理，将会造成严重的环境污染，并很可能成为疫病流行的源头。

（3）生态系统紊乱。

人类的生存包含两大矛盾体：一是自然资源的有限性和人类欲望的无限性之间的矛盾；二是人类欲望的无限性和人类认识的局限性之间的矛盾。自然物依照自然规律发展运行，并赋予彼此对立统一关系而形成自然界的统一平衡的生态系统。技术的发展打破了自然规律，破坏了生态平衡，造成了生态紊乱，现代医学技术的应用亦是如此。

现代医学技术诸如转基因技术、克隆技术和试管婴儿技术等的发展和应用，严重地破坏了生物遗传的多样性和平衡性。生物多样性面临着巨大的压力和威胁，杂交物种的介入致使生态失衡，而对动植物药物的过分开发和使用也导致一些稀有物种灭绝。现代医学技术对自然资源的大量利用导致生态系统各要素的不均衡发展，生态平衡遭到破坏。人类越想通过技术来弥补科学技术所带来的负面影响，这样负面影响也就越严重。同样，人类越想通过高新医学技术来保持健康，延长寿命，人类的生命就越是受到威胁。抗生素和致畸因子等的增加导致人类群体素质尤其是抗病能力的急剧下降，同时病菌突变迅速，耐药性增强，使得如大肠杆菌、痢疾杆菌之类极为普通的病菌也产生了非凡的耐药性，青霉素的用量成百上千倍地增加，而患者的死亡率却回升到抗生素问世以前的水平①。空气污染、土壤沙漠化、植被毁坏、物种灭绝、气候异常和人口膨胀等都是现代技术以及现代医学技术应用所导致的自然异化，全球性生态危机成为当今社会面临的第一大问题。

三、医学技术异化的根源

（一）技术理性的无限扩张

1. 何谓技术理性

所谓技术理性是指围绕技术实践所形成的有目的、合规律的行为，至少包含如下一套理念②：

其一，人类征服自然。

其二，自然的定量化。即用数学结构阐释自然，使科学知识的产生成为可能，为人类征服自然提供理论。

---

① 姜长阳. 人类正在退化 [J]. 自然辩证法研究，2000，16（11）：28 - 33.

② 高亮华. 人文主义视野中的新技术 [M]. 北京：中国社会科学出版社，1996：29 - 34，154 - 166.

其三，有效性思维。指在行动中对各种行动方案进行正确抉择和对工具效率的追求。

其四，社会组织生活的理性化。包括体力劳动与脑力劳动的分工、生产的科层控制等。

其五，人类物质需求的先决性。

技术理性发展不仅带来了现代科学技术的兴起和发展，也促使人们由从感性思维向理性思维转变。这种新技术理性取代传统社会权威，渗透到社会各个领域，以支配自然界为前提，造成对外在世界的破坏。在技术理性思维中，每一种事物都是可替代、可化约的，人成了整个市场上一个可计量的市场价值物，成了整个社会机械中的一个部件。技术理性对效率性和计划性的过度追求取代了实际的需要和价值。

技术理性的理性化和目的性使人们所追求的与人们所需要的相异。技术理性使以实用、效率和技术统治意识取代自由、平等和博爱的价值观念成为衡量一切的标准。这就造成人类在面对任何事物时，由技术理性思维占据主体，做任何事前心中都有一个无形的天平称量一番。在这个以经济利益为发展导向的社会，人类的实际需求已经被技术理性所取代。

2. 技术理性夸大现代医学技术的价值

正如弗洛姆所指出的，现在技术系统由两个原则指导，第一个原则是"凡技术上能够做的事都应该做"；第二个原则是"最大效率与产出原则"。第一个原则否认了人文主义传统所发展起来的一切价值，使人们在伦理上做出无原则让步；第二个原则使得手段成为目标，人类社会陷入严重的失衡状态。[①] 现代医学技术应用同样遵循着这两个原则。在技术理性的引导下，现代医学技术理性加强，医学行为和医学活动的目的性、效率性等十分受关注，对医学的感性

---

① 郭冲辰. 技术异化论 [M]. 沈阳：东北大学出版社，2004：182.

认识和社会情感道德却逐渐缺失。在现代医学技术的发展过程中，以技术理性为标准，存留的只是目的性、绝对性、标准性的内容，而医学技术的经验性和非理性以及人文性内容被不断遗弃，医学技术异化不可避免。人类认识受时代的局限，未能意识到技术理性扩张到医学领域所带来的严重后果。医学技术理性的扩张促成医学技术主体化，以及医学技术万能化和医学人文的丧失。

（二）对现代医学技术的认知具有狭隘性

对于医学价值，我们可以这样定义：医学价值是标志人的健康需要和医学效用相统一的一个医学哲学范畴。但是在现代医学技术的发展过程中，受技术理性驱使，不少人认为人类的需求并非首要目的，而是以技术的自身需求为目的，人类需求从属于医学技术需求。人类对现代医学技术价值认知的狭隘性是导致现代医学技术异化的主要原因，其表现如下：

1. 重工具而轻价值

当医生和患者面对疾病求助于现代医学技术时，现代医学技术成了一种救死扶伤的工具。在传统医学中，医学技术作为一种传播仁爱的术业，其工具性受到仁爱目标的负载，价值和工具实现了有效啮合。医学技术的应用方便医生诊疗，是医患关系的和谐中介。现代医学技术的发展超过以往任何一个时代，医学技术在拯救疾病、维护健康活动中的工具性作用被抬高。现代医学技术结构已不同于传统医学技术，医疗设备在医学技术中的比例逐渐增大，医学技术的工具性增强，但医者仁术价值逐渐丧失。高新医学技术在医疗活动中所表现出的高效率提升了医学技术在医疗活动中的地位，医生和患者更加注重高新医学技术的工具地位而忽略了医疗技术的仁爱价值。对医学技术工具性的重视占据了医学的全部，医学成为一种工具，忽略了其探求生命规律和"仁者爱人"的价值追求，医学认识产生了偏差。重工具而轻价值使得人们对现代高新医学技术过分崇拜和依赖，导致现代医学朝着工具理性的方向发展。

2. 重效益而轻效果

医学技术发展最初给人类带来了诸多福利，市场经济下的人们逐渐依赖现代医学技术，并从中发现商机，使医学技术资本化、商业化。人类所奋斗争取的一切，都和其利益有关。医学技术的巨大前景吸引了众多投资商开发新技术、新药物。新技术、新药物的开发都需要大量资金投入。世上没有免费的午餐，投资商也仅仅是为了赚取更多的经济利益。医学技术研发在经济利益的驱动下对经济效益的追求逐渐加强。在投资上，医疗技术稍有进步，经过媒体包装都能广泛吸引大众的注意力，获取高额利润，医院诊疗费用的高低成为衡量效果和质量的标准。

患者在面对医学技术时，似乎更注重效果，实则不然。患者对医学技术具有盲目性，他们甄别医学技术疗效好坏的方法更多以价格高低为依据，"一分价钱一分货"的思想使他们相信高费用下的医学技术必定能带来好的疗效。在患者思维中，高效、安全、高质量往往和高价格成正比。医生虽然比患者更了解医学技术的效果，但一方面出于患者的自我选择，另一方面为了个人利益和医院业绩，往往选择价格昂贵且效果并非最佳的医疗技术，同时避免患者在未得到有效治疗时反问医生"为什么不用最好最贵的医疗技术"。科研机构、医院、医生、患者对医学技术效益的注重进一步加剧了这种价格和效果之间的关系。

3. 重科学而轻经验

医学技术的经验来自人类面对自然和社会所产生的生产实践活动，而其科学性来自关于自然科学、技术科学和工程科学的科学认识活动。医学技术经验性更注重医学的技能操作，而其科学性更注重工具及规范和标准。医学技术的经验性不在于工具的先进和标准的缜密，而在于人和工具之间的经验性技能。医学技术科学性则在于对人类自然规律的认识、了解和控制程度，具有实验性和数理性。

现代科学技术发展使现代医学技术化，人们对现代医学技术科学性的重视程度远远超过了经验性。科学成了人类的一种信仰，是衡量一切的标准。而经验成了一种不确定性的存在，人们认为机器化和智能化远远比不确定的个人技能更可靠。患者诊疗，以所得检查数据的多少、性状和功能正常与否为依据，治疗疾病和修理机器无异，人类沦为一种批量化的机器。对医学技术经验性和技能性的忽视，导致人的整体性和差异性消失，人类逐渐被视为批量化生产的机器，人的感性、性情和体质差异性被遗忘。医学技术的规范性、标准性和统一性导致了医学技术的局限性，对医学技术规范性的过分强调导致对临床技能的忽视以及医护人员在实际医疗活动中随机应变能力的不足。

（三）医学技术实践失控

医学技术化的追求使医学技术实践失去控制，医学技术目标和设计更加功利化和单一化，医学技术的使用和评价更注重效益而不考虑是否适合患者，脱离了医学技术救治患者的实效性。

1. 医学技术目标和设计功利化、单一化

技术产生于人类的需求，随人类生产与生活的不断变化而扩展。人类创造技术，技术为人类提供服务。随着人类社会的进步，人类的需要层次不断提高，技术目标愈来愈高，但作为高级智力活动和资本钟爱者，技术也愈来愈为利益集团所左右。资本为富人服务，由于富人消耗大量物品，占地球大部分资源，资本控制技术为他们服务，赚取高额价值。因而医学技术也难逃厄运，在资本横行的社会里，医学技术的目标更多不是维护人类健康，而是为了获取更多利益，倾斜于资本。医学技术目标的功利化转变，使医学技术实践失去控制，医学技术设计呈单一化。

人类作为社会主体，充分利用自然规律打破自然对人的限制，创造技术服务于自身，赋予了技术社会属性和自然属性。医学技术亦是如此，创造医学技术要以为人类健康服务为目标并充分利用医学的自身规律。而现代医学技术的目标偏离了人类的预期设想，脱离了人类控制，呈现出多元化的趋势。为人类健康服务成为医学技术的目标之一，而谋取最大利润、获得更高声誉、获得权利和地位成为现代医学技术的核心目标。在医学技术设计中，围绕人的健康，更多需要目标被提出，而医学技术设计已全然脱离了本来的医学要求控制，技术理性主宰了一切。人类是社会、文化和精神的统一体，是自然界的主体，利用自然界服务于自身的同时也应维护自然界和谐。医学技术设计中忽略了对人类健康和自然社会的不利影响，譬如在使用核磁共振等医学设备诊疗疾病时对人体产生的负面效应等。医学技术的目标和设计忽视了人类尊严，轻视了高新技术对人类和环境所带来的不利影响，如辐射、污染等。

2. 医学技术使用和评价缺乏实效性

医学技术的引入和使用及人类对医学技术实践的评价缺乏实效性。医学技术的设计需要合乎时代的政治、经济和文化特征，医学技术的引入需要合乎国家、医院、人民的实际需求。医学技术的引入和使用需要充分考虑人类伦理、心理和精神需求，避免造成昂贵的医疗费用、严重的资源浪费和治疗疾病而不能治愈人等情况。然而，现代医学技术的引入和使用忽略了这些。人的主体地位边缘化，科学技术代替了一切，似乎科学技术是万能的，能够解决一切医学问题。医学技术的引进和使用不以人类健康需求为依据，而是更加注重其经济效益和医院名声。高精尖医学技术充斥在人类的医学活动中，人们认为高新医学技术代表着高水平、高效益、高权威、高疗效，但实际效果往往并非如此。人类对医疗水平、对医院的评价从以医疗效果为根本逐渐转变到了医学技术设备是否先进、高精尖和价格昂贵上来。医学技术被人为地异化，人类发展医学技术来控制自己，欺骗自己。人类对医学技术的不正当引入和使用，对医学技术的效果评价脱离了人类的主体地位和医学的仁术本质，缺乏合乎医学目的的实效性。

四、医学技术异化的消解途径

（一）合理定位现代医学技术价值

人类历史上至今没有哪一个因素像技术一样对人类的生活产生如此巨大的影响，人类社会中的一切都打上了技术的烙印，人类离不开技术。技术是一把双刃剑，解决问题的同时必将带来新的难题。技术异化现象随着技术的深入发展而出现，也将会随着人类的控制而隐蔽。技术异化产生于技术，技术存在决定技术异化存在，在不同时代、不同地域，技术异化对人类的影响不同。控制技术发展，定位技术价值和地位，树立人类主体地位，增强人类主体性是控制技术异化的根本手段。现代医学技术异化不同于技术异化，但是要消除现代医学技术异化，同消解技术异化一样，要认识到异化的本质，分析医学的技术价值和地位，充分发挥人类的主体性，构建以人为本的和谐的人类与技术的关系。

1. 注重价值理性，合理定位医学技术价值

现代医学技术受技术理性价值观影响，给人类带来利益的同时也让人类饱尝了技术异化的负面影响。明确现代医学技术的价值和地位，正确运用现代医学技术是解除医学技术异化的基本途径。

现代医学技术是近代以来科学技术发展的结果。科学技术充斥社会的各个方面，现代医学也蜕变成现代医学技术。现代医学技术异化是医学技术畸形发展所致。学术界在消解医学技术异化方面，出现了以下三种观念：第一，技术悲观主义者主张放弃技术，追求返璞归真，道法自然。在他们看来，技术发展已超越人类所能控制的范围，成为独立发展的力量。技术异化随技术而产生，要彻底消除技术异化，就应该摒弃技术，回归田园，追求道法自然。第二，技术乐观主义者对以技术来战胜技术异化充满信心。技术异化是技

术发展过程中所产生的不足，科学研究和技术发展帮助我们解决问题，促进技术进一步发展。技术先进性让我们相信技术有这个能力，但不能忽略它所带来的新问题。第三，技术社会建构论者认为，技术是社会建构的结果，人在技术面前并不是无能为力，人们可以通过和谐的社会关系来消解异化，实现技术的人化。从人与社会关系出发理解技术异化问题，为消解技术异化提供了新思路。从人类出发，保持人类主体价值理性，以人类健康为需求，界定技术的价值和作用，合理调控技术方向，有利于消解技术异化。技术乐观主义者的激进和技术悲观主义者的退让都未能正确理解技术与社会的关系，最终都不能解决医学技术异化问题。

2. 构建以人为本的现代医学技术理念

人类的生存质量决定现代医学技术存在和发展的意义，现代医学技术是人类存在和发展的依仗之一。在医学领域，现代医学技术为人类健康提供保障但也带来了问题。人类作为人、自然和社会的主体，若认为现代医学技术能够主宰人类的生命过程，过分依赖现代医学技术的作用，往往会忽视它引起的问题。正视问题是消除现代医学技术异化的关键。正视问题就要寻回人的主体性，重建人类与现代医学技术之间以人为本，技术与自然、社会、人文相互和谐的关系。

第一，充分认识人类在现代社会中的主体地位。立足人类生活实际，结合科学技术的发展状况，有选择地发展和应用现代医学技术，摒弃市场经济和技术理性下的功利主义、个人主义、拜金主义和理性主义等价值观，全面认识和把握社会发展需求，提升个人道德素养，着眼于和谐、长远的生态价值需求。第二，合理开发现代医学技术，使现代医学技术朝着更有利于人类健康的方向发展。认清现代医学技术的发展规律，将现代医学技术的技术理性转变为价值理性，以人类伦理和道德责任为价值追求目标，充分发挥现代医学技术的工具性，融合人文理念，构建人文、生态技术体系。第三，以人的主体性为根本，结合现代医学技术的工具性，提升人类自己认识自己的能力。作为医学主体，充分考虑医学特性，尊重生命、尊重患者、尊重自然规律，提升人的主体地位，营造包含人文精神在内的现代医学技术发展氛围。

（二）正确认识医学技术实践活动

医学技术实践是一种以人类健康为目的的有组织、有计划的社会性活动，主要包括医学技术目标、医学技术设计、医学技术使用和医学技术评价等。要消解现代医学技术异化，不但要提升人的主体地位，增强人的认知能力，而且要正确面对现代人的医学和健康需要，以有效性、适应性和公正性为准则服务于公众。

1. 现代医学技术设计要透明和民主

所谓技术原理，就是以科学理论为指导、以技术开发为目标的，关于技术设计和研制的理论，通常以应用科学、技术科学的形式存在。现代医学技术设计开发要遵循技术原理，以科学知识为依据，以满足人类需求为目的。现代医学技术是一个集政治、经济、文化、社会、心理和环境等于一身的综合体。这就要求在医学技术设计时征求多方面专家的意见，并且邀请医生和患者加入现代医学技术的研发当中。科学家以科学理性和最新技术进展为现代医学技术提供科学支持。社会文化学者更重视现代医学技术的社会实用性和人文性。而最重要的则是医生和患者，医生和患者的需求是现代医学技术设计开发的根本。医生和患者是现代医学技术的主要服务对象，不但要提高医生和患者在医学技术应用当中的主体地位，而且要以医生和患者的需求为基础，让他们参与医学技术设计。多方学者综合设计出来的现代医学技术不会偏颇于哪一方，更有利于现代医学技术的和谐发展。

2. 现代医学技术开发、应用要适度

现代医学技术最终要应用于临床医学。在设计开发的过程中要充分考虑人类的经济、政治和文化状况，以人类的具体需求为目标，向多样化、多层次化发展。各个医院也要根据每个地区的不同情况，引进不同数量、不同种类的真正适合自己的现代医学技术设备。同时，加强医疗补助、严格控制医疗费用，加强医生和患者之间的沟通交流。技术具有确定性的同时也夹杂着不确定性，人类对生命的认识程度远远小于其复杂程度，在治疗疾病的过程中，对现代医学技术的使用也要有一个限度，根据不同需求使用不同的技术设备。由于某些现代医学技术的副作用尚未显现，因此在诊断治疗的过程中，应该尽量保守治疗，减少对医疗设备的使用，这样既减少了患者的家庭负担，又降低了治疗后产生副作用的风险。

（三）加强医学技术教育

现代医学技术异化的关键在于现代医学技术的使用者。医学技术教育偏执是导致现代医学技术异化的原因之一，要消解现代医学技术异化现象就要端正医学技术的教育理念，平衡医学临床技能培养和人文教育，加强医学院校和医院的人文精神教育和文化建设，以此构建一个重疗效、重人文的和谐的医疗氛围。

1. 端正医学技术教育理念

现代医学技术包含医学理论知识、医学技能方法、医疗诊断设备三个方面的内容。现代医学技术教育主要采用高校教育模式，以学校教育为主，临床实践为辅。在学校教育当中，主要注重学习理论知识，对于临床操作技能和医疗诊断设备应用方面的教学则参差不齐。因此，要消解现代医学技术异化现象，要认清现代医学技术的组成内容和流程，在教育方面以人为本，兼顾医学理论知识、临床技能方法和医疗设备理论的教学。修正学校课程设置，增加临床实践、技能方法和医学人文课程的教学时间，正确培养医学生的价值观念和医德。另外，要融人文教育、道德教育和法制教育等于现代医学技术教育当中，培养出有道德、有担当和有法制意识的医生。

2. 平衡临床技能和人文教育

高校培养出的医学生普遍缺乏实践能力，同时对现代医学技术过度依赖。因此要加大教育经费投入，调整医学技术教育课程，增加医学生的临床实践时间，使医学生在校园内便开始积累医学经验、熟练掌握相关的技能和方法，并根据不同的医学门类设置不同的医学教育方式和方法，提高学生的参与兴趣，培养学生的实践能力。临床技能和人文教育是医学技术教育的两个方面，缺一不可，现代医学人文性匮乏，导致医患关系恶化。只偏向临床技能的应用和培养务必会导致现代医学技术异化，而只注重人文教育又会使毕业生仅会"纸上谈兵"。现代医学需要德才兼备的现代化医务人员，因此，临床技能和医学人文教育要相互协调。

3. 加强医院人文教育，构建和谐的医疗氛围

医院的人文精神和文化氛围是一个医院人文性的充分体现，良好的医院氛围能够缓解人类对疾病的恐惧感，增强医生和患者之间的沟通交流，提高医院的整体素养和形象，减少医疗纠纷。医院以人为本，处处为医生、患者着想就能以集体智慧面对来自多方面的医学技术异化因素。医院文化建设是医院的顶层设计，需要医院领导有较高的人文素养。医院加大文化建设，向患者普及医学知识，增加他们对现代医学技术的认识和对医院医疗制度的了解。医院通过医院文化生态设计，建立诸如名医室、医院图书馆和科普走廊等，以满足医生和患者的精神文化需求。热爱生命、积极向上、相互尊敬和关心的医疗氛围，让即使重病在身的患者也会产生战胜病魔的勇气和力量。

（四）倡导传统医学道德，完善医学法制建设

消解现代医学技术异化不仅要靠对现代医学技术的认知和理解，塑造良好的教育环境，培养高素质医生，更重要的是要加强医生个人的道德修养，提升公众道德能力和完善医学法律法规。

1. 强化社会舆论，唤起道德良知

"面对技术越来越主宰人类社会的情况，正如鲍曼所指出的那样，我们只能寄希望于技术的道德化。"① 在当今社会，人类在面对疾病、灾难和死亡的时候道德犹存。有良知的医生在穷人来看病时也会尽力救治，有良知的院长在正确定位自己医院位置和作用时也会造福一方。道德是调节人与人关系的最基础的中介。在新的历史条件下开发和规范医学道德，加强公民对新的医学道德的认知，使公民自觉地遵守道德规范，是消除医学技术异化的重要手段。动用各种媒体和社会舆论，倡导医学道德教育，使每一个公民都遵守医学道德并监督他人遵守医学道德，现代医学技术异化就会得到遏制。

2. 完善法律制度，保障公民健康

要消解医学技术异化，不但要发展医学技术，还要约束医学技术，保证人类正确享受现代医学权益。面对现代医学技术异化，政府要根据本国医学发展情况进行顶层设计，从政治、经济和文化上来保障现代医学技术能最大限度地保障公民健康，同时又能遏制有可能产生的医学技术异化要素。法律制度是调节社会矛盾的有利杠杆，政府要根据具体情况制定相关法规，防止医学技术异化。例如，我国于 2010 年 11 月发布的《药物临床试验伦理审查工作指导原则》，从七个方面规定了临床试验标准，这就有可能将那些为谋取私利而置人类生命和健康不顾的临床技术剔除。同样，对现代医学技术的设计、开发和应用都应该制定明确的法律制度。制定奖惩措施，惩治违法行为，奖励遵纪守法的好人好事。恰当的医学法制将带给医生和患者一个晴朗的天空，医学技术异化将会得到遏制。

---

① 刘霁堂，王耀东，冯慧卿，等．新编自然辩证法教程［M］．北京：高等教育出版社，2007：223.

第二章 医学工程化人文困惑问题

医学工程化使高新技术广泛应用于临床医学实践，为无数患者带来福音的同时，也造成了医疗成本增高、医疗资源分配不均、医患关系紧张和医学道德弱化等诸多医学人文问题。通过对医学工程化结构、特征和表现进行分析，对医学工程化的历史、现状及人文困惑表现展开考察，我们得知医学发展不仅仅是医学技术的进步，更是医学人文价值的实现，因此医学工程化人文困惑的解除刻不容缓。

一、医学工程化人文困惑考察

（一）医学工程化概述

1. 医学工程化的概念及特征

医学工程是兴起于 20 世纪 50 年代的一门工程学科。它是在微电子学、现代计算机技术、高分子化学、现代物理学和现代高新技术的基础上，以解决医学问题为目标发展起来的应用学科。其目的是解决医学中的有关问题，保障人类健康，为疾病的预防、诊断、治疗和康复服务。

医学工程是将工程科学的原理和方法与生命科学的原理和方法相结合，通过工程设计和工程实施，以解决人体疾患和恢复健康的一个实践过程。它的兴起有多方面的原因。一是医学进步的需要。疾病的早期诊断和治疗需要对其相应的生理病理过程有定量的规律性认识，这就需要与工程科学结合。二是医疗器械产业发展的需要。从科学技术来看，医疗器械是现代科学技术在医学临床上的应用，医学临床上的需要推动现代科学技术成果源源不断地进入医疗器械产业，而医疗器械产业又以系统工程的方式塑造着医学临床。把人和医疗设备看作是一个系统整体，强调两者之间的相互作用，要求用系统工程思想开发所需要的医疗设备，实现医学目标。"工程"一词本身就有经济含义，即用最低成本实现预定目标。

科学影响着人类生产、生活方式和思维方式，对人的生命健康及身心全面发展起着关键作用。现代科学作用于医学，使医学科学化步伐加快，医学科学化直接促成医学技术现代化，医学技术现代化改变了人的医学认知、医学实践和卫生方式，大大提升了人的生命质量和延长了生命期限。医学技术现代化的直接表现就是医学工程化，医学工程化将医学目的的实现推到了一个新阶段。

（1）医学工程理论科学化。

现代医学理论体系源于西方科学范式。作为医学对象的人在西方分析范式下变成孤立的对象，由此统一的医学被分割成诸多子学科。基础医学是现代医学的基础，其所研究的是关于人体生命与疾病的本质及规律，为其他所有应用医学提供理论指导和原则规范。伴随西方近代科学的兴起和 20 世纪以来的大科学运动，基础医学在过去几个世纪得到了充分发展，形成了相对独立的系统的知识体系。从历史来看，近代医学基础理论无时不在吸收基础科学的理论成果，与基础科学理论同步发展。力学、物理学、化学和生物学等各门基础科学，在理论上、方法上逐步融入医学理论和医学实践，推动医学科学独立和发展。医学理论科学化始于 16 世纪至 17 世纪，伴随着哥白尼天文学革命和牛顿力学的优先发展，医学理论逐步脱离盖伦的神学医学理论，走向哈维机械论物理医学理论。18 世纪至 19 世纪，随着生物学和有机化学引入医学，细胞病理学、医学化学建立了起来，医学科学化得以完成。19 世纪自然科学三大发现对医学理论影响深远。能量转化定律为生理学和病理学等学科提供了解释机体能量变化的理论基础。细胞学说说明了生物体机构的统一性，成为医学对生命个体统一解释的基本范式。生物进化论的提出，丰富了胚胎学的内涵。

医学基础理论在 20 世纪初现代科学革命中取得了迅猛发展。20世纪 50 年代，随着 DNA 结构的阐明和中心法则的确立，分子生物学应运而生，医学理论从细胞分析进入分子分析水平。人体解剖学产生了新分支——神经解剖学，也取得了迅猛发展。这些新理论直接应用于临床医学，转化为医学技术原理，成为医学工程化的理论前提。

（2）医学工程手段技术化。

随着科学技术的发展，医学工程手段实现了从经验到技术的蜕变。在经验医学阶段，医学主要依靠主体的感官观察和大脑思维进行医学分析和操作；在实验医学阶段，医学已经可以借助仪器进行较为深入的医学科学观察和实验活动。在技术生存时代，人们的生产、生活开始习惯于对技术的依赖，医学领域也不例外。医学技术在工业化组织下，给医务人员的工作流程带来了程序化的便捷。近代科学革命以来，相继发生了 20 世纪初的现代科学革命和 80 年代以来的新科技革命，与科学革命相随，产业领域也相继发生了三次革命，每次科学革命产生的新理论都会引起技术原理的革命性变化，从而作用于产业界，引发产业革命。每次科学革命取得的成果，都将医学临床技术推向一个新阶段，从而使医疗卫生产业发生革命。尤其是 20 世纪 80 年代以来，新科技革命使科学与技术的关系发生革命性变化，从而对产业形成结构性重组。医疗卫生产业成为多门科学、多类技术联合介入的典型。医学目标成为这些学科、技术进行系统化工程组合的目标，运用现代技术手段进行设计、规划、实施和评价，实现医学工程目标成为共识。高新技术的医学运用实现了医学临床技术化，技术思维、技术装备和技术操作使医学临床工程化，工程手段技术化。

临床医疗手段在传统社会里知识含量低，技术性不高，无工程设计意识，医疗效果不佳。现代临床医疗借助科学技术力量进行工程化设计，实现了医疗手段工程技术化，大大提升了诊疗的精准度和成功率。

（3）医学工程实践市场化。

20世纪以来，世界范围内的医疗卫生产业从原属社会保障体系和社会福利体系的一部分，逐步走上了商业化和产业化道路。医疗卫生产业化在一定程度上刺激了医疗卫生事业的发展，但受产业规模效益的影响，医学行为和医学实践也逐渐市场化。医疗设备市场化、医学人才培养市场化、医学临床工程市场化开始出现。医学高技术以高费用、高收益成为医疗资本市场追逐的目标。临床医疗商业化、趋利化是医学工程化的原因，也是医学工程化使然。医学工程化加速了医学的商业化，且加强了其趋利性，同时商业化和趋利性又进一步推动了医学的技术化和工程化。

2. 医学工程化的结构

医学工程化的实质是医学工程。医学工程的广义理解，就是对医学相关的对象进行工程化认知、工程化处理，综合考虑影响医学对象的多种因素，在实践中实现医学、社会和经济多个目标的统一。医学工程是工程化的具体表现，既要遵守工程化的一般机制、程序和规则，又要符合医学的目标要求。由于医学涉及内容广泛，工程化对象复杂，医学工程化有诸多类型。

医学工程化就是用工程方法实现医学临床目标。医学工程化是一个动态过程，它遵循工程项目提出、目标确定、可行性评价、实施、管理和鉴定等程序。事实上，这些环节构成了医学工程化结构。医学工程目标以解决医学临床问题为主，但技术目标、经济目标、环保要求、伦理要求和社会效益等都是医学工程目标不可或缺的内容。医学工程可行性评价是医学工程化的关键，理论、技术、市场、政策的可行性和自身实力等方面都要充分考虑。另外，为保证评价的科学性、权威性和公信力，应邀请政府、专家和公众参与，接受社会监督。医学工程实施是医学专家、技术专家、工程人员和患者依照工程计划实现工程目标的实操过程。医学工程管理是对工程行为主体的监督，对工程质量和工程进度的控制，管理者包括第三方专业机构、卫生管理机构、医院和公众参与的共同体。医学工程鉴定是对工程目标实现情况的评价，通过医学工程鉴定，工程成果才能推广，社会才能从中受益，同时也可以从工程中获得经验和教训。

3. 医学工程化的历史和现状

（1）医学起源。

医学酝酿于人类的生产实践过程，最初医学萌芽于古代两河流域早期文明时期。这一阶段的医学在宗教神学的摇篮里成长，宗教思维与卫生经验混杂在一起，医学理论蹒跚于本能医疗的荒原和巫术的丛林之中。随着社会生产力水平不断提高，人类对疾病现象及其康复过程的认识不断深入，医学开始回归到经验和理性之中。进入公元纪年后，古罗马盖伦开展对人体的解剖和实验生理探究，医学逐步从自然哲学中分离，成为一门专门学科。古典时期的医学尽管运用了各种实验方法，但自然哲学的思辨方法仍是思考疾病现象的基本依据。

中世纪基督教兴起，医学再次成为宗教神学的奴仆，盖伦将医学理论神学化，医学临床水平停滞不前。直到文艺复兴时期，随着哥白尼天文学革命的出现，也发生了脱离神学的医学革命。与此同时，中国医学、阿拉伯医学和印度医学仍未摆脱经验医学和自然哲学的思维方式。17世纪前各民族医学都是经验医学，科学技术在医学领域的应用十分有限，医学从治疗方案到治疗手段都难以进行工程化设计，医学工程化还未开始。

（2）医学工程化开始。

17世纪，医学开始注重观察和实验，量化观念对医学产生了很大影响。科学进步使原有医学理论受到质疑，科学家认为人体的自然动作不过是化学、力学运动的复合体，受纯数学定律支配，人体相当于一台机器。从血液循环理论到对微观世界的探索，从生理学革命到病理学革命，这个时期医学发展迅速，医学科学化，医学技术从经验技能上升为医学技术理论。人体是一台可以组合、拆分的机器，人体的疾病相当于机器部件出现了问题。维修、更换部件就是医学治疗的任务。这种医学机械论认知为医学工程化提供了理论基础，以牛顿机械力学为理论支撑的医学工程化由此展开。这种机械化的医学工程一开始就引起了人文学者的质疑，人是机器吗？这种原子论下的组合能体现出人的精神世界吗？

（3）医学工程化的发展与现状。

19 世纪中期以来，随着生物科学的发展，基础干细胞的生物遗传、生长和发育机理得到进一步揭示，作为医学理论基础的细胞病理学诞生，医学以人体最基本构成单位为对象，以解剖刀和显微镜开路，越来越深入地揭示了人体生理、病理机制。传统医学逐渐被取代，此时的医学呈现出多渠道和现代科学技术啮合的发展趋势。20 世纪初，遗传因子理论提出，摩尔根遗传理论建立。20 世纪 50年代，随着蛋白质肽链结构、遗传物质 DNA 大分子双螺旋结构的发现，使生物学进入分子水平，分子生物学诞生，生物遗传和变异机制在分子水平方面得到了精细解读。分子生物学理论很快在技术上得到开发，生物工程技术在 20 世纪后半叶成为第三次科学技术革命的主要内容。20 世纪末，在面对新世纪时，世界各国不约而同地将生命科学、信息技术、新材料技术列为优先发展的科学技术领域，而唯一横贯三个科学技术领域的学科就是生物医学工程。生物医学工程是利用分子生物学理论，借助信息技术、新材料技术对医学目标进行设计、施工的医学技术活动。生物医学工程的发展为诸多医学疑难问题的解决带来了希望，如干细胞克隆技术、人造人体器官技术、基因治疗技术和试管婴儿技术等。人类遗传问题一直是伦理学者争议的热点，遗传物质一直被视为不容人为干预或谈论的神圣之物。生物医学工程的拓展对伦理观念构成冲击，医学人文困惑在新的条件下出现了新的特点。

总之，医学工程化在继续扩展，由此带来的人文困惑也不断涌现。只有回答和解决这些问题，才可使医学工程化走向人类期望的轨道。

（二）医学工程化人文困惑解读

1. 医学工程化人文困惑

医学工程化人文困惑指医学工程化导致医学主体——人，即医生、患者及相关医卫服务管理人员对于医学属性判断及医学实践中利益权衡上的两难境地。众所周知，医学是有关人类疾病与健康问题的科学，医术是有关人类疾病与健康问题的技术，其研究及作用对象是人，救死扶伤是医学的根本目的，因此医学被公认为是人道主义的事业。希波克拉底指出"生命短暂、医术长久"，既强调了医学的"技"，又强调了医学的"艺"。同样地，中国古代传统医学"医乃仁术"的总结，也强调了医学的人文属性，强调了人文关怀作为医学的根本目的。

何谓"人文"？通俗地理解，指人类社会的各种文化现象。医学人文既包括对人的价值尊重，也包括对人的全面理解，不仅将人看作生物的人，更看作是有精神需求的身心统一的人，其人格与尊严是受到维护的。在医学发展史中，医疗技术作为治病救人的手段，其进步代表着医学的前进方向，医学也正是在技术不断进步中凯歌高奏的。由于过度依赖技术，从而使医学偏离了"人文关怀"的轨道。因此，在某种意义上，现代医学中使用的"人文"概念更多是在非技术层面上使用，医学人文就成为一个与医学技术化、工程化相对立的概念。似乎医学正在远离人性，因为技术化和随之而来的市场化使得医学不再是单纯的"仁"学。原来"以人为本"的医生、医疗管理部门实际上经常面临在"人文关怀"与附着在"工程技术设备"上的利益之间进行选择的两难境地。

2. 医学工程化人文困惑构成

医学活动是人的活动，围绕医学活动的人群主要包括医务工作者、患者和医学行政管理人员。医学活动和医学工程实践主要由如上三方面人员参与，医学工程化的人文困惑主要是由他们在医学工程实践中的行为所引起的人文困惑。

（1）医生行为的人文困惑。

医学工程通过医学技术来实现，医生对医学技术的态度对于实现医学工程目标十分重要。对医生来讲，技术进步使他们越来越有信心和能力对付疾病，特别是仪器的大量使用使他们能够对病灶看得更清，诊断得更准。与此同时，他们对医疗机器产生了强烈的依赖性，造成医疗工作变成了仅仅是对仪器设备的熟练使用，对影像图片和数据的正确解读，而忽视了原本有效的主观经验判断。由于现代技术几乎使各种疾病治疗成为可能，医生的目标也就变成了尽一切可能，使用一切技术，将可能变为现实，将不可能化为可能。在极端情况下，医生不是在救人，只是在治病。在现代医疗过程中对机器的依赖，使医生的主观经验似乎变得不重要了，其地位也随之而有所下降。设备在医疗过程中变得如此重要，造成医生在维护设备与患者利益之间常常感到难以取舍。医生从传统疾病诊疗过程中的"主导者"变成了现代医疗过程中的"操作者"。这里的核心问题是：先进的设备和最新的药物是不是就一定要比传统手段的效果好？忽视对患者病史的认真询问而过分依赖设备、错误解读诊断信息等，由此引发的大量诉讼事例，似乎对此给出了否定的回答。

（2）患者行为的人文困惑。

随着医学工程化扩展，患者与医生交流的机会变得越来越少，患者被医学工程化的多个环节所隔离，医疗过程被碎片化，患者无所适从。在新的诊疗体系中，客观的生理病理指标代替了患者的主观感受，痛苦、疼痛和无力等指示疾病存在的症状变得无关紧要，于是患者非但不能得到应有的关心与尊重，甚至有时连自己的尊严都难以得到维护，似乎医学变得越来越不近人情了。另外，医学工程化的多环节，如会诊、检查、新疗法等使医疗变得高效和精准的同时，也增加了医疗费用。对于患者而言，高昂费用的检查项目是必要的吗？患者面对一长串的检查项目，往往感到茫然。在医学工程化环境下，许多患者盲目相信医疗设备，抵触、对抗和种种不理解的现象时有发生，医患矛盾一触即发。

（3）卫生管理机构及管理人员行为的人文困惑。

在医学工程化的过程中，大量先进技术的迅速投入使用以及由此带来的高利润和知名度是管理者追求的目标。医院医学工程化的有序进行使医院增加了许多非医务人员。如设备维修人员、设备操作人员、设备采购人员，这些技术人员更多以技术思维面对医疗活动，而忽视人文精神。医院医学工程化也使各类管理人员不断增加，如财务管理、质量管理、信息管理、技术管理等方面的人员。他们在市场经济效益优先的前提下更多关注的是指标和数量，人文精神被忽视。医院本应是一个充满人文关怀的地方，在医学工程化的背景下却不断生成有悖人文精神的种种因素。

3. 医学工程化人文困惑的历史生成

（1）近代机械自然观的促逼。

希波克拉底医派是第一个从自然原因寻找病因并治疗疾病的学派，其强调经验与理智的结合，认为医务人员应当"既是肉体的医师，也是灵魂的医师"[①]，古罗马的盖伦创造性地将思维中枢器官赋予大脑，并将古人储存灵气的器官从心脏右心室转移到了肺，灵气来自肺并通过静脉输送到心脏的右侧，从而为全身提供动力。在这

---

① 希波克拉底. 希波克拉底文集［M］. 赵鸿钧，译. 北京：中国中医药出版社，2007：138.

里，灵气与灵魂是一致的，既是生命体的组成部分，又为生命体提供动力。

近代初期，笛卡尔提出二元论哲学，完成了人的肉体与精神分离的奠基工作。哈维通过无数次对各种动物心脏的解剖研究，断然否定了血液中"灵气"的存在。哈维为血液的运行设计了一个由心脏主导的循环模式，其心脏动力模型则为后世通过机械类比解释人体的生理活动打下了理论和经验基础。拉·梅特里试图通过物质来统一身体与心灵，然而最终的结果却是虚无了人的心灵，做出"人是机器"的论断则是顺理成章的事了。

19 世纪初，随着临床医学的诞生，外科医生的地位迅速提高，为疾病的器官定位提供了实践的证据。德国病理学家魏尔啸在显微镜和切片染色技术的帮助下首创了细胞病理学，贝尔纳的实验医学将医学建立在科学实证的基础上，罗伯特·科赫提出的验证细菌与病害关系的科学方法，使医学在物质层面的实践上升到哲学，将人的内环境与外培养基统一起来，使心灵彻底离开了肉体。解剖学、生理学、病理学特别是细胞病理学的发展将医学交给物质层面，而现代分子生物学的发展则将疾病解释与治疗交给了"基因"，并试图从中寻找疾病与痛苦的根源。在近代哲学的影响下，医学逐渐完成了从自然观到认识论和方法论的彻底改造，医学职业化与科学职业化几乎同时发生，而这种变革同样表现在医学职业分工与发展的演化过程中。由于科学只以实体为研究对象，医学科学只以探求人体的结构与生理功能为目的，对于人的心灵的人文关怀则完全交给宗教了。正是在机械论的指导下，医学从病因中去掉了人的心灵的个体因素；在治疗中忽视了个人心灵的积极作用；在护理与康复中忽视了对人的心灵的关注与照顾。

科学世界是以人生活的世界为基础的，现代科学却远离了人的生活，遗忘了其赖以产生的人这个基础，无生命的物质世界取代活生生的生命世界成为唯一的真实世界，从而导致人的价值、人生意义的消逝。在身心关系体系中，身体无疑具有决定性的力量，因为身体是心存在的基础与载体。不同的具有物质属性的身体具有共同的组成、结构与功能，遵循着严格的因果法则，这为认识身体提供了基础；相反，心则指向个性、感性、随机性，难以被描述为定律、公式、方程式。现代科学为认识身体提供了多种有效的工具和手段，身心分离也就成为必然了。然而不可忽视的是，正是心才是人的价值的依属，身心分离的一个必然结果就是价值的缺失，而正是价值的缺失构成了医学的人文困惑。

（2）近代技术生存的诱导。

伴随着第一次工业革命，人类逐步从自然生存时代步入技术生存时代。技术成为人类生存不可或缺的因素，技术品充斥于我们的周围，人们越来越被技术所引领，依赖技术而生活。与此相应，医学从经验医学进入实验医学，大量技术进入医学领域，医学技术化、技术主体化现象出现。众所周知，医学活动的主体是人，医生和患者对疾病的发生、发展进行充分认识，并在此基础上有效合作，施行治疗。随着技术在医学领域中的应用，医学技术在医学中的地位发生了革命性变化，医学中的技术主义膨胀了起来。技术代替了人，机器取代了人，未来的医学可以交给技术，这样的观念在现代信息技术、生物工程技术进入医学后，更成为广为流传的话题。正如医学人文著名学者杜治政所言："医学技术已成为一种独立的力量，具有独立于医学宗旨的自身逻辑的发展目标，它不再单纯是人类借以达到控制疾病、增进健康目的的工具。"[①] 技术客体发生了"主体化"的演变过程。

显然，医学技术在医学活动中的工具地位正发生变化，它确实在医学的诸多环节承担起了主体的工作，而且这种趋势还在加强。

---

① 杜治政. 论医学技术的主体化 [J]. 医学与哲学（人文社会医学版），2011，32（1）：1-4.

医学技术主体化将会带来诸多负面影响。技术成为主体，那么由医生和患者构成的共同体岂不变成了被技术奴役的客体？人的价值被技术理性所抛弃，人变成了"裸体"的人，人的人文本质化为乌有。

（三）医学工程化与医学人文价值的矛盾

医学工程化实现的前提是医学技术化，没有技术化就没有工程化。现代技术的医学目标就是实现医学技术化，多项医学技术围绕有限的医学目标、市场目标的实现构成了医学工程化。显然，由医学技术化引起的医学人文价值弱化将是医学工程化的主要矛盾。

1. 医学技术化加剧医患关系恶化

现代医疗技术的不断发展，为患者减轻病痛带来了福音和希望，但随之而来的是对技术的崇拜和依赖，且愈发严重，引发了人们对其中人文关怀缺失的恐慌。患者追求医学高新技术，愿意接受高水平技术专家的诊断，总是想尽办法得到高新技术的服务，但有限的高新技术资源和昂贵的服务费难以满足患者的无限要求。显然，技术、金钱取代了医生与患者之间的情感关系，技术面前人人平等是不可能的，医患关系紧张的情况就会发生。这些仿佛正在印证着技术悲观主义者的忧思：社会中的技术活动越多，人的自主性和主动性就越低。技术必须把人降为技术动物。[①] 现代技术异化使人丧失了人性，使人的生活变得单调而平庸。人被技术束缚在技术的标准、框架、思维定式里，受着技术的控制和奴役，渐渐迷失了自己。

2. 医学技术化导致人文关怀缺失

现代医学技术的进步，虽然没有使医生诊疗手段发生根本性变革，但这些手段变化已经朝着依赖现代医学影像和医学检验等高精尖设备的临床应用方向发展。医学培训中基本模式所强调的问诊，

---

① 孙燕，顾慰萍. 癌症三阶梯止痛指导原则［M］. 2版. 北京：北京医科大学出版社，2002：8.

以及视、触、叩、听等基本的诊断手段越来越遭到现代医生的忽视。身体上的疾病已经使患者情绪低落，而缺少人情味的诊治过程更加影响医患间的情感交流和信息传递，由此引发的医患矛盾已经成为影响整个社会医疗环境的祸源。因此，现代医疗技术发展在为医务人员提供便利的同时，也对他们能否充分利用好这些高新技术，真正做到为患者服务提出了挑战。医疗技术可以通过学习达到熟练并独立实施，系统临床思维的形成却不是一蹴而就的。它需要临床医师长期的经验总结以及受过关于问病、查体和临床推敲等基本训练的培训。现在临床医师以及患者越来越依赖现代化诊疗手段，疾病诊断不再需要冗杂的推敲过程，其中的临床思维训练被忽略，导致临床医师思维僵化。在这种僵化思维模式的影响下，医务人员更多关注的是运用技术进行观察、判断和治疗，而缺乏理性的综合思考，难以对患者的心理、精神、行为方式等方面予以整体关注，不能随病情的变化做出必要、及时的诊断和治疗。

3. 医学技术化导致医学主体性弱化

医学技术化使医学主体发生了一定程度的变化，人的主体地位受到挑战，人的主体性部分让给了技术，因此带来了以下几方面的后果：

第一，医患关系全面物化。在技术主体化的形势下，医生与患者的关系在一定程度上被医生与技术设备的关系所取代，临床医学逐渐变为技术医学，患者成为医生与技术交流的客体，医生看病省略了详细询问病史、床边检查、关注患者情感需求等步骤，看病变成了单纯地接受检查及取药、手术或接受其他的治疗。技术成为主体，医生与患者的关系变成了技术与患者的关系，医患关系被异化了。

第二，医方责任模糊化。技术主体化使得医院成为由各种技术组合而成的一台庞大的机器或技术共同体，所有医生只不过是这些机器（或共同体）上的一颗颗螺丝钉，医生对患者承担的个人责任由这台庞大的机器所取代，医生对患者的责任模糊化了。

第三，医学目的与手段相互转换。医生的兴奋点由患者转向对各种高精尖先进技术的探索，进而转向自然科学基金、各种奖励与荣誉，患者生命安危的理念在他们心中悄然淡漠了。医学为解除患者的痛苦寻求技术，技术作为手段而服务于治病救人这一根本目的，这与为技术而技术是根本不同的。这一变化导致手段与目的换位，手段成为目的正是现代医学人性逐渐消失的重要原因。

第四，由于对技术的崇拜进而无限制地对人体进行技术干预，医学处于人体生命的有限性与技术的无限性的矛盾中，人体生态环境遭到严重破坏，辅助性生殖医学新成果的出现，将人作为工具使医学在某些领域一时善恶难分，并在无意识地将医学推向由善而恶的边缘。

第五，人体与生命的碎片化。技术万能论者相信技术带来的问题一定能够通过新技术解决，但技术产生的问题越多，需要的新技术也越多，而更新的技术又会引起更多的问题，作为医学对象的人在此种情况下越来越碎片化，离整体的人越来越远，医学家们将这种越来越深化的研究，即人的碎片化视为自己最大的成就，而这种成就背后往往是医学人性的消失。

第六，技术主体化将生物医学生命工程化，将医学引向极端，进一步张扬了它的不足，不利于医学的正面发展。

第七，技术主体化必然带动医疗费用飞速上涨，从而给实现医学公平与可持续发展带来更大困难。

由上可以看出，医学技术主体化将医学原先的"主体—人的生命与健康—变为客体"，变为实现某种技术目标的手段，而原先的"客体—技术"成为主体，这就必然造成对医学宗旨的异化，从而造成对整个医学的异化。在医学技术主体化的形势下，医学主体性逐渐弱化，技术与道德发生了断裂，技术应用失去了道德指南，因而必然造成技术对医学人性的奴役。医学技术主体化的实质，在于使技术从工具性走向目的性，用工具至上的理性代替医学道德的理性，并造成医学价值目标的枯萎。

（四）医学工程化人文困惑表现

1. 经济效益至上

医学工程化的目标之一是医疗市场优势，医院为了维护自身的利益，经常在技术与患者之间采取有利于前者的措施，这不仅影响患者的权益，而且会造成一系列的社会问题。市场化加快医学工程化，导致医学不再仅仅是一种人道主义事业，更像是一种以追求利益为目的的功利主义事业。医疗的市场化运作使医院管理者不得不将医院的经济收支列在首位，从而忽略患者利益。对医生来讲，按服务程序与成本而不是按诊疗水平、诊疗态度的收费制度，使医生主要从手术、化验和物理诊断等设备服务中获取报酬，而对患者的关怀、劝告、同情的服务却得不到任何报酬，这也是医生忽视人文关怀的重要诱因。从某种程度上来说，医生们已经被工程化的医学"绑架"，他们在"人道"立场与经济需求之间处于两难境地。

总之，医学工程化的一个重大诱因是医疗市场的巨大经济价值，而医学工程化后又反过来加强医疗的市场化，从而加剧了医学人文关怀缺失的趋势。

2. 医疗成本增加

对患者而言，虽然工程化医学带来的诊断与治疗手段增加了患者就医的选择性，但医疗的市场化运作，先进医疗设备的运用，带来了诊断与治疗的高成本，而这个成本最终必须由患者承担。

其一，先进仪器设备的研制、生产、使用、推广和新型药物的研发和使用都是需要投入巨大资金的。设备的制造者需要尽快收回投资并产生经济效益，这些设备和药物投入回收的唯一途径就是向患者收费。

其二，医院引进先进的设备和技术，必然会提高其使用率，以尽快回收投入，这就必然会形成过度检查和过度医疗的现象，全球范围内的医疗费用急速增加现象也就不可避免了。与此同时，医学的高技术化使得治疗过程"物化"，患者的生理疾病得到治愈的同时并不能得到心理关怀，从而使医学的人文关怀大打折扣。

3. 医疗资源分配不平衡

对于政策制定者来讲，医学工程化产生的高成本，意味着需要投入更多的医疗资源。虽然 21 世纪"人人享有卫生保健"作为纲领性文件被制定出来，但是国家的医疗资源毕竟是有限的，不可能满足方方面面的需求。有限的医疗资源是购置最新、最先进的医疗设备，投入到少数医疗机构，还是满足绝大多数患者的基本需要，如何解决效率与公平的矛盾也成为一个棘手的问题。事实上，随着医学工程化趋势的强化，医疗资源更多地向城市集中，农村医疗保障不足的问题变得日益严重。总之，医学工程化带来了"人文困惑"，由此衍生出的社会问题不断考验着现行的医疗体系与医疗管理制度。

4. 医患关系、医医关系、医护关系技术化

高新技术应用于医学领域以后，现代化的诊治设备已经在临床上得到普及。不少医务人员呈现唯技术主义倾向，在诊断时习惯性地依赖这些设备所提供的检测数据。这样，医患之间出现了"第三者媒介"，强化了人与仪器的关系，却疏远了人与人之间的关系，使得原本以"人—人"对话为主的医疗逐渐被"人—机"对话所取代。即便医生与患者有交流，也更多以技术规范、技术语言约束自己的言行，冷冰冰的技术语言取代了富有情感的"望、闻、问、切"。在医学工程化背景下，医院中的所有资源都被技术化，每一种存在都在技术体系中扮演不同的角色。医院中的每个角色都被技术化，人与人的交往严格遵守技术法则。医生与医生接触谈的是医学技术术语，医学临床合作也表现为医学仪器和专业数据之间的合作。

高新技术医疗设备的应用和普及使得人们对疾病的生物学认知变得更加清晰，但也使医务人员对其的依赖性增强，医患关系、医

医关系、医护关系等呈现物化趋势，阻碍了彼此间心理和情感的交流。医患关系、医医关系和医护关系的淡漠影响对相关疾病信息的采集，对人文和社会因素的忽略不利于提高疾病的确诊率。

二、医学工程化人文困惑成因

（一）技术理性至上

1. 技术理性的概念

所谓技术理性是指围绕技术目标实现的思维偏好，至少包含如下文化价值：其一，自然的定量化。即用数学结构来阐释自然，使科学知识的产生成为可能，为人类征服自然提供理论工具。其二，有效性思维。指在行动中对各种行动方案的正确抉择和对工具效率的追求。其三，社会组织生活的理性化。包括体力劳动与脑力劳动的分工、生产和控制等。其四，人类物质需求的先决性[①]。技术理性的发展不仅使现代科学技术兴起和发展，而且促使人们从感性经验思维向理性理论思维转变。技术理性源于科学理性而高于科学理性，是科学理性的系统化和操作化。在现代社会中，技术理性占据主导地位，渗透到社会生活的各个方面。在技术理性中，每一种事物都是可替代、可化约的，人成为整个市场上的一个可计量的市场价值物，成为整个社会机械中的一个部件。技术理性对效率和计划的过度追求取代了现实需要。

技术理性使人们所追求的与人们所需要的相异。技术理性使实用、效率的功利意识取代了自由、平等的价值观念，并成为衡量一切社会行为的标准。这就使得人类在面对任何事物时，技术思维占据主体，做任何事情前都先以技术理性做出评判。

---

① 高亮华. 人文主义视野中的新技术 ［M］. 北京：中国社会科学出版社，1996：29－34，154－166.

2. 技术理性对现代医学技术的影响

现代技术系统受两个原则的指导，第一个原则是"凡技术上能够做的都应该做"；第二个原则是"最大效率与产出原则"。第一个原则否认了人文主义传统所发展起来的一切价值，使人们在伦理上做出无原则让步；第二个原则使得手段成为目标，人类社会将陷入严重失衡的状态①。

现代医学技术的发展和应用同样遵循着这两个原则。在技术理性的引导下，现代医学行为的目的性和效率性得到加强，源于医学的经验性和社会情感逐渐丢失。在现代医学实践中，医学技术设计更多关注技术的有效性、标准化和市场比较优势，而对于技术实施过程的人文性置之不理。在技术理性的是现代医学技术异化的根本原因。正是在技术理性的旗帜下，技术万能论、技术决定论等论调高扬，人们夸大技术理性的作用，使技术理性无限制地跨入医学大门，通过医学技术化实现医学工程化，导致医学发生异化。

（二）医学还原论与技术主体化思维

医学技术化加强了医学诊断和救治功能，但也使医学远离了"医乃仁术"的原始价值追求，走向冷峻和淡漠。笛卡尔二元论的机械原子思维是医学技术思维的根本。这种还原论思维把活生生的人体简单还原为若干个孤立的物理部分，再进一步还原为组织、细胞和基因，最终人体成为由若干基因拼接而成的网络。还原论者认同一个原则，即只要掌握了人体的基因拼接规律，人体医学的一切问题都会得到解决。现代医学技术思维就是按照这个线路展开的，医学工程化的走向也是如此。

1. 还原论思维是医学工程化的哲学基础

还原论是近代自然科学的基本思维模式，在现代科学发展中仍

---

① 郭冲辰. 技术异化论 [M]. 沈阳：东北大学出版社，2004：182.

得到了贯彻。它倾向于将认识对象"拆分"为不同层次的基本实体，把事物的整体性质归结为最低层次基本实体的性质，用低层次的性质来解决较高层次和整体的性质。由于还原论片面强调"拆分"理性分析，导致科学发展日益分化，从而在社会科学和自然科学之间，以及在自然科学各领域之间造成了很大的隔阂，以部分掩盖整体，以部分分析解释整体。现代医学的发展是建立在基础医学研究基础上的，绝大多数医生都受过正规的医学教育，医学院的医学理论教育也是在还原论的思维下进行的。医院的医生主持的医学工程无一能够摆脱还原论思想的烙印。

第一，医院科室结构细化。近年来，传统意义上的内、外、妇、儿科中的内科和外科已经基本不复存在，取而代之的是心血管科、呼吸科、消化科以及普通外科、烧伤科、创伤骨科，长期发展下去，各科之间必然会树立起壁垒，互为外行。这种情况为具体疾病的工程化处理带来了机会，如消化科医生能借助各种技术对人体消化系统进行工程设计，发明一系列人造器官或人造辅助器官，解决消化系统的各类疾病。此外，也会产生一种情况，患者往往不能首先确定自己应该在哪个科看病，造成一种"患者在各个科之间旅行，而医生则忙于非本科疾病"的怪现象，即患者付出大量时间、精力、财力到医院看病，很可能得到的是"未见异常"的告知，而不是对究竟得了什么病的诊断。

第二，疾病诊断依据细化。还原论强调为了认识整体就必须认识部分，用部分说明整体。对于疾病也是如此，为了了解人体"疾病"这一整体，就必须充分了解人体各个器官的组织结构和功能，以及人体血液、尿液、粪便和分泌物中各种成分的改变情况。按照常规，医生要对疾病做出诊断，就必须通过大量细致的化验和检查来得出结果。而随着医学科学的不断发展，更新、更精细的化验指标和检查手段层出不穷，且价格昂贵，诊断成本因而居高不下。而搜集这些数据是医生和患者都无法回避的过程。

第三，医生治疗手段专业化存在局限性。诊断和治疗存在一定的对应关系，但是当一个患者的疾病涉及多科时，则可能形成这些对应关系的简单线性叠加，不同科的医生往往只顾解决本科的问题，而忽视了它们的对应关系及其对整体的影响。

通过上述分析，我们不难发现，作为科学系统的一个分支，医学科学思维方法难以摆脱还原论的影响。正是还原论思维方式潜移默化的影响，造成了医院科室逐级分化而互不相通的局面以及烦琐取证的诊断治疗程序。虽然前者在促进学科专业化发展方面有积极的一面，后者也在诊断治疗中体现了严谨的科学作风，但还是带来了临床决策的局限性和成本昂贵等问题。这也正是医院面临的难以解决的主要问题。

2. 技术主体化削弱人的主体地位

技术原本是人的技术，而如今，由于技术理性强势，技术客体"主体化"了，引发了人异化为"客体"的危机。正如海德格尔所言："不仅生命体在培育和利用中从技术上被对象化了……归根到底，这是要把生命的本质交付给技术去制造、去处理。"[①] 20 世纪后，医生凭借新的生命科学和现代医学的大量复杂技术取得了职业霸权，但是医生在技术面前并没有提升自己的主体性，而是成为技术的奴隶。另外，由于过分依赖技术的医生不能和患者有效地合作，在医疗活动中作为主体的患者失去了作为"人"的独立性和尊严，成为各种医疗数据的生产者、某些细菌病毒的寄生地以及治疗方案的承受体。对患者的医疗诊断及救治过程，似乎只是为了获得生理学、病理学的数据，只是为了完善各种医疗手术与手段。因为对科学技术的"贪婪"，患者疾病的治愈、痛苦的减轻，只是医学科学知识获取与技术进步的副产品。究其原因，是由"分析时代"的科学

---

① 海德格尔. 海德格尔选集：上 [M]. 孙周兴, 选编. 上海：上海三联书店, 1996：430 – 435.

还原论与"工具崇拜"的技术主义背景所导致的。在遵循还原论的认识路径中，医学把研究对象分割成更小的单元，从细胞水平发展到分子水平，再到基因层面剖析，将研究对象客体化、非人化，在实验中寻找替代品，用各种技术手段辅助诊断、治疗，直至医学技术膨胀，使得原本属于人与人之间的医学故事变为患者与医疗机器之间的无声独白。事实上，由于技术主体化，人已失去了医学的主体地位。

（三）医学功利主义

在科学技术的高度介入下，医学也慢慢成为资本追逐利益的工具。追求效益最大化的商业模式遮蔽了人文精神的光辉。医学在公益和功利之间摇摆不定。在市场经济的作用下，市场的追求与渴望逐渐取代了以人为本、以人道主义为主旨的医学道德原则，医患关系逐渐物化、异化，医患纠纷明显增多，医学信任危机随之而来。人类对医学价值的界定往往是经验性、功利性的。这是由于人们处于生存层次，受经济条件左右，无论是体制、政策使然，抑或经济利益驱使，仅仅从健康需要的角度审视医学价值，医学也难逃功利主义的枷锁。

1. 医学市场化

以药养医，医务人员的收入与经济效益挂钩成为医院管理的基本方略。自医学市场化后，医院为了赢得效益优势，必将在医疗资源上下功夫。医学工程化是赢得医疗优质资源的有效途径，通过工程化技术设计，将会使有限资源得到最佳利用，并为进一步工程化打下基础。医学工程化使医院获得更大收益，但把医疗成本增加的任务带给了患者，加上工程化引起的医学技术异化，医患关系的矛盾在所难免，也在无形中激化了这种矛盾。

2. 非理性要求

现代医学技术使越来越多的疑难杂症得到医治。临床成功案例似乎证明技术是万能的，技术可以解决一切问题，技术可以医治所有疑难杂症。但事实上，现代医学表明，人类消灭疾病的能力是有限的，相反，越来越多的疾病成为威胁人们一生的病患。但是不论在国内外，都存在一种"生命大于天"的非理性医道传统。在明知某些医学难题近期无法取得突破的情况下，为获得一种低概率突破而耗费大量人力和物力。当然这也与技术万能论的非理性思维不无关系，人们总想以一种功利之心，凭借万能的技术进行工程化设计，以期侥幸获取成功。譬如，美国医学界对癌症、艾滋病等的研究进行无限制投入；我国医学界对中医经络的本质进行物理研究。这类医学工程研究都未能达到应有的效果，反而在一定程度上造成了医学资源的浪费。

（四）医学人文精神缺失

医学领域尤其是医院由于长期信奉传统生物医学模式，医学技术主义主张"以疾病为中心，见病不见人"的观念，医学原本具有的人文精神在医学工程化下丧失殆尽。近年来，随着社会进步，人本主义复兴，患者的人文意识逐渐觉醒，社会对医疗行业的人文要求越发强烈。

1. 医学人文教育滞后

医学人文知识来源于医学实践，伴随着社会人文文化的发展而完善。医学目的、医学对象的人文取向和医学发展模式的多元化是医学认识的理性形态。医学发展最快的时候也是人文文化最繁荣的时候。历史上的每个医学大家都是多才多艺的人文学者。人文知识匮乏的时代出不了医学大家，医学发展需要人文知识的支撑。但是医学技术化、工程化导向，使医学院校的医学教育走上了技术主义道路。技能课程、方法课程、信息课程和外语课程受到重视，文学、哲学、历史和艺术等方面的课程被忽视。忽视医学人文教育为医学技术化、工程化开了方便之门。

2. 医学人文精神与科学精神失衡

科学与人文的对立是当今时代不可忽视的一个重要问题。技术理性把科学看作理性的化身，并将其与真理相等同，因而使科学获得了特权，把科学抬高到至上的地位，因此而傲视、否定其他一切文化，把科学文化与人文文化绝对地对立起来，以科学文化否定人文文化。医学领域中这种科学精神与人文精神失衡的现象尤为突出，给医学的发展蒙上了阴影。医学研究完全走上了逻辑实证主义科学哲学家给出的道路，排斥形而上学。医学课题申请书要完全按照科学理性的思路来撰写，选题论证、实验设计、数据处理、数据分析、模型构建等都有学界认定的标准。申请书的格式可谓千篇一律，趋于标准化、模式化。大家与仪器相伴，以数据说话，相互的交流以互联网计算机为媒，一切都有章可循，按部就班，每个人就是研究机器中的一颗颗螺丝钉。从科学理性到技术理性，具有生机、情趣、道义的人文价值理性遭到忽视，人变成了机器。在医学临床、医院管理方面，科学精神高扬，人文精神低落。在社会舆论中，"医生有病""医院病态"的调侃不绝于耳，这里的"病"事实上就是指的失衡的人文精神。

三、医学工程化人文困惑消解

（一）人文价值主导医学工程化

近年来，医学工程化人文困惑问题显著，医患关系日趋紧张。造成这些问题的原因是多方面的、复杂的，许多文章就此展开了充分论述并达成了共识。要消解医学工程化人文困惑，就要分析人文困惑的原因，而人文价值在医学工程化中被丢失是人文困惑的根本。尊重人文价值，发挥其主导医学工程化方向的作用。

1. 加强医学工程化人文关怀

英国哲学家图尔明认为，临床知识也是文化知识，医患之间需要共享关于症状的意义、行为和对病因学的理解，这种行为在医生与患者具有不同文化背景的情况下尤为重要。作为医学工作者，他们既面临重建医患之间的信任、掌握与患者沟通的技巧的挑战，他们又需要能理解患者的文化与语言，理解治疗对于患者的价值和意义。医生在借助现代医疗技术对患者疾病进行工程化设计和操作时，首先，要与患者面对面多次就患者疾病情况及关于这种疾病的国内外诊疗现状进行透明交流，为患者做出适合的诊疗方案。这种医患交流应该是真诚、平等、富有情感的，从关爱生命的角度出发，而不是不对称的、劝诱的单方面决定。其次，在医学工程实施过程中，医生要尊重医学伦理制度，尊重患者的尊严，并实时关注患者及其家属所反映的情况，及时反馈相关信息，解除疑虑。最后，在医学工程实施结束后，医生要对整个实施过程出现的情况进行总结，就实施结果与患者及其家属进行交流性评估，对工程后患者的注意事项做出安排，对其恢复情况进行回访。

我国医学界已经开始意识到医学人文精神是医护工作人员的基本素质之一，并开始加强医学人文教育和"人文医学执业技能培训"。培训通过角色互换、案例分析、观摩学习等开放式的学习方式，试图帮助广大医生提高医患沟通技能，掌握以患者为中心的沟通方法。

2. 传承以人为本的医学人文传统

医学科学具有自主发展的逻辑，但作为社会大系统中的子系统，其不可避免地受到社会其他子系统的影响或制约。医学产生于生产实践中的伤痛、外邪袭击和由疾病引起的同情和怜悯，人类祖先为解除病痛，有神农尝百草一日七十二毒之说，正是基于这种朴素的仁爱情感和献身精神，医学开始孕育，一直为人类的持续繁衍保驾护航，并出现一幕幕白衣天使救治生命的感人故事和杏林、橘井的美好传说。"科学只提供认识手段，而不创造"，但科学的最终目的是造福于人。具有"仁术"之称的医学，更具"以人为本"的人文精神。现代医学模式是生物、社会和人文医学模式，"现代医学不仅是生物技术的医学，同时也是人文社会的医学，是生物技术与人文社会医学的融合"①。传统医学以人为本的人文传统，经历了近现代医学科学化和技术化的洗礼后应当重新得到认同。

现代医学模式不仅重视医疗设备和医疗技术，努力提高诊疗水平，还能够满足人们的情感精神和社会道德需求。医务人员既重视生理、遗传、创伤等因素对患者健康的损害，又重视心理、情绪、社会等因素对患者健康的不利影响和间接损害。这种医学人文精神的重拾，为由医学工程实践引起的人文困惑解除带来了福音。

（二）优化医学工程化主体

医学工程化以及由此带来的人文困惑不是一个孤立的问题，其涉及医学、社会、经济、文化以及卫生体制等诸多方面。因此，需要整合预防医学与临床医学、中心医院和基层医院等多种卫生资源参与才有望解决。

1. 完善医疗体制，整合卫生资源

首先，通过整合预防医学与临床医学，通过建立健康档案，开展健康教育、早期干预，可以使许多疾病消灭在最初状态，既可以更有效地促进健康，又可以减少医学工程的投入，节约卫生资源。其次，整合中心医院与基层医院的人才和设备，从患者利益出发合理定位两者的功能，特别是提高基层医院满足基本医疗需求的能力，使得首尾衔接，功能互补，可减缓医学工程化的压力，让初级患者得到适时治疗，有效缓解中心大医院医学工程压力，缓解由此产生的人文困惑。再次，促进中西医整合，中西医并重，发挥传统医药维护人类健康的作用。中医体系是经过几千年实践检验的有效的医疗体系，具有安全、简单、有效和价格低廉等特点，在我国医疗体

---

① 杜治政. 医学在走向何处［M］. 南京：江苏科学技术出版社，2014：9.

系中占有重要地位。同时，中医体系又是一个提倡人文关怀，倡导"天人合一"的"身心"医学，具有现代医学所不可代替的价值。大力发展包括中医药、民族医药在内的传统医药，发挥其在疾病预防、辅助治疗和愈后保养等方面的巨大优势，可以减少对医院医学工程的依赖，有利于消解医学人文困惑。

2. 转变医学模式，引入医学民主参与机制

现代化引起自然环境和人类饮食结构发生变化，人类疾病谱不断发生变化，由社会因素、心理因素诱发的传染性疾病、精神疾病和各类免疫系统疾病成为医学面临的主要疾病。与之相适应，人类社会的进步也使人们对健康的理解发生了变化——健康不仅是生理上的完好状态，而且是一种在精神及社会生活上的完好状态。在这种情况下，"生物—心理—社会"医学模式开始得到广泛认同。据此，工程化医学在工程目标、设计、实施和评价中就要把心理、人文和社会道德一同纳入其中。既重视物理、生物技术目标，又重视心理、人文和社会道德效应；既重视医疗技术和医疗产品的功能，又重视心理功能；既关注物理、生物方面的致病与治疗因素，又关注社会因素、心理因素在致病和治疗中的作用。

（三）强化医学人文教育

当今医学技术主义盛行，带来了许多危机：医患关系技术化，医学目标经济化，医学价值物质化，等等。这些问题产生的重要原因就是医学价值异化，人文医学价值导向被技术理性所左右。在医学领域加强医学人文教育是纠正这一偏向的有效途径。

1. 坚持科学精神与人文精神并重的理念

科学精神与人文精神是医学不可分割的两个方面。医学是一个科学系统，医学对健康与疾病的认识是一个科学过程，医学对疾病的预防、诊断、治疗是建立在科学基础之上的。因此，从事医学工作的人必须具备科学态度、科学知识与科学精神。同时，医学又面

对有感情、有温度、有价值偏向的活生生的人的临床活动，这就要求医学认知体系和操作系统必须具备人文态度，体现人文精神。医学主体务必要加强医学对人文知识的学习，培养医学人文素养，具备医学人文情怀。现代医学模式从生物医学模式向"生物—心理—社会"医学模式转变，体现了科学精神与人文精神并重的理念。

2. 完善医学人文教育课程的设置

优化医学院校人文课程的设置，成为培养医学生人文精神的迫切需要。要增加人文课程的种类。必修课程应当与医学生培养目标相结合，突出人文社会科学为医学生行医能力服务的目的，对于培养医学生未来从事医学职业的能力大有裨益。选修课程应当与医学生职业道德修养相结合，突出人文社会科学为医学生医学实践活动服务的目的，对于医学生拓宽医学专业知识面具有积极意义。此外，医学人文教育不仅仅针对医学院校的学生，更要渗透到医院临床实践中。在临床实践中开展医学人文教育不仅能够提升医护人员的医学人文素质，而且能够有效引导医务工作者正视医学工作的本质，促进医学回归人文。

3. 实现学校育人与医院用人的目标统一

对医学生人文精神的培养绝不能局限于人文课程和思想政治课程，医学基础课和专业课教师也肩负着培养医学生人文精神的责任。科学永远不能回答人应当怎样生活，也无法回答人生的意义和目的这类重大问题。要解决这些问题，就必须依赖哲学、伦理学等人文学科。因此，医学基础课、专业课教师不仅要"教书"，还要"育人"，在讲授医学基本概念、理论、技能的过程中，自觉引导医学生树立"以人为本"的价值观、"救死扶伤"的职业观、"全心全意为人民服务"的人生观等。学校社团活动、学生工作要结合医学生的专业特点，吸引医学生积极参与以"人文精神"为主题的活动，使医学生处处感受到人文精神的熏陶，潜移默化到思维和言行中。通过学校高质量的医学人文教育，培养出符合医院医学工程所需要的能自觉抵御技术异化，具备医学人文情怀的合格医生。

（四）道德约束和制度管制

消解医学人文困惑不仅要靠医学技术认知，塑造良好的教育环境，培养高尚的医生，而且要对资本与技术进行道德约束和制度管制。

1. 加强社会舆论，弘扬道德良知

在当今社会里，人类在面对疾病、灾难和死亡时尤其期盼道德良知。医疗救治对每个人应是平等的，不管是医院管理者，还是医学工作者，都应该遵循现代医学的宗旨，发扬救死扶伤的优良传统。社会道德舆论一直是引导人类行为，纠正社会怪象的武器。因此，我们要积极通过社会媒体进行医学技术道德化社会引导，鞭挞不道德的医学行为，宣扬道德行为，让社会媒体担负起关注公民卫生权益、唤起从业者医学道德良知的责任。

2. 控制市场对医学的影响，使人文精神融入资本市场

市场经济下的医学技术进步需要资本后盾，但要调节资本的无政府状态，使资本更好地服务于医学目标。要以人为本，处处从患者的利益出发，营造良好的医学人文氛围，建立相应制度，才能有效约束医疗资本。

主要有以下五个方面：第一，为资本进入设置最基本门槛，规范资本进入医疗机构范围，规范医院、医生、医学研究机构与资本合作的条件。第二，加强政府的引导与管制，使医疗收费保持合理，改革医疗价格制度，规范医疗服务收费变相涨价的行为。第三，实行关于工作量、医疗质量、社会责任等方面的评价办法，改进医院的奖金分配制度，完善医生工作的激励机制。第四，政府应履行公立医院出资人职责，将医务人员从自负盈亏的桎梏中解放出来，让医生获得合理收入，而不是通过"大处方、大检查"获取创收，更不能依靠"灰色收入"。第五，保持医疗服务的公平性，平民百姓应

该是医疗服务的主体，发挥医院公益性机构功能，医院的特许服务只占很小比例。

总之，要消解医学工程化人文困惑，规范资本进入医疗行业，在资本与患者、医生、医院的利益之间需要谋求一个合理的空间。而消除医学技术化和资本化负面效应的根本之道在于，实现技术和资本的道德约束以及严格的制度管理。

第三章 人胚胎干细胞医学研究伦理困惑

　　始于 20 世纪末，迄今方兴未艾的干细胞研究，由于其特殊的细胞分化、组织再生，甚至可能的器官再造特性，引起了多次生物医学革命，其被视为 20 世纪末生物医学领域最重要的成就。但同时由于人胚胎干细胞涉及人类胚胎生命及组织、器官的再生成等伦理学问题，干细胞研究从问世第一天起，就在生物医学家、哲学家、法学家和政治家之间引起广泛争论。人胚胎干细胞及克隆技术等研究所取得的进展和突破给医疗、卫生健康等方面带来了革命性影响，同时相关研究成果所引发的生命伦理问题也十分受关注。人胚胎干细胞研究之所以引起科学界和公众的普遍关注，一方面是由于研究成果本身的科学和社会价值，另一方面则是由于它涉及人类胚胎生命权利、器官再造等一系列伦理和宗教等敏感问题，特别是克隆技术及其应用方面的可能性打开了又一个亟待澄清的伦理领域。如何更好地协调与解决人胚胎干细胞研究过程中所面临的伦理争论，成为一个摆在人们面前迫切需要解决的问题。

一、人胚胎干细胞的概念与医学应用

（一）干细胞的概念和分类

1. 干细胞的概念

人类干细胞是人体内一种独特的基本细胞类型，是一类具有自我更新和高度分化潜能的细胞。干细胞（stem cell）的"干"译自英文"stem"，有"树""干""起源"的意思，即起源细胞，是人身体的原始细胞。细胞在分化过程中往往由于高度分化而完全失去再分裂的能力，最终衰老死亡。但是，人体在发展适应过程中为弥补这一不足，往往又保留部分未分化的原始细胞，即干细胞，一旦有需要，这些干细胞就会按照一定的发育途径，通过分裂而产生分化细胞，进而发育成从血液、软骨、骨骼到心肌等部位的各种细胞和组织。

2. 干细胞的分类

干细胞按其生存阶段可分为胚胎干细胞和成体干细胞。胚胎干细胞是从哺乳动物早期胚胎的囊胚内细胞团和原始生殖细胞中分离，经体外培养获得的多潜能细胞。[①] 成体干细胞是指成体出生后，"出现在已分化的特定组织中，能够自我更新"[②] 的干细胞，就其分化潜能来看，成体干细胞只能分化形成同类细胞，因此也称作专能干细胞（multipotent stem cells）。而人类胚胎发育早期的胚胎干细胞则能够独立发育成为完整的人类个体。因此，将这类具有完全全能性的干细胞称作全能干细胞（totipotent stem cells）。全能干细胞仅维持四天，自此以后，细胞的分化将使它们的全能性不同程度地丧失，在紧随全能干细胞之后的时期，细胞虽然开始分化，但此时的干细胞仍然具有分化为多种不同细胞的能力，因此称作多能干细胞（pluripotent stem cells）。[③]

---

① 李芳兰，张国贞．人胚胎干细胞研究现状及其应用前景［J］．中国组织工程研究与临床康复，2007，11（3）：567–569.

② Ruth Kirschstein, Lana R. Skirboll. 干细胞研究进展与未来［M］．陈英，原林，译．北京：人民卫生出版社，2003：4.

③ 喻佑斌．干细胞研究与伦理［J］．北京理工大学学报（社会科学版），2003，5（3）：36–39.

（二）人胚胎干细胞研究的科学与社会价值

1. 研究人胚胎发育及疾病发生

人们此前对人胚胎的了解仅局限于从胚胎组织切片和其他种属胚胎的研究中获取信息，但人与动物之间在胚胎发育和成体结构上都有很大差别。如今，可以通过胚胎干细胞建立体外分化模型，并建立各种基因改变的胚胎干细胞系，以求发现某些基因或细胞因子在胚胎发育早期对不同类型细胞或组织分化的作用。通过对人胚胎干细胞进行研究，可以帮助我们更清楚地了解人类发育过程中的复杂事件，确定导致细胞特化的因素，了解正常细胞的分化发育过程，从而避免因异常细胞分化、特化所导致的癌症、先天性缺陷等疾病的发生。

2. 基因治疗

利用基因打靶技术使外源性 DNA 与胚胎干细胞中的相应部分重组，或通过靶向破坏等位基因造成基因纯合失效来治疗某些遗传性疾病，具有基因转移效率高、易于操作的优点。人胚胎干细胞还是基因治疗最理想的靶细胞。目前，一般意义上的基因治疗技术，由于导入基因的整合和表达都难以精确控制，特别是导入基因插入后对其他细胞基因产生的效应都无法预知，许多被用作基因操作的细胞在体外不易稳定地被转染和增殖传代。人胚胎干细胞因为可以自我复制更新，治疗基因通过它带入体内，能够持久地发挥作用，为克服目前基因治疗中的主要障碍开辟新途径。

3. 移植治疗

在组织工程中以胚胎干细胞作为种子细胞，可以为临床的细胞、组织、器官移植提供大量材料。通过控制胚胎干细胞的生长环境，向胚胎干细胞转染某一种系细胞形成的决定基因等，可获得特定种系的较纯化的细胞，并且数量不受限制。将这些细胞用于移植治疗，将给帕金森病、脊髓损伤等疑难病症的治疗带来新希望。利用干细胞技术体外克隆人体器官于临床移植治疗，将引起传统治疗方式的重大变革。体外克隆人体器官应用于临床移植治疗是人胚胎干细胞研究的重要方向，其目标是将患者的体细胞移植到去核的卵母细胞内，经过一定的处理使其发育成囊胚，再利用囊胚建立胚胎干细胞，在体外进行诱导分化，成为特定的组织或器官，再将这些组织或器官移植到患者身上。从理论上讲，利用干细胞技术，将从根本上解决同种异体器官移植过程中最难处理的免疫排斥反应问题，同时还较好地解决了组织器官的来源问题。

4. 药物筛选和药物开发

新药在临床使用前需要进行一系列检测和实验，这些实验都依靠动物来完成，但是动物模型实验不可能完全反映药物对人体细胞的作用。胚胎干细胞或许能模拟体内细胞或组织对被检测药物的效果，从而提供更安全、更有效和更经济的药物筛选模型。人胚胎干细胞研究将大大改进药品研制和进行安全性实验的方法。新的药物治疗方法即先用人类细胞系进行实验，如目前的癌细胞系就是为这种实验建立的。虽然这些实验不可能取代以动物和人体作为实验对象进行的实验，但这会使药品研制的过程更为有效。胚胎干细胞提供了新药的药理、药效、毒理及药物代谢等细胞水平的研究数据，大大减少了药物实验所需的动物数量。胚胎干细胞还可用来研究人类疾病的发生机制和发展过程，以便找到持久有效的治疗方法。

二、人胚胎干细胞医学研究的伦理争论

正当干细胞研究取得了突破性进展，全球生物科学家为之兴奋不已的时候，出于伦理、宗教的考虑，在汹涌澎湃的干细胞研究浪潮中，出现了许多质疑干细胞研究的声音。其主要认为干细胞研究涉及人类胚胎生命的权利、器官再造等一系列伦理和宗教敏感问题。反对者认为，作为生命体的人类胚胎应该得到保护，非自然的器官乃至生命再造应慎重进行。其中，人类胚胎的伦理地位和克隆人伦

理问题是这场伦理争论的两个焦点。

（一）如何面对人胚胎干细胞研究的问题

现今，各国对胚胎生命权利的解释及堕胎的立法不尽相同。支持人类胚胎干细胞项目的科学家和政府人士认为，一个仅由百来个细胞组成的早期胚胎不能算是一个"人"，其神经组织还未发育出来，没有知觉更没有意识，并不存在根本性的伦理问题；而且获得并在体外成功扩增早期胚胎细胞与克隆完整的人类个体并无直接联系。如果进行严格管制，完全可以避免克隆人的出现。

联合国大会法律委员会自 2001 年以来一直在讨论禁止人的生殖性克隆的国际立法问题，包括中国、英国等国曾提出禁止人的生殖性克隆公约草案，但遭到美国、梵蒂冈等国的反对，他们主张不仅应禁止人的生殖性克隆，而且应禁止人的治疗性克隆。最后于 2005 年 2 月 18 日第 59 届联大法律委员会以 71 票赞成、35 票反对、43 票弃权的表决结果，以决议形式通过一项政治宣言，要求各国禁止有违人类尊严和保护生命原则的任何形式的克隆人。中国投了反对票。

回顾各国近年在干细胞研究方面的情况能够让我们明确了解这一点：伦理观念不是左右政府、科学共同体、财团或者个人行为的唯一力量，而且有些时候它算不上决定性力量。以怎样的方式保证我们的伦理观念不至于在与任何利益相遇的时候总是处于弹性更大的一方，这样的伦理才是真实的。在其他情况下，伦理往往只是获得公众支持的说辞而已。

（二）人类胚胎的伦理地位问题

关于人类胚胎的伦理地位——胚胎是不是人的问题，实际涉及关于哪种实体拥有"人"资格的哲学讨论。在这个讨论中，最重要的进展是把生物学意义上的人和人格意义上的"人"区分开来。人是占有空间的一个物体，"把一个实体鉴定为人类的一个成员乃是将其放在分类中的一个具体位置上。通过把一个实体鉴别为人类，表明其具有灵长类动物的特征，诸如长长的肢体、五指（趾）分开的手（脚）以及更多的专门化的神经系统"。但生物学意义上人的定义只揭示了人类存在的某些事实，这样的定义是按照动物形象创造出来的一种存在，它只是描绘了人的模拟形象而不是人的真正形象。但当我们试图理解人与人之间的关系时，或者当我们试图认识我们自己时，这一定义则是毫无价值的。只有人格意义上的人，才能成为社会中道德共同体的一部分。他们是有自我意识的、理性的，是与他人形成社会关系能力的实体。自我意识是作为一个"人"的必要条件，但它尚不足以成为一个"人"的充分条件。作为一个"人"，其不可能是独立的，其意识与自我意识或意识经验的能力（可以理解为对自我经验的觉知能力），是不可能在与他人和社会相隔绝的条件下形成的，即使这个"人"拥有健全的身体和大脑。因此，作为一个"人"，或人的人格生命，至少应该具有生物学、心理学和社会学这样三个层面的意义。

（三）人胚胎干细胞获取的伦理问题

人胚胎干细胞的获得目前有以下5个渠道①，每个渠道都有伦理质疑的声音。

1. 自然或自愿选择流产的人类胚胎组织

流产胎儿的原始生殖细胞与人类胚胎干细胞一样，具有多能性。使用流产胚胎涉及类似捐献胚胎的知情同意问题。患者是否真正理解为干细胞研究捐献胎儿组织的含义？通过自愿捐献人工流产胚胎组织中的胚胎生殖细胞，以建立人胚胎细胞系，用于胚胎干细胞研究或临床治疗，这就等同于捐献器官用于器官移植，因此是合乎伦

---

① 李军，章莉. 人类干细胞研究的科学与伦理学之争 [J]. 中国医学伦理学，2002，15（4）：23 – 24.

理道德的。而且流产已经发生，与干细胞无关，不存在摧毁活体胚胎的问题，胎儿不是有意产生的，因此避开了损害胎儿生命的嫌疑。但反对以此来源获取胚胎细胞的人认为，某些研究者的行为可能会鼓励女性有意地去怀孕，并可能导致其为研究做出流产的决定。

2. 体外授精技术的剩余胚胎组织

体外授精技术主要用于不孕症治疗，由于体外授精成功率低，需要从不孕女性体内一次性取出较多的卵，与男性精子在体外授精后形成多个胚胎，除植入子宫的胚胎外，其余冷冻起来以备需要再次植入时用。但如果体外授精成功，则这些冷冻胚胎就成为多余，面临被抛弃和破坏的命运。这里涉及的伦理问题之一与人类胚胎的伦理地位有关，即对胚胎应该具有何种程度的尊重的问题。另外，这些来自体外授精成功后的剩余胚胎，显然只能在得到该胚胎的所有者的知情同意后才能用于干细胞研究。但是，捐献胚胎用于干细胞研究产生了特殊的伦理学问题：捐献者能否知情或捐献者能否充分知情？

3. 以研究为目的配子捐赠创造的胚胎

在严格控制的条件下，如有充分理由，可用在捐献者知情同意条件下所捐赠的配子，通过体外受精产生胚胎，获得干细胞。与流产的胚胎组织和即将废弃的胚胎组织这两种被动的干细胞来源比较，为研究目的主动创造胚胎来获取干细胞与为生殖目的主动产生一个胚胎是两件完全不同的事。这种胚胎来源提出了同样的胚胎伦理地位的问题。此外，人工制造胚胎还涉及"仅仅把制造和使用人类胚胎当作是实现另外目的的手段"的伦理学问题。

4. 通过体细胞核移植技术制造的胚胎

用体细胞核移植技术产生干细胞可以提供个性化干细胞，其在遗传上与患者基本相似，用于临床治疗可避免排斥反应。但此方法依然受到人卵细胞供应上的制约。用体细胞核移植技术产生人胚胎干细胞引发的伦理问题，除了人们对胚胎道德地位的损害和工具性处理的反对外，还有对无性生殖和基因工程的安全性质疑，最令人担忧的是胚胎一旦被放入子宫，可能发育出克隆人。

5. 应用嵌合体胚胎产生人胚胎干细胞

把人的体细胞植入动物的卵泡中产生嵌合体，从而解决了人类卵子有限和获取困难的问题。而对由动物卵代替人卵产生的嵌合体胚胎引发的伦理新问题是：这个嵌合体胚胎的性质是什么？是完完全全的人胚胎细胞吗？如果不完全是人胚胎细胞，由于动物卵泡内线粒体 DNA 的存在，用于人身上安全吗？动物的卵细胞虽然去掉了细胞核，但还有细胞质，细胞质中的遗传物质是否会和人的遗传物质发生作用，是否会把动物的某些遗传特性或遗传疾病带入人体内？是否会对长远的群体遗传和人类进化产生影响呢？人兽嵌合体的另一个问题是绝不能把这种嵌合体的胚胎植入子宫发育，否则生产出非兽非人的东西，将严重损害人类的尊严。

（四）治疗性克隆与生殖性克隆的伦理问题

治疗性克隆是指采用核移植技术，将取自患者自身的体细胞培养出来的胚胎获得干细胞，使干细胞定向发育，培育出细胞、组织和器官用于治疗疾病。生殖性克隆是指出于生殖目的使用克隆技术在实验室制造人类胚胎，然后将胚胎置入人类子宫发育成为胎儿的过程，即我们平常所说的克隆人。

1. 治疗性克隆的伦理争论

支持治疗性克隆的人认为：一方面，干细胞研究将给患有不治之症的患者带来希望，而要用来治病，则必须采用核移植技术，即治疗性克隆。由于成体干细胞的自身局限性和异体细胞移植产生的免疫排斥反应，使得从其他途径获得的干细胞用于治病都无法达到所需的治疗效果。因此若用于治疗，干细胞必须通过治疗性克隆获得。另一方面，人类胚胎的伦理学地位不妨碍我们实现控制性地利用胚胎用于治病救人的人道目的。根据有利原则，如果克隆出来的细胞、组织或器官可有效治疗严重但目前尚未有相关治疗方法的疾病，将有利于患者、家庭和社会，若相关当事人又知情同意，那么治疗性克隆及其研究在伦理学上是可以得到辩护的。

而反对者则认为治疗性克隆涉及创造并随后毁掉胚胎，而且治疗性克隆方面的技术进步，将会削弱对生殖性克隆禁止宣言的威力，不能在伦理学上得到辩护，即使目的是好的，也不能为这种手段辩护。对治疗性克隆反对最强烈的是来自对人类胚胎的伦理学地位的一种理解。这种理解认为人类胚胎就是人，治疗性克隆要涉及毁掉胚胎，毁掉胚胎就是杀人；或者认为人类胚胎是没有等价的实体，是人类生命的来源和象征，不能作为研究工具。

2. 生殖性克隆的伦理争论

生殖性克隆的支持者认为：人有生殖自由和生殖权利，因此应该允许当事人将生殖性克隆作为一种辅助生殖技术，解决生殖问题。生殖性克隆可以满足人们的需要，如克隆出一个已经去世的孩子、配偶甚至自己；克隆人可带来巨大效益，如提供可供移植的器官，可帮助研究人类胚胎发育过程等；生殖性克隆不可避免，与其讨论是否应该克隆人的问题，不如早做准备，迎接克隆人的到来。

生殖性克隆的反对者给出强有力的伦理论证，主要有不伤害论证和尊严论证。不伤害论证是一种后果论证。不伤害论证的主要思想是，生殖性克隆这种行动会给克隆出来的人和与之相关的人造成严重伤害：其一，人的生殖性克隆是无性生殖。无性生殖是一种低级生殖方式，在这种繁殖中，不发生基因的交换，而一套不变的陈旧的基因组持续下去，容易发生突变，会对克隆出来的人造成伤害。人的生殖性克隆是否会给克隆出来的人、与之有关的人造成严重伤害，这是一个经验问题和科学问题。我们可从克隆出来的动物的遭遇来对生殖性克隆对人的伤害程度做出判断。克隆动物的科学家所提供的数据表明，克隆动物产生的种种问题不是技术障碍，而是严重的生物学障碍。技术障碍可以改进，而生物学障碍却是无法克服的。通过受精引发的胚胎发育过程与通过核移植技术引发的胚胎发育过程迥然不同。所有克隆动物都有重编程序错误和基因表达异常，并导致胚胎发育异常和幼崽出现严重缺陷等问题。根据人的生殖性克隆可给克隆人造成严重伤害这一论证，可以有力地为克隆人这一行为是错误的、不应该做的伦理判断进行伦理辩护。其二，人的生殖性克隆很可能对克隆孩子造成严重的心理和社会伤害。克隆人与原本人实际上类似同卵孪生，但是时间相隔较长。这样一来，首先造成他/她在家庭中的地位不确定。克隆出来的孩子与原本人是父母与子女的关系，还是兄弟姐妹的关系，与原本人的配偶及子女之间的关系又是如何，都很难界定。在家庭中地位不确定，肯定会给克隆孩子带来持久的苦恼，而其苦恼也必然会引起家庭中其他成员的苦恼，造成家庭问题，更不必说由于头脑中始终想着世界上存在一个他/她的"副本"而引起的苦恼了。

如果上述不伤害论证带有后果论色彩，那尊严论证则带有道义论色彩。其一，人的生殖性克隆与试管婴儿以及其他有关技术迥然不同。后者是辅助生殖，前者是"制造"婴儿。人的生殖涉及"基因重组"，而克隆则是一种无性繁殖，不发生基因交换。人的生殖性克隆发展下去，有可能建立生产人的流水作业线，但人的尊严不允许人像产品一样被制造出来。而婴儿像产品一样被制造和处理，把人客体化或物化，这将进一步形成一个道德滑坡，难以防止各种目的邪恶的克隆行为（如为了获得所需移植器官而克隆一个孩子）出现，从而导致对人的权利和尊严的更加不敬。其二，人们进行生殖性克隆，无非是为了满足个人的心理和情感需求，希望在与克隆出来的人共同生活时重温和其基因组同一的已逝亲人的特殊感情。然而克隆出来的人，仅仅是基因组有同一性，而发育成长的自然和社会条件是无法克隆的，它们是不可逆的、不可重复的，在心理和社会层面不可能具有同一性，因此结果很可能事与愿违。撇开这一点不谈，仅仅为了某个人心理、情感的需要，为了这种同一性而克隆出一个孩子，这是将孩子当作仅仅满足自我需要的手段，而不是目的本身。正是在这个意义上，哈贝马斯说，克隆出来的人是奴隶。其三，在目前的条件下，人的生殖性克隆势必会导致妇女的工具化和客体化（物化）。克隆一个孩子，可能需要数百个卵子，这些卵子从何而来？靠妇女供给。在供不应求的情况下，提供卵子的妇女就可能会产生种种压力，出现供卵的商业化。尤其是对于贫困地区、处于社会边缘的妇女，更容易感受到这些压力。而购买这些卵子用来克隆孩子的人必定是有钱人，这就为资本市场介入提供了机会，人成为买卖的对象。同时，这加剧了社会不公正及贫富两极分化的现象。

（五）生命神圣性与技术进步的伦理代价

生命神圣性原则要求人们尊重生命和尊重人的尊严。在人胚胎干细胞研究带来巨大医疗前景和社会价值的同时，也引发了一系列挑战生命神圣性原则的伦理问题。例如：胚胎的生命权利问题，胚胎和卵细胞的工具化和商品化风险问题，以及克隆技术所包含的人的尊严与特质丧失的风险问题等。

当技术之"代价"反过来作用于技术时，是对技术进行一种什么样的价值评价？是否如恩格斯所说的，人类借助技术对自然进行改造并不断取得成功，但对于每一次这样的成功，自然界都"报复"了我们，或者说这种代价是否意味着一种负面的"报复"？又如人生奋斗付出许多代价后而取得成功，此时则是用欣慰和赞赏的眼光来看待"代价"。当然，两者的区分也在于，前一种代价是"事后性"的且通常是意料之外的，后一种代价则是"事前性"的且是预料之中和心甘情愿付出的。那么，技术的代价更像哪一种呢？还有，我们对于代价的评价通常要与技术所带来的收益进行量上的比较，如果收益大于代价，就对某项技术持肯定态度，反之则持否定态度，这是同质内的量的分析。如支持胚胎研究的人就是以成人的生命价值比胚胎的生命价值大作为辩护依据的。他们认为虽然人类胚胎在一个人的发展过程中占有独特地位，应被赋予一定的生命权利，但绝对不会拥有像成人那么多的权利。因此，若为了某些重要的科学、医学上的知识，或治疗用途上的效益，在有效监管的情况下，胚胎的生命权利是可以被牺牲的。问题是对技术的收益与代价的比较常常是不同质地进行的，从而是不可"计算"的。此时，人们对代价的评价在不同的标准下就会大相径庭。例如，通常认为技术使我们获得物质上的收益而在道德上付出代价，这对于道德至上论者来说无疑是不能容忍的，因此也就成为技术受到批判的重要原因。反对胚胎研究的人认为，人类胚胎没有等价的实体，是人类生命的来源和象征。从囊胚中分离干细胞同时毁灭囊胚的生命，是道德上绝对不可容的行为。但对于追求物质利益或经济发展的人群来说，这并不构成危害，它恰恰是技术与社会"进步"的标志。支持克隆人研究的一个理由就是，克隆人可带来巨大效益，如提供可供移植的器官；可帮助研究人类胚胎发育的过程等。而且从工具主义的角度看，技术所造成的物质利益和对道德、伦理等精神价值产生的影响，作为两个变量，是不可能达到最优化的，获取一个就要在另一个上付出代价，不仅技术在高效率获取物质利益时要付出伦理等方面的代价，而且反过来也一样，要维持伦理的或宗教的目的等这些其他的变量也是要付出代价的，这种代价就是必须降低效率。

对胚胎伦理地位的认识受到了科技发展的影响，然而，究竟是科技发展促进了伦理观念的转变，还是伦理观念因科技的强势和人们对经济利益的考虑而沦为辩护工具？支持胚胎研究的人，将胚胎生命的伦理地位区分于人格意义上的人来为胚胎研究做伦理辩护，规定用于人胚胎干细胞研究的只能是胚胎发育 14 天以内的尚无神经系统的胚胎，以表示对胚胎生命给予一定的尊重。然而制造一个胚胎用于研究并最后毁灭胚胎，实际上也剥夺了其发展成为有知觉生命体和有人格意义的人的权利，存在将胚胎工具化的问题。那么，目前作为有力反对人的生殖性克隆的不伤害论证和尊严论证，在克隆技术发展得到突破时，是否也可反过来为克隆人辩护？

三、人胚胎干细胞医学研究应遵守的伦理原则

伦理原则用来给具有伦理意义的决策提供指南，并且为评价行动和政策提供标准。干细胞研究人员和医务人员在进行人胚胎干细胞研究及医学临床应用时，应自觉遵循知情同意原则、不伤害和有利原则、隐私与保密原则、尊重生命原则。

（一）知情同意原则

1. 知情同意原则的内容

知情同意原则，是生命伦理学的基本原则，也是涉及人体生物医学研究必须遵循的首要原则。知情同意包括四个要素：同意的能力、信息的告知、信息的理解和自由的同意，这也是实行知情同意原则的四个必要条件。同意必须是自由的，即同意不是在不正当的压力下提供的。不正当压力包括强制或引诱。需要强调的是，知情同意不仅仅是获得一份签了字的知情同意书，而是研究人员与受试者之间的一个反复的交流过程。

《纽伦堡法典》明确提出，在人体生物医学研究中"人类受试者的自愿同意是绝对必要的""应该使他能够行使自由选择的权利，而没有任何暴力、欺骗、欺诈、强迫、哄骗以及其他隐蔽形式的强制或强迫等因素的干预。应该使他对所涉及的问题有充分的知识和理解，以便能够做出明智的决定。这要求在受试者做出决定前，使他知道实验的性质、持续时间和目的；进行实验的方法和手段；可能发生的不方便和危害、他的参与对他的健康和个人可能产生

的影响"①。这就是知情同意原则的基本思想。事实上，这也是不伤害、有利于患者或当事人，尊重人的社会伦理原则在生物医学研究领域的具体展开。基于这一立场，《赫尔辛基宣言》（1964）强调，在人体研究项目中，"受试者必须是志愿者和知情的参与者"。"在得到受试者的知情同意时，医生应该特别注意受试者是否与医生之间存在着一种依赖关系，或受试者被迫作出知情同意。"② 此后，该原则得到进一步肯定。国际医学科学组织委员会（CIOMS）和世界卫生组织（WHO）于2002年颁布的《涉及人类受试者的生物医学研究国际伦理准则》中就充分体现了这一原则。

2. 知情同意原则的实现

在人类胚胎干细胞的研究中，作为实验材料的人类卵子只能来自年轻女性，珍贵且有限（一般来讲，女性一生成熟的卵子为300～400个）。坚持当事人的知情同意原则，既是国际通行的伦理惯例和要求，也是保障参与研究者的尊严、权利、安全和福利的必要条件。具体要求如下③：

第一，必须事先对捐卵过程中可能产生的身体后遗症提供充分信息。向当事人提供的信息应是充分的，表达方式是易懂的，且必须事先得到受试者的书面知情同意。

第二，卵子的捐献必须是自愿的，绝对不应存在强迫、利诱的情况。只有在当事人事先充分了解情况，并不受任何约束的情况下，才能进行相关的科学研究。

第三，卵子捐献者须独立于研究项目之外。即不与研究项目存

---

① 邱仁宗，卓小勤，冯建妹. 患者的权利［M］. 北京：北京医科大学出版社，中国协和医科大学出版社，1996：56.

② 徐宗良，刘学礼，瞿晓敏. 生命伦理学——理论与实践探索［M］. 上海：上海人民出版社，2002：317 - 318.

③ 张春美. 伦理的责任：黄禹锡事件中的生命伦理问题［J］. 科学（上海），2006，58（4）：41 - 43.

在利益关联。研究者有义务避免不公正的欺骗、不正当的影响或胁迫。

第四，不应将利益作为鼓励参与研究的引诱手段。研究者应向受试者承诺合理的补偿和赔偿，但所支付的费用不能构成受试者参加研究的诱惑（即"不正当诱导"）。研究者向受试者支付费用必须经伦理委员会批准。

如何确保捐赠卵子的妇女是在知情同意以及在没有被威胁利诱的情况下做出捐赠行为，这是干细胞研究的"死穴"。国外最近相继传出丑闻，其中一项就是某干细胞研究机构付给卵子捐赠者巨额，与此同时，此研究机构的女性工作人员亦有捐赠卵子的行为。这都是有违道德操守的。买卖人体器官不仅是对人类尊严的损害，而且成为一种剥削穷人的途径。接受工作人员捐赠的卵子更易引起利益冲突，女性研究人员成为受害人。干细胞研究与知情同意原则不仅限于卵子的捐赠，更包括胚胎的捐赠。而采用剩余胚胎更要提防人工生育的诊所与干细胞研究机构之间发生利益转送，或甚至两种活动根本是在同一单位不同部门下操作。严格地执行伦理原则，两种活动不应在同一个医生（研究人员）的操纵之下进行。两个单位的工作人员也不应该有任何接触和交流，以确保人工生育的诊所不会受到干细胞研究机构的影响而产生过多的生育胚胎。

与卵子捐赠不同，胚胎捐赠是一种充满情感的选择。一般而言，因为辅助生育的工作人员知道出现剩余胚胎的机会颇高，接受辅助生育的夫妇，在疗程前会被要求对如何处置剩余胚胎做出选择。他们的选择有三种：①在辅助生育完成后，立即把所有剩余胚胎毁灭；②把剩余胚胎冷藏，以备将来之用；③捐赠剩余胚胎作为科学研究之用。在他们未做出选择前，工作人员必须严肃地保证，不论他们的选择是什么，尤其当他们选择不捐赠剩余胚胎，都不会影响他们辅助生育的疗程和工作人员对他们的服务态度。

（二）不伤害和有利原则

1. 不伤害和有利原则的内容

（1）不伤害原则。

在生物医学实践中，不伤害指在生物医学研究或治疗过程中不使受试者或患者的身心受到损伤。不伤害的义务包括有意伤害和伤害的风险。伤害是指在治疗或研究时实际发生的伤害，风险是指在治疗或研究过程中可能发生的伤害。另外，无恶意甚至无意造成的伤害也违反不伤害原则。

实行不伤害原则要求医务人员或研究人员做到：①培养为患者或受试者的健康服务的动机和意向；②提供病情需要的医疗护理；③做出风险或伤害/受益评价。

（2）有利原则。

伦理学原则不仅要求我们不伤害人，而且要求促进他人的健康和福利。有利原则比不伤害原则更广泛，它要求所采取的行动能够预防伤害、消除伤害和确有助益。"有利"是指一种义务，即帮助他人促进他们重要的和合法的利益。对医生而言，就是要促进患者与生命健康有关的利益。有利原则包括确有助益和权衡利害两个要求。

在生物医学研究中，受试者也许并不得益，然而这种研究将使其他患者、下一代、社会得益。这种研究能否在伦理学上得到辩护？对这种研究的辩护是：有利于他人的义务是相互的，我们从社会中得到好处，也应促进社会的利益。涉及人的生物医学和临床研究对受试者及他人的风险比或受益比必须做出分析评价，以便判断风险是否足够小，受益是否足够大。在研究中，对风险比或受益比的评价不仅包括受试者，而且包括其他人和社会。如果试验药物非常有效，那么它就可能拯救许多患者，使其家庭和整个社会受益。如果试验药物无效，则对受试者带来没有成果的风险，同时浪费社会资源，使他人受到影响。

2. 不伤害和有利原则的实现

不伤害和有利原则应用到人胚胎干细胞的研究或医疗用途上时，关注的是在获取胚胎干细胞、测验干细胞以及将把干细胞应用到患者身上的种种程序中，都必须考虑患者最终能否得到益处以及患者的安危。在医疗用途或临床测试过程中，干细胞株的品质与安全控制更与患者的安危息息相关。最后，此原则不仅是以干细胞的接受者——患者为对象，而且可以应用在干细胞来源的捐赠者身上，因为在提取人类配子、流产胎儿干细胞时，都牵涉对捐赠者的身体进行某些医疗手段，在他们身上应用这些伦理原则是合适的。

（三）隐私与保密原则

1. 隐私与保密原则的内容

隐私是一个人不容许他人随意侵入的领域。任何人都有一定范围的领域不容别人侵入，但其意义有所不同。可以有三种意义：①隐私是指一个人的身体与他人保持的距离，并不被人观察；②隐私是指不散播人的私人信息；③隐私也可以指个人做出决定的自主性，这是在延伸意义上的隐私概念。在医患关系中，患者的病情以及与此有关的个人信息应属于保密范围，这是没有争议的。

"隐私"与"保密"是非常密切的两个概念。保密原则是指医务人员有义务替患者保守一切有关患者的私人资料，保护患者的隐私。在涉及人的生物医学和健康研究中，提出隐私和保密问题的情况有以下三种：①当研究人员利用患者的病历资料时，当医务人员联系要求患者参加研究时，患者可能提出保密要求问题；②当收集或利用患者的信息可能伤害患者时，就有保护隐私和保密的问题；③当媒体或公众对接受第一批接受新疗法的患者有兴趣时，有关于其隐私和保密的问题。

2. 隐私与保密原则的实现

在人胚胎干细胞研究中，涉及的隐私与保密问题具体表现在：

首先，配子或胚胎捐赠者的身份与个人资料都应该被完全保密。但由于干细胞有实际的医疗价值，应用在患者身上时，对它们的质量与安全标准的把控尤为重要，为了能够保障干细胞受赠患者的安全，干细胞捐赠者与受赠者之间就必须具有身份上的可追溯性。这就意味着，尽管所有的人体组织、配子、胚细胞和干细胞株都会用独特的代号标签，以确保捐赠者的身份，但是研究人员和临床医生也应有能力追踪受赠者接受的干细胞的源头。这对捐赠者的隐私权无疑是一种很大的威胁。如何平衡研究员或医生与捐赠者和患者之间的诚信与信任，将是人类干细胞研究及临床应用要面对的重要挑战。其次，捐赠者的隐私权更包括他们有权拒绝提供任何有关自己身体组织、细胞和基因的信息。

（四）尊重生命原则

1. 尊重生命原则的内容

严格从语义上界定，"尊重生命"包括尊重人的生命和对非人的生命给予一定程度的尊重。环境伦理学（生态伦理学）诞生后，承担了论证和宣传尊重非人的生命和非生命自然的任务。而在生命伦理学语境中，尊重生命就是指尊重人的生命形式，并且主要是指尊重人类每一个个体的生物学意义上的生命存在和健康利益。

在人胚胎干细胞研究中，尊重生命包括尊重胚胎生命和尊重人类尊严。

（1）尊重胚胎生命。

尊重胚胎生命原则也可以称为胚胎生命权利原则。这个原则在西方因为堕胎而引起的争论至今已经有数十年，但仍无任何结果，随着胚胎干细胞研究的出现，争论更趋激烈，唯一不尽相同的地方是，辩论的焦点从胎儿生命权推至胚胎的生命权。对于这个问题的态度，基本上有两种极端立场和一种中立观点。保守派认为胚胎拥有如同成人一样的生命权，从囊胚身上分离干细胞同时毁灭囊胚的行为是道德上绝对不可容忍的行为。与其对立的是自由派的极端开放立场，他们认为胚胎无非是一组人类细胞，它们的生命权利就如同一般的人体组织，在有需要时可以割除或抛弃。中间派认为人类胚胎在一个人的发展过程中无疑占据着独特的地位，它们应该被赋予一点点的生命权利，但绝对不会拥有像成人那么多的权利。毕竟，成人生命得以救治，疾苦获得解除，比维护仅在显微镜下才看得见的胚胎生命更有价值。

（2）尊重人类尊严。

尊严基于人或人类生命内在的价值或对其的认同。人不能被无辜杀死、被伤害、被奴役、被压迫、被凌辱、被利用、被当作工具、被买卖、被制造等。换言之，人具有主体性，人不是物、不是东西，不仅仅是客体，不能仅仅被当作工具、手段对待。在谈到反对人的生殖性克隆时，不允许像制造产品那样制造人就是尊严论的论证之一。

2. 尊重生命原则的实现

关于人类胚胎伦理地位问题在我国争议不大，比较认同英国沃诺克委员会（Warnok Committee）的意见，以 14 天为界限，14 天之前的胚胎尚属一般生物细胞，没有神经系统和大脑，无知觉也无感觉，胚胎发育 14 天内尚不是道德意义上的人。人的生殖性克隆发展下去，有可能使人像产品一样被制造和处理，把人客体化或物化，损害人的尊严。而且生殖性克隆在理论和技术上都还很不成熟，在创造出一个健康人之前，科学家要造出成千上万个畸形儿，仅从技术上考虑，就有充分的理由拒绝克隆人。

四、人胚胎干细胞医学研究的伦理学对策

（一）在生命伦理委员会下成立我国干细胞医学伦理委员会

1. 生命伦理委员会的含义

生命伦理委员会是属于政府、生命科学研究单位、卫生保健机构和医院内的一种决策咨询组织。按照《赫尔辛基宣言》，所有涉及人体实验的生物医学研究项目的实施，都必须经过当地伦理委员会或伦理审查委员会的审查。作为一个决策咨询机构，生命伦理委员会在社会实践中，具有很强的实践性和指导性，其强大的生命力之一就在于为生命科学发展和临床实践提供服务，并创造良好的"伦理环境"。

2. 生命伦理委员会的要求

生命伦理委员会应满足以下几个要求：①独立于所要评审的研究组之外，且不得从这一研究中获取直接经济利益或其他物质利益。②其成员组成、工作程序及做出评估与决定，必须合乎要求与恰如其分。③对审查项目要及时审查并给予反馈，体现其应具备的能力和有效特性。④组成人员应多元化，除医学专家代表外，还应包括其他非医学背景的成员及社区代表，并考虑年龄、性别的分布。⑤进行伦理审查时，"研究者应向伦理审查委员会提供有关资金、主办单位、机构成员、其他潜在的利益冲突和对受试者激励的信息"。

3. 成立我国干细胞医学伦理委员会

我国生命伦理委员会制度起步晚，还处于发展期和建设期，我国应尽快建立各级伦理委员会，将伦理监督制度化，尤其在临床医学应用上要加强规范。结合我国目前干细胞研究现状和文化特点，我国干细胞医学伦理委员会应承担的职能为：就干细胞研究的重要伦理问题向卫生部提供咨询建议作为决策基础；对国际合作或有政府或卫生部资助的干细胞医学研究项目进行伦理审查，做出决定；

为干细胞医学研究机构和研究人员提供伦理指导和伦理培训；制定干细胞研究的伦理规范和道德准则；创建干细胞医学伦理研究的合作平台和合作机制；向社会公众和患者普及干细胞伦理知识等。

（二）我国人胚胎干细胞医学研究监管原则和法律原则

1. 我国人胚胎干细胞医学研究监管原则

人类胚胎干细胞是一个复杂性问题，它牵涉人类胚胎价值、地位与生命权利。然而，这个问题与一个国家、民族的文化传统及宗教信仰有千丝万缕的关系，在不同国家以及一个多种族、多元文化国家内的不同群体中，对胚胎干细胞的采用都会有不同的立场。当一个国家要制定本国的人类干细胞医学研究政策时，它必须考虑下列因素：尊重国家民族传统文化和包容不同宗教信念及价值取向；制定的政策应当广泛被社会接受和被国际科研群体认同。尊重文化多元主义原则，要求人们承认世界的文化多元性，尊重文化之间的差异，并合力减少由于文化差异可能导致的冲突。这个原则在制定干细胞政策上，不论在一国之内或在国与国之间都具有实际意义。

首先，尊重文化多元必须先排除并放弃任何单元文化的思维与垄断。其次，要利用立法机制，以折中的法例为手段，达到一种协调不同或对立观点、人们可以接受的立场。最后，国家亦有义务通过有关部门或机构，提供机会让各界人士定期讨论与交换意见，以便对代表国家或人民的种种立场与政策定期做检讨，必要时做相应的修订。

2. 我国人胚胎干细胞医学研究法律对策

我国科技部和卫生部于2003年颁布的人胚胎干细胞伦理研究指导原则，第一次以书面形式出台政策禁止生殖性克隆研究的开展，但允许开展胚胎干细胞和治疗性克隆研究，前提是遵循规范要求。而关于人胚胎干细胞研究的法律法规尚未制定。

在人胚胎干细胞研究领域中，人类胚胎伦理地位、胚胎干细胞来源、生殖性克隆与治疗性克隆是伦理争论的焦点，在为我国人胚胎干细胞医学研究立法时，应以生命伦理学和医学伦理学的基本原则和伦理准则作为立法依据，综合考虑我国的文化背景和国际人胚胎干细胞研究惯例，尽快制定相应的法律法规，对人胚胎干细胞研究及其应用进行有效规范和管理。

（1）相对而非绝对地尊重胚胎的道德价值。

在一个多元化的社会中，有关于人的生命的不同价值的冲突问题是在所难免的。应如何面对这种情况呢？社会伦理与法律对此所做出的决断依据主要有两点：一是生物学上的事实。二是文化上的认同标准。德国哲学家康德认为，人是应当受到尊重的对象，不应当把人当作东西。因此"在行动中，要把不管是你自身的还是任何其他的人性都永远当作目的，永远不能只当作手段"[①]。胚胎作为潜在的人，仅仅把它当作手段，当作可以任意杀戮的对象，在伦理上的确难以接受，但当我们把关注的视线从胚胎转向那些受帕金森病、阿尔茨海默病、糖尿病等折磨的患者时，我们又会倾向于加快干细胞研究以治疗这些顽症。在干细胞资源稀缺或其他途径无法期待时，以治疗为目的而进行制造人类胚胎的研究也是难以避免的。在伦理和法律上对此加以禁止未必明智，但有必要对胚胎使用的时间（不超过14天）或目的（用于人类顽症治疗）做出明确规定。而且严禁任何形式的买卖人类配子、受精卵、胚胎和胎儿组织行为。对违反上述规定的个人与机构，应追究其法律责任。

（2）允许、支持治疗性克隆研究。

鉴于干细胞研究的诱人情景和已经形成的竞争之势，我国已允许和支持治疗性克隆研究。治疗性克隆是一项极具临床价值和挑战性的工作。目前，由于用体细胞核移植的方式获取干细胞不仅技术难度大，而且涉及制造后销毁人类胚胎的问题，一些国家和团体反

---

① 康德. 康德文集［M］. 北京：改革出版社，1997：92.

对以研究为目的的治疗性克隆研究。但不容忽视的是，以此种方式获得的干细胞，具有与通过其他途径获得的干细胞不同的独特价值——能获得与患者遗传相匹配的干细胞，这将使长期困扰器官移植业的难题，即免疫排斥问题迎刃而解。从发展的眼光来看，胚胎的道德地位问题不会成为发展该技术的主要障碍。因为以此种方式获得的人类早期胚胎并非原来意义上的由精子和卵子结合而形成的胚胎。不少国家在禁止克隆人的同时，允许展开治疗性克隆研究。一般将治疗性克隆与生殖性克隆的区分界限定在不超过胚胎发育的第 14 天，因为 14 天后就有神经系统的发生，就具有人格。为防止治疗性克隆转向生殖性克隆，有必要对用细胞核移植技术获得的胚胎的用途做出具体规定，严禁将胚胎植入人类或任何其他动物的生殖道内。

(3) 对人兽嵌合体医学研究严加管制。

对人兽嵌合体的研究风险颇大，应严格监管。在应用嵌合体胚胎研究干细胞技术的可能性不确定时，必须有伦理和法律的约束：尽量利用嵌合体胚胎分化培养的干细胞进行研究；严禁将这种嵌合体胚胎植入人类或动物的子宫；用嵌合体胚胎研究分化培养的研究单位在各方面要严格把关；从事人胚胎干细胞研究的单位必须在人员、技术设备、管理等方面具备一定的条件；用嵌合体胚胎研究分化培养的干细胞必须经过严格的动物实验，并再次进行科学和伦理检验，研究过程中须随时接受伦理委员会或国家卫生行政部门的检查和监督，以保障对患者的安全性和有效性；在没有充分的证据证明其有效、安全之前，不得随便进入临床试验。国家应成立这方面的专家顾问小组，负责监管这方面的研究进展、实验和应用情况。

(三) 加强对研究人员、医务人员的科技伦理教育

1. 加强研究人员和医务人员的责任意识

在汉语中，"责任"被理解为一种职责，我们通常所说的责任就

是指与某个特定的职位（社会角色）或职业相联系的职责，指分内应做的事或没有做好分内应做的事而应当承担的过失。1919 年，马克斯·韦伯首次提出了"责任伦理"的概念，责任伦理关注的是行为主体必须顾及自己行为可能产生的后果。传统的以追究过失为表现形式的责任概念已无法满足当代需要。如果说法律往往讨论行为发生以后的责任，是一种事后责任，那么研究过程中的责任则具有前瞻性，是一种事前伦理责任。该责任的含义是：从科学研究者实现社会对他提出的道德要求出发的，表明自己对他人、集体社会所采取的态度以及对某种行为后果应该负责的一种伦理学范畴，我们称之为"科学研究过程中的社会责任"，这是科学研究者应具有的一种特殊责任，反映了科学研究者对人类命运的深切关怀，也表明了科学研究者对整个社会负责的态度。

　　科学是关于自然、社会和思维的知识体系。它的任务是揭示事物发展的客观规律，探求客观真理，作为人们改造世界的行动指南。科学行为要满足求真和至善两个目标，才不至于被异化。求真要求正直、实事求是，不能弄虚作假；至善是以合乎伦理的方式获得知识、应用知识，为人类和社会造福。消除科学异化，科研人员首先必须对应该追求何种知识、所追求的何种知识应置于优先位置以及知识应该如何应用做出判断。

　　有人认为，应将科学研究与其应用严格区分开来，即科学研究本身是价值中立的，只是科研成果的社会应用会涉及伦理道德，而科研人员对科技成果的应用是无法控制的。但是这一说法显然不适用于现代科学技术的大科学形态。近代以来的科学，特别是自然科学，在结构上有着与古代科学截然不同的特点，它不仅具有纯思辨的理论知识，而且包含着有目的性的实际行为。科学研究与道德在现代社会是统一的，之所以说这二者是统一的，是因为它们之间有着密切的联系。科学研究与道德的联系就在于：一个有责任意识的科学家在判别一个研究项目时，不仅要着眼于其理论目标，而且要考虑为了达到此目标所使用的手段的合法性，并进而想到使用这一手段可能产生的后果。道德责任的不确定性要求每一个科技工作者必须注意提高自身的道德修养，做到诚实、正直、公正、合作和公开。

科学为我们的行动选择开辟新的可能，但不能直接决定我们应该采取的行动，任何科学行为都应以尊重人类的自由和尊严为前提，对于买卖人类配子、胚胎，滥用克隆技术、制造克隆人的行为，每一个有社会责任的医学工作者都应坚决反对。

2. 正确认识科学技术与伦理的关系

马克思主义认为，科学技术是人们认识和改造客观世界的一种探索性的实践活动，其使命是认识事物的本质和规律，服务于人类的生产和生活。同时，科学技术作为人类认识和改造客观世界的一种成果，也是一种理论知识体系。科学技术作为一种精神财富，还是人类进一步探索自然的行动指南，是推动社会发展的革命性力量。道德作为上层建筑的知识形态，反映出人们对人际关系的合理性及理想状态的追求。科学以求真为最高目标，而道德则以求善为目标，科学与道德之间的关系就是真与善的关系。科技发展与道德进步在本质上是一致的，它们之间相互渗透、相互促进。

但科学技术在运用中也呈现出了伦理、道德两重性：从根本上说科学技术对于人类是善的，但它的具体运用会给人类社会带来不同的效果。一方面，它的产生和发展把人类从精疲力竭中解放出来，使人的生活更加舒适和富裕；另一方面，又给人类带来了严重的不安感。特别是由于科学技术的发展深度和广度都超出以往，大量科技成果的使用后果不可预测，它的积极作用几乎十分明确，但是它的消极作用也许要很长一段时间后才能被发觉。人胚胎干细胞研究用于治疗移植和基因治疗，带给医学临床巨大的医学价值，打开了在体外生产所有类型的可供移植治疗的人体细胞乃至器官的大门，人胚胎干细胞研究运用同样面临着这样的伦理拷问：干细胞研究究竟会给人类带来福音还是灾难？

科学技术引起的负面作用，一部分可能还是需要依靠科学技术的进一步发展来解决。若仅仅依靠科学技术是不够的，科学技术的发展为我们的选择扩大了范围，但其本身不能解决在这些可能中应该做出何种选择的问题。简言之，技术上的可能并不就是伦理上的应该。克隆技术为我们的治疗和研究扩大了选择范围，但其中哪些是现在我们应该选择的，哪些是我们现在不应该选择的，科学技术本身不能解决这个问题，只有伦理学才能帮助我们解决"应该"（做什么）问题，而科学技术解决的只是"可能"（做什么）问题。

探讨"应该"的科学技术伦理学或生命伦理学是对科学技术行为的规范，将科学技术的研究及其成果引向有利于人类的方向。虽然有些人以"科学无禁区"来拒绝这种规范，在知识探求方面，科学是无禁区的，但科学研究的行动是需要被规范的。科学技术的伦理规范包括规范科学研究本身的行动和科学成果的应用。有些人错误地认为，这种规范会妨碍科学研究的自由，阻碍科学的发展。目前，公众已经非常关注科学研究的行动及科学成果应用的后果。如果没有任何规范，一旦科学研究本身发生丑闻或成果的应用对人类及生态环境产生负面影响，加上媒体的报道，公众就会反对这方面的发展，这样才会真正阻碍科学技术的进步。而且，随着科学技术的发展，伦理学的某些观点和原则也会发生改变，当前的伦理规范都会考虑如何更顺利地发展科学技术，力求在科学研究自由与伦理规范之间找到一个平衡点。

面对人胚胎干细胞医学研究所引发的一系列伦理问题，我们应该认识到这两个方面的问题：一方面，传统伦理观念要发生变化，以适应医学高新科技的发展。不论伦理信念如何稳定，历史如何长久，在科学技术这一强大的生产力面前，务必做出调整。另一方面，不论科学技术生产力多么强大，也必然会受到伦理观念的制约。只有生命科学技术与伦理理念协调发展才能实现双赢，科学技术才能不断造福于人类。

（四）开展科学技术公共传播，提高社会监控能力

20世纪以来，科学技术在许多方面都在发生了变化。一方面，随着科学技术研究与应用越来越迈进自然界的更深层次，科学技术所面对的问题越来越超出人们日常所见所想的范围，知识复杂程度也越来越超出人们日常理解与学习的能力，科学技术似乎越来越远离公众的现实生活。另一方面，随着科学技术不断应用于社会的各个领域，渗透到社会各个角落，对社会的影响也越来越直接、广泛、深刻。科学技术又似乎与公众的生活越来越近，直接进入了公众生活，成为影响公众生活的基本力量。科学技术的这种发展提高了科学技术公共传播的重要性。

随着社会对科学技术的大规模应用，科学技术在推动社会发展的同时，也产生了一系列现实的或潜在的危害与危险。现代科技不仅耗费了庞大的社会资源，而且深刻地影响了社会生活，甚至带来了严重后果。因此，公众不能满足于充当科学的忠实听众和科学技术成果的被动承受者，也不能满足于只有科学家或政府才拥有科学上的决策权的状态。现代科学技术与社会关系的密切化以及科学技术应用后果的复杂化，要求科学技术的发展与应用能够更加"透明"，要求公众能更全面地了解科学技术的发展及其应用情况，更清楚科学技术与社会发展之间的复杂关系，拥有更大的知情权和决策参与权。将科学技术发展及其社会影响等有关内容纳入传播范围，已经成为当代社会与科技发展对科技公共传播的一种必然要求。

干细胞研究及其技术应用对人类健康和生命延续有重大影响，因而有必要加强对公众特别是受试者、患者有关干细胞知识的普及

教育，让他们更加全面地认识和了解干细胞研究及其技术，从而使其有机会参与医学技术监督，提升社会监督能力。对干细胞研究及其技术的公共传播应包括如下内容：干细胞研究的相关知识、进展和医疗、社会价值；干细胞技术对供卵者、受试者和患者可能造成的身体伤害和潜在风险；干细胞研究及临床应用中供卵者、受试者和患者所享有的权利；干细胞研究产生的伦理问题；国际和本国的干细胞研究政策等。

第四章 医学异化与医患关系

近现代以来，医学在快速发展的科学技术影响下大放异彩，医学技术的运用延长了人类寿命、增进了人类健康，使人类的生存状态更加美好。然而，镶嵌有现代科学技术的医学作为一种与人类息息相关的科学技术门类，摆脱不了现代科学技术具有的"双刃剑"效应，在为人类生命和健康保驾护航的同时，不利于人类生命和健康的"异化"倾向也日益明显。从哲学视角深入剖析诸如医患关系恶化的医学异化现象，分析产生异化之根源，为消解医学异化，改善医患关系并提供一定的理论与实践借鉴成为学界的焦点话题。

一、异化理论梳理

"异化"这个词在英语中直接使用"alienation"一词来表述，这个词出自拉丁文"alienatio"，有让渡、转让、疏远、差异、分离、精神错乱等意思；德语则表述为"entfremdung"，由动词"entfremden"变化而来，有疏远化、冷淡化、夺取、盗窃等意思。"异化"概念是一个不断发展的概念，不同时期，学者对其有着不一样的理解和表述。西方学者对异化含义的探讨较为深入。"异化"这个词，在西方最早出现于《圣经》，伊甸园中的亚当和夏娃没有听从上帝的警告，在诱惑下偷吃禁果从而变成凡人，称之为从上帝赋予的纯粹神性中异化出来。中世纪，在宗教影响下，异化仅仅被定义为因人类与上帝产生关系获得信仰所达到的满足和兴奋的境界。新教时期，以加尔文为首的宗教改革派，从其需求出发将异化定义为精神死亡，即人因为原罪造成其精神与上帝产生了疏离。17 世纪，英国哲学家霍布斯在权利转化意义上使用了"异化"。18 世纪，法国启蒙思想家卢梭用社会契约论将"异化"理解为由社会契约所规定的社区利益而造成了个人权利的让渡。

以上学者从宗教和社会等领域理解和探讨异化问题，而 19 世纪德国著名哲学家黑格尔则首先把"异化"作为一个哲学范畴来使用。黑格尔认为人类的历史可以被看作是一种人的自我异化的历史，认为绝对精神作为主体而异化为客体，人的创造物反过来奴役人，成了支配人的异化力量。在《精神现象学》中，黑格尔把异化称作是意识与个体的分离，主体将自身视为客体。所以，整个客观世界就变成了"异化的精神"。在《逻辑学》中，他认为"异化"都由主体转化为对立面，为对立面的异化力量所支配，只有扬弃"异化"才能达到主体与客体的统一。对于黑格尔来说，异化来自本能与现实的不协调，人异化只是因为其远离了绝对观念。

与黑格尔不同，在费尔巴哈的哲学理论中，则把异化应用于说明宗教的起源问题，把异化看作一种超越人的行动，这一行动不是通过超越人类的现实而是借助一种对人类的虚构性设计来实现的，因为神圣的天国除了放大的、设计的尘世之外什么都没有，客体不过是主体本身而已，把神看作是人的本质的异化。因此，可以将异化理解为一种人类自我崇拜的现象。

人文主义代表斯本格勒认为，异化是不断随着人类文化向文明转变而加剧的，在文明中占据统治地位的理性会压抑人的创造性和个性，导致人内在的孤独与敌对的隔离以及残酷的竞争和战争。作为技术自主论学者，埃吕尔指出"我们生活于其中的技术社会是非人性化的社会，它使得现代的人类不但不能选择自己的命运，甚至不能选择自己的手段"。

马克思则把异化看作资本主义制度和社会分工的产物。马克思在批判的基础上继承了黑格尔、费尔巴哈的异化思想，发展了主体与客体、理论和实践统一的原理，赋予了异化概念新的内容。在《1844年经济学哲学手稿》中，马克思提出了"劳动异化"的概念，即"正如人用脑创造了上帝而受上帝支配一样，在资本主义社会中，工人创造了财富，而财富却为资本家所占有并用来支配和奴役工人，这种财富的占有以至于劳动本身和人的本质都异化为与工人相敌对的异己的力量""劳动所生产的对象，即劳动的产品，作为一种异己的存在物，作为不依赖于生产者的力量，同劳动相对立""工人在劳动中所耗费的力量越多，他亲手创造出来反对自身的、异己的对象世界的力量就越强大"。在资本主义制度下，"通过异化劳动，人不仅生产出自己同作为异己的、与之相敌对的力量的产生对象和生产行为的关系，而且也生产出其他人同他的生产和他的产品的关系，以及他本身同这些人的关系"。人与自然、人与人之间的社会关系是现实的基本关系，这种关系从历史一开始发展时就是异化的。人的存在和物的本质从一开始就是疏离的，因为人的自然行动是由自我异化和自我外化而展开的。人通过社会的技术性劳动创造了对自身来说是陌生的对象世界。人的活动就其本质来说是自然的和人道的，然而对于一个连续的对象化和异化的过程来讲却是非自然且非人道的。自然客体和人工制品都没能成为真正适合人类主体需求的对象，尽管人的本质力量的确实现了自身的对象化，但是对于整个对象世界来说却变得陌生、异己和异化。人在自我劳动中实现了自我展示和自我发展，但走向了自我异化。

马克思通过对劳动异化的论述揭示了自我异化是资本主义的本质，在这其中，异化是一种人类地位的整体颠倒，即主体变为客体，而这种颠倒贯穿人类生存的整个历史过程，人由于异化劳动而丧失了自己的本质，变成了"非人"并受非人道力量的统治。马克思将劳动异化解释为异化的根源，且从劳动异化转向了技术异化，因为工业时代人类的劳动不再是满足劳动的需要，在这种状况下异化更进一步，最终的结果是人的异化。人的存在不再是在各种可能性中表达自身，而只能借助对现代技术的经验观察，通过描述异化的技术才能展示自身的本质，人的主体地位也不再是在历史的生成过程中得以实现，而是在现代技术发展中否定自我，并且日渐与其真正的本质相分离，人陷入了"被奴役"的状态，变成了客体或者对象的奴隶。

关于技术异化，考察技术异化现象应从正确的科学技术社会价值观出发，马克思站在全人类这个历史高度来看技术异化问题，也是从符合社会发展规律的角度上来思考技术问题的，是从"合目的性"的社会价值观视角来阐述"人—自然—技术"之间的辩证关系的，马克思有关技术异化的阐述是在社会、自然和人三个层面上的技术异化观。马克思的技术异化思想对于分析医学技术异化具有重要意义。

法国哲学家亨利·列斐伏尔对"异化"给出了较宽泛的解释："异化的定义不仅包括人在外部物质世界或不确定的主体性中迷失自我，还包括个体在主体化和客体化过程中的分裂，其统一性被破坏。"异化是一个不断发展的概念，在不同的领域、不同的时代有着不同的含义，若将异化看作一个哲学概念，可以概括为事物在其发展过程中，主体产生了异化，异己的力量对于主体产生了负面影响，甚至迫使主体屈从于这种影响，使主体异化为自己的对立面，主体与客体在异化的过程中相互疏离，统一性遭到破坏。异化是主体所产生的对象物、客体，不仅同主体本身相脱离，成为主体的异在，而且反客为主，反过来束缚、支配甚至压抑主体。

二、医学异化分析

关于医学异化，目前尚无成熟的概念，但在少数文献中有明确提出。要真正理解医学异化不妨以医学异化在现实实践中的表现作为出发点，分析其所生之因，以因求果，则可解其质。知其果而寻其因，则可识其所是。

（一）医学异化产生的哲学原因

我们可从以下三个方面探求医学异化产生的哲学原因：

1. 人之所识终有其限

正如康德在其《纯粹理性批判》中所说的那样，虽然自然存在的事物对于其自身是真实存在的，但对于我们来说，其处于一种不可知的状态。人体是非常复杂的存在，尽管随着人们对其的认识不断深入，形成了一套成熟且行之有效的方法，但亦有无数问题还未被发现和认识，发展依旧不全面。人之力有其限，力不能及则所识必限。人在实践中会受到各种各样的限制，这就导致其在认识上也会受到限制。在医学上，由于医学实践会受到各种客观条件的限制，也造成了医学理论受限。

2. 受哲学还原论思想影响

还原论在哲学上也被称为"简化论"，是西方认识客观世界的主流方法论，认为世界的本原是物质的，运动是物质的根本属性，主张把高级运动形式还原为低级运动形式。20世纪的还原论者把生物学规律还原为分子运动规律，把人类等一切生命现象还原为化学过程，强调一切生命都能通过化复杂为简单的还原论来加以解释。还原论者不断将研究对象分解简化，一直简化到最为原始且能一目了然、不可再分的知识为止，然后通过这些一目了然的知识认识研究对象本身。因此，还原论同样认为人体虽然是复杂的生物结构，但可以通过还原论将其进行分解研究，以了解简单的生物结构机制，最终反过来研究人体这个复杂的对象。还原论认为，从一定意义上来说，任何被印证了可以被其他学科规律验证的实验理论即可被还原，这就能够认为，可以将对人体的研究直接还原为物理或化学反应研究，生命现象就被还原为单纯的物理规律或化学反应过程。西方医学在还原论思维的指导之下走向科学化，在实证科学原则的指导下，在人造仪器设备的辅助下，用手术等手段将人体还原分解为由各种归类不同的器官或元素组成的整体，然后试图揭示每一种组成部分的秘密，进而揭示人体的生命机制，现代医学的微观化趋势表明了还原论思维的有效性。

医学要解决的是生命的复杂性的问题，而非还原论方法所能实现的，它需要自然科学、技术科学、工程科学和人文社会科学联合参与的复杂性研究，即复杂性科学研究。当然，复杂性科学研究并非完全排斥还原论，而是兼顾还原论和生成论的系统论，是对象本来面目的真实研究，是把非线性当作非线性来处理，把远离平衡当作远离平衡来处理，把混沌当作混沌来处理，把分形当作分形来处理的非理想化研究。复杂性科学的研究对象是复杂系统，而复杂系统本身的多样性、相关性、一体性必然是与其自身的整体性紧密联系在一起的。由此可见，复杂性科学与整体论的渊源很深。虽然整体论思想批判了还原论思想的局限性，揭示了事物间的相互依赖性和联系性，但是整体论思想仍不可避免地带有机械构成论的局限性。这说明，整体论思想并不等同于复杂性科学的方法论。复杂性科学要在超越还原论和整体论的基础上，将二者有机地结合起来，以便形成复杂性科学所独有的方法论——在超越还原论和整体论基础之上所形成的系统论，既吸收了整体论从整体看问题的长处，又具有了还原论深入分析问题的优点。这是一种在克服各自局限性的前提下，敞开胸怀、取长补短、实现互补而形成部分和整体、分析和综合有机融合的新方法论。

3. 受具有局限性的现代科学思维影响

尽管现代医学因科学技术的进步而获得了长足发展，但现代医学思维源于培根、笛卡尔等人建立的近代科学思维原则，这一原则就是要尽量避免主观性存在。在这一思维原则下，人的生命被放置在科学理性之下，就会发生漠视人的经验、感情和意志等主体性存在的现象。人是一种感情生物，纯粹剖析和客观观察、实验数据掩盖了那些主体性内容，表现在医学领域就是人不断物化，人的情感被强制从生命中剥离，造成肉体与精神二元化，肉体生命和精神生命分离。人的生命被物质化、机器化或生物化，医学成为越来越发达的生物医学。各种各样的新型医疗技术不断涌现，极大地推动了现代医学和医疗手段的发展，与此同时，也使本应充满人文慰藉的地方（医院）变成了人体改造场，患者进入医院就如同"坏掉"的机器进入维修厂，医生只不过是修理工而已。患者被视为出现问题的"机器"，为了找出问题并解决问题，医生可以随意将其还原拆分为"零件"，然后通过修理"零件"来治愈患者，完全漠视了患者的人文社会本质。

发生如上情况的直接原因是医生受现代科学二元化思维的影响，变成了缺乏自主性的数理单面人，其掌握的科学知识、思维方式和研究方法等严重压抑了其人文社会本质。医生单纯地利用技术和仪器治疗患者的"病"，片面地看待患者，使得其见物不见人，很少考虑患者的精神需求，医生被其所利用的工具和其所研究的理论所限制。这就造成了一种结果：科学方法本身是人类为更好地发展自身而创造的，但当作为主体的医生越深入地理解和接受现代科学思维方法的指导，就越丧失其人的本质，使得其不自觉地将人视为失去自身意义的持存物。医生对生命的敬畏、尊重的朴素伦理观念被遗弃，医生自身的人格结构也随着现代科学思维方式的强化而异化，功利、效率的技术成分成为核心内容，仁爱、情感和激情的人文要素被边缘化。

（二）医学异化的表现

医学异化的表现主要有以下四个方面：

1. 医学目的异化

最明显、最直接的医学异化现象即医学目的异化，在我国的一个明显表现就是过度医疗。过度医疗是指医生的诊疗安排，即处方明显超出正常医学要求的医疗行为。过度医疗具有两个特点：一是与医学道德相违背，二是不具有医学价值。过度医疗首先造成医疗资源浪费，造成卫生资源不平衡与公平性丧失。首先，我国人口众多，地域经济社会发展水平差异较大，这也决定了我国总体医疗资源比较紧张，医疗机构分布不平衡，城市医疗资源相对集中，而人口多的农村地区医疗资源匮乏，东部发达地区与西部欠发达地区差距明显。这种医疗卫生国情说明，我国医疗资源是稀缺的，医生在医疗实践中更应该科学处方。现实情况是，基于各种利益要求，医学目的发生了异化，我国医疗领域人为的过度医疗盛行，进一步加剧了我国医疗资源紧张和匮乏的局面。其次，过度医疗加大了医疗风险，产生了药物滥用等问题。是药三分毒，药物滥用不仅加大了医生的工作强度，也损害了患者的健康，给患者留下了隐患。最后，过度医疗在增加医院经济收入的情况下，损害了患者的经济利益，导致医患关系恶化。人们之所以对现代医学不满，不是因为它的衰落，而是因为它的昌盛；不是因为它没有作为，而是因为它过多作为。人们因为医学成就而产生傲慢和偏见，因无知而变得无畏，因恐惧而变得贪婪，常常忘记医学是从哪里来，以及如何走到今天的，缺乏对医学的目的和方向的思考。

2. 医学实践背离医学人文价值，医学人文精神缺失

人文精神是一个历史范畴，不同时代人文精神的特点不尽相同，其具有时代性特点，每个时代的精神都带有专有的印记，表现为时代条件下的精神追求。人文精神主要体现在对真、善、美的追求，对人类真谛和人类生命、命运的理解与态度，对人的尊严、价值、生命的维护与关注，对理想人格的肯定和塑造。医学不仅是科学，而且是人学与仁学，因为其研究对象是具有主体地位和情感的社会人。医学天然具有人文属性，表现在以下亮点：其一，医学价值既有客观标准又有主观标准。客观上说现代医学发展延长了人类寿命，大大改善了人类的生活质量，对经济和社会产生了巨大的推动作用。大家都在享受现代医学发展所带来的好处，否则我们的生活绝对没

有现在这么舒坦，而是会承受更多的病痛。其二，表现在医生既治病，又治心。医生看病不仅要关注"病"本身，而且要关注人心，因为心理健康对于人来说很重要。医生首先会跟患者及其家属沟通，人们对技术的盲目乐观，拉开了医患之间的心理距离。医生看病不单单要关注患者的疾病是怎么发生的，还要关注患者心里怎么想、经济状况如何、家属是什么样的反应等，这些都必须包含在医生看病的范围里。异化下的医学使人失望。有些医务人员表现出诚信缺失与情感冷漠，尽管治好了患者身体上的疾病，但是治愈效果却因心理影响而大打折扣，医学依然没有完成自己的使命，因为患者依然没有达到身心健康的医疗效果。

3. 医学本质异化

医学是在生命之重的基础上对生命规律进行认识并服务于人类健康的知识和操作系统。全面认识人的生命本质并基于此对生命进行关爱是医学的本质所在。医学技术化是医学本质得以实现的手段，不是医学的目的，医学技术化的方式务必体现医学本质，但近代以来，技术生存方式强化、医学技术化步伐加快等都达到了一个新高度，医学新技术的使用成为衡量医学水平的绝对标准，即以技术的眼光看待医疗过程，技术至上，使人囿于技术视野。"以经济效率为准则评价医疗结果，追求功利，成为纯'经济人'；以'物'为尺度，疏忽了人的道德情怀、价值理念和自由维度。"[1] 医学技术作为人类创造的力量，其目的是让人类更好地提升自己的生存状态，维护自身的利益，但医学技术主义却在发挥为人类服务的作用的同时带来了主体未曾想到的作用——成为控制主体的社会力量。医学技术主体化，简而言之，即作为手段的医学技术被人类创造出来之后，在不断发展之中逐渐成为决定医学走向的自主实体，脱离控制而在一定程度上通过自身作用将自我地位转化，成为控制者。作为主体

---

① 李立生. 试论"科技异化" [J]. 科学技术与辩证法, 2001, 18 (2)：10 – 12.

的人因受到技术的控制而失去了主体地位，转化为作为客体的存在。"医学技术本是人的创造物，是为人类的生命与健康服务的，却以其主体所赋予的本质力量反控人类，使人在医学中反而失去了主体性。"①

医学主体在利用技术的过程中不自觉地给其注入了"力量"，而这种属于主体的本质力量使得医学技术的作用被极大强化，在其达到目的的同时却也慢慢地打破了一些界限。医学技术的这种属于本体的力量越强，就越是在客观上推动了医学进步，为人类获得更好的生存状态做出贡献。但正是因为医学技术的这种力量打破了界限，因而给人类的存在状态带来了不稳定的因素。医学技术不断获得主体力量的过程就是其主体化的过程，在这个过程中，医学技术不断获得力量，逐渐形成了自主"生命"，当力量达到一定程度后就转化成了脱离主体人控制的、自我运行的独立的力量，与主体对立起来。马克思将这种技术发展中主客关系的变化发展表述为异化，他指出："技术的胜利，似乎是以道德的败坏为代价换来的。随着人类愈益控制自然，个人却似乎愈益成为别人的奴隶或自身的卑劣行为的奴隶。甚至科学的纯洁光辉仿佛也只能在愚昧无知的黑暗背景上闪耀。我们的一切发现和进步，结果似乎是使物质力量成为有智慧的生命，而人的生命则化为愚钝的物质力量。"杜治政则认为："医学技术与资本主体化的负面后果集中表现为对医学人性的侵蚀和医学的异化。技术主体化的最大负面后果，是医学目的与手段的换位，是医学理性的消解，是医学的异化；技术主体化的动力来自技术自身的潜力和对技术权力、权威的追求。"② 医学技术主体化带来了截然相反的两种后果，在竭力需求人文性的同时却也在极力反对或排斥人文性。

---

① 王华生. 论医学技术异化的本质、根源及其消解 [J]. 社区医学杂志，2014 (13)：14 - 16.

② 杜治政. 论医学技术的主体化 [J]. 医学与哲学（人文社会医学版），2011，32 (1)：1 - 4.

医学技术本是被人创造出来服务人的，却在不断发展中变成控制人的主体，不仅压抑了人的自主性，而且取代了人的主体地位。医学技术成为主体后，医学将按技术理性或技术法则运行，医学本质也就异化为了技术本质。

医学是有边界的。随着医疗技术飞速发展，人们对医学的期望不断提高，加上现代科学具有的意志自由秉性，医学技术主体化下的医学已经被赋予了超越自然规律的使命。如抗拒死亡，患者已经到了临终阶段，但我们还要他（她）活好每一天。在危重病房里，有三分之二的患者只是多活了几天、几周或一个月，还有患者在没有意识的状态中多活了五年，甚至十年。这样的治疗给患者带来的只是痛苦，这样维持生命到底有没有意义？如果说，没有疾病，还有没有生命？反过来，有哪一种生命是没有疾病的呢？这些都是哲学的命题。同时，医学技术主体化下的医学经常把"危险因素"当成"疾病"来治疗。

4. 药物使用价值异化

医用药物是人类为了治病救人而利用的物质手段和工具，是因医学需要而产生的。医药人文价值与医学伦理学价值要远远大于医药的经济价值。但在现实中医药却明显地表现出异化，主要体现在：首先，医药唯一的价值被当作商品，药价虚高，老百姓谈病色变，谈药也色变，医药的人文价值与伦理价值被选择性遗忘。其次，医生因为各种原因在更多的情况下成为药品销售员，而各种医疗机构也为适应环境而追求利益，淡忘了自身的使命。医院将本来高尚的事业作为追逐利益的手段，将具有人文价值的医学药物作为纯粹的商品，漠视了其本质价值并非商品价值而在于人文价值的特性。最后，在一切医用药物的异化中，我们明显地感觉到并非医学药物本身发生了异化，而是人发生了异化，人是医学实践的主体，医学药物作为医疗实践的工具，其应该是为了人类的健康和良好的生存状态而发挥作用，现实却是作为主体的人为了经济利益而屈从于医学药物的控制。

分析上述表现，有属于技术自身在人身上的异化；有整个社会价值的异化。现代医学问题是一个由生命、人文和社会诸多因素交织在一起的复杂性问题，传统生物医学向"生物—人文—社会—生态医学"模式的转变已变得刻不容缓。

（三）医学异化的本质

"从医学哲学视角加以审视，不难发现医学异化本质上是医德异化的结果。"① 根据医学异化表现出来的各种现象，我们可以清楚地看到医学异化的本质并非仅仅是医德异化那么简单，医学异化本质上是医学实践的主体人在技术的影响下产生了异化，人的本质特性被技术所异化，医生的存在不再是在各种可能性中表达自身，只能借助对现代医学技术的经验观察，通过描述异化的医学技术才能展示自身的本质。医生的主体地位也不再是在历史的生成过程中得以实现，而是在现代医学技术发展中否定自我，并且日渐与其真正的本质相分离，逐渐陷入被奴役的状态，即变成了医学技术的奴隶。患者的存在也只能通过医学技术的实践作用于疾病来显示自己，患者的主体地位不再由自己所决定，而是在医学技术实践中成为技术所作用的主体疾病的载体而被决定。医学具有科学属性、人文属性和社会属性，我们不能忘记医学的初心，医学是人类情感和人性的表达，它的目的在于维系人类自身的价值，保护自身的生产能力。但是，人被技术异化导致医学三大属性失去了平衡，科学属性几乎主导了整个医学，而人这个医学的主体与服务对象却被物化、被边缘化，人文属性被压制。

---

① 蒋戈利. 现代医德的异化根源及消解路径［J］. 道德与文明, 2015（6）：120－121.

三、医学异化对医患关系的影响

（一）马克思关于人的本质的理论

马克思关于人的本质的思想主要有三点：一是"劳动或实践是人的本质"，二是"人的本质是一切社会关系的总和"，三是"人的需要即人的本质"。马克思在《1844年经济学哲学手稿》中明确指出，"人的类特性恰恰就是自由的自觉的活动"。实践活动是人和动物最本质的区别，也是产生和决定人的其他所有特性的根据，人的生命活动具有特有的方式，即实践或劳动。在马克思看来，人最主要的生存过程即物质生产相较于动物的生存过程有着本质的区别。人可以按照任何一种尺度通过发挥自身的主观能动性来进行生产，而且能通过主观能动性来改度尺度，将尺度运用到不同的对象之上。动物却只能按照一种特定的尺度来生存，被迫适应各种尺度。因此，人能将自然界和自身当作对象，用主观能动性对其加以认识和改造，在此过程中为了更好地认识和改造利用自身的主观能动性而创造了工具，这也就使得人不仅能够认识自然和自身，而且可以对自然和自身加以改造。马克思在《关于费尔巴哈的提纲》中指出，人的本质不是单个人所固有的抽象物，在其现实性上，它是一切社会关系的总和。马克思认为，人相较于动物是特殊的，特殊之处在于人是关系动物，有人的地方就有关系，关系仅仅为人而存在，关系只发生在与人相关的地方。动物没有关系，更不会利用关系，动物不对任何关系产生反应。

人类社会存在两种关系，即自然关系和社会关系，自然关系存在是因为人生存于自然之中，无时无刻不与自然发生关系，这种关系是由人的本质属性所决定的。但是，人的本质属性决定了人是社会性的人，随着人类的进步，自然关系对于人的影响和决定作用日渐衰微，社会关系变得更加重要和具有决定作用。在一切社会关系中，生产关系是主要的社会关系，是"决定其余一切关系的基本的原始的关系"。人类之所以形成各种复杂的社会交往，如在政治、宗教、文化、道德等方面，正是以生产关系作为基础和前提的。各种复杂的关系又从不同的方面和层次反映着人的本质。马克思在《德意志意识形态》中指出"人的需要即人的本性"，马克思还特别强调指出，需要的发展是人的本质力量的新的证明和人的本质的新的充实。马克思不仅给人的需求设定了前提条件即本质要求，而且指出人类历史的发展正是在人的本质要求前提下，人的需求不断发展而向前推动的，离开了人的需要，人的一切实践活动和一切社会关系都将不复存在。

医患关系说到底是人的本质的反映，即"劳动或实践是人的本质""人的本质是一切社会关系的总和""人的需要即人的本质"。医患关系反映了医务工作者的劳动、患者的需要和医患社会关系的总和。若没有患者的需求就没有医务工作者的劳动，没有患者的需求与医务工作者的劳动就没有医患社会关系的总和。医患关系的本质是人与人之间的关系，同时体现着人类社会关系的诸多方面，在处理医患关系时首先要明确这一本质问题，否则就不能真正处理好医患关系。

医患关系由人的需求决定，是医患双方为了实现医学目的，围绕疾病及其相关问题，从实践活动的主客作用中产生和发展起来的一种人际交往活动。在医疗实践中，技术关系成为医患关系的一个重要方面，是医患关系的纽带。医患关系是因为人的需要而进行的实践活动所产生的社会关系，若是放弃了人的主体地位和决定权，离开了人，医患关系将不复存在。医患关系的决定因素是人，医患关系的好坏在一定程度上取决于医患沟通是否成功，因为医患沟通反映的是人与人之间的关系，面对面排除技术隔阂的沟通才能够真正、如实地反映人与人之间的关系，也将医患双方紧密地联系起来。将医学本质认为是技术，过分夸大技术的作用，认为医患关系是一种技术物质关系，医疗实践活动只不过是单纯的技术活动，忽视人而将人文精神遮蔽得杳无踪影，这种医患关系技术化行为异化了人的本质，直接否定了人类社会实践的丰富性。医患关系本质上是一种人与人的关系，医疗实践活动的大厦是建在人与人关系的基础之上的。技术是人为了医疗实践活动更好、更有效开展而创造的，是辅助人类实践活动的工具。技术不应该也不可能成为决定人与人之间的关系，决定这种关系因素的只能是参与社会实践的人，即广泛参与医疗实践的人决定着医患关系。

在技术生存时代，技术因素使医患关系发生了新变化。技术因素是促进医学发展的积极力量，通过不断提高医务人员的工作效率和能力，减轻患者身心痛苦，为人们提供了更好的生存状态。按常理来说，技术应该促使医生获得认识疾病、治疗患者的能力，患者则获得更好的生存状态，医患双方应该因技术而更加紧密地联系在一起。但是，医务人员借助科学技术来辅助完成治疗过程，用医疗设备将自己与患者分离开来，医患之间本来应有的相互依赖的关系被单方面减弱，虽然医务人员对患者的疾病认识得更加清楚了，但同时对于患者的认识和理解越来越模糊。相反，患者面对机械化的诊治过程，其需求和感受被忽视，这导致了患者对医务人员的依赖不断增加。当这种依赖遇到已被技术因素隔绝的医务人员，医患关系不可避免地恶化。技术因素对于医患双方的作用力是相反的，这种作用力使得医生离患者的疾病越来越近却离患者越来越远。技术因素的作用力客观上要求患者离医生越来越近，但主观上医生与疾病越来越近却阻碍了他们接触患者，患者的强烈需求就这样被忽视。技术因素成为医患之间最重要的甚至是决定性的因素，而人自身（包括医患双方）的感觉却被忽略不计，这是值得从根本上进行反思的。

（二）医患双方丧失医学实践主体地位

法国技术哲学家埃吕尔（Ellul）表述过："在社会中技术的活动

越多，人的自主性和主动性就越少。"① 现代医疗离不开技术，由于医生过度依赖和"迷信"现代医学技术，技术占据了医学的大部分，使得医生作为医学实践主体的地位被技术所取代。现代医学受到统一技术思维的影响，技术追求工具理性思维，现代工具理性强调效率和规范的统一，要求医学有一套行之有效的"范式"。医生一旦接受这种"范式"，久而久之就被"范式"所控制，很多时候医生的主观能动性不得不屈从于"范式"的指挥，缺乏对于自我知识的利用和个性发挥。医生的专业技能得不到有效发挥，发挥出来的只是对于医学仪器的操作能力，这就使医生的工作由用自身技能解决问题变成了按照"范式"操作各种仪器设备，主观能动性被严重压制，甚至在一定程度上丧失了主观诊断信心。在遇到复杂问题时甚至会不知所措，盲目、片面地将医学仪器得出的数据视为真理，却在根本上忽视了事物的差异性和各种因素产生的影响，医生成为技术附庸，忘记了医学仪器是人造物。

在这种状况下，一方面，医学发展很大程度上取决于科学技术的革新，医生的能力和个人素质不再重要，因为医学技术的进步取代了医生个人的技巧和能力。不同的医疗机构之间会产生不依赖人才竞争却以医学设备的先进程度来决出胜负的现象，技术追求效率，因而医学仪器的竞争就转化为经济利益的竞争。在这种竞争中，医生也渐渐从救死扶伤的本质走向保全自身利益，趋利避害。当医生在这种环境中越适应，则其主体性地位越丧失，医生与患者的沟通就成为一种纯粹的技术关系。在这样的情况下，患者只见技术、器械与工具而不见人，"只要回想起当患者走进医院，在医生冷冰冰的面孔前不断奔波于各种检测科室时，人们就可以清晰地看到医学日

---

① 转引自李锐锋、钱兆华. 自然辩证法教程新编［M］. 武汉：湖北人民出版社，2004：393.

益失去人性的图景"①。"医生被异化为不关心患者疾苦，不把患者当人看，草菅人命的冷血动物，因而时有医生被患者家属殴打羞辱甚至杀戮的悲剧。"②

另一方面，患者主体异化。患者作为医学实践的对象，主体地位被疾病所取代，仅仅成为疾病的载体，自主性丧失。理论上来说，患者作为医学最终服务的对象，不仅需要也必须得到医学与医生的完全关注，参与医学发展与医生的治疗决策之中，但在医学异化下，医生眼中的患者只不过是技术需要作用的疾病的载体或"容器"，加上由于多数患者对于医学技术缺乏全面理解，对于各种医学理论和实践活动处于无知的境地，在现实的医疗活动中，处于弱势地位，缺乏发言权。因此，患者无法真正实现自己作为医学实践参与者的主体地位。由于对医学技术的认识不足，患者会有一种"技术万能"的错觉，会不自觉地将治愈疾病的希望寄托于"最新""最高效"的医学技术上，被动地承受医学技术所带来的后果。对于患者来说，知情同意权是其最基本的权利，是其合理合法必须获得的，但是因为医生与患者各方面的差距和知识结构的不同，很多时候医生的解释与答复对于患者来说很难理解，但越是这样患者越是需求，这就导致患者越需求却越获得不了想要了解的，只是得到了零星的信息和医生的冷漠。在这种情况下，患者习惯了被动接受，其自主性就会被压制乃至慢慢丧失，沦为技术的奴隶，成为纯粹的客体。在医学异化的情况下，医生和患者双方都丧失了医学实践的主体地位。医生和患者在医学实践中的主体性和主观能动性被控制，甚至因被压制而丧失。例如，医生对于生命的敬畏感和对于生命的尊重等人文观念不断淡化甚至消失，医生不再发挥其作为主体的主观能动性，在机器控制下被迫寻求"技术数据"的支持和医学设备的诊断结果。

---

① 杜治政.人文社会医学的兴起及其历史使命 [J].医学与哲学，1997，18（10）：51.
② 何继银.还原被异化的医学 [J].医学与哲学，2005，26（5）：80.

与此同时，我们应该看到，医生和患者之间的沟通在诊疗过程中是不可或缺的，是医生和患者加强彼此之间的理解和信任，让患者找到排解心理焦虑和调节因疾病产生的心理问题的重要途径。但是由于患者产生异化，其主体性和主观能动性被压制，就缺乏了战胜疾病获得更好生存质量的信心。

（三）医患关系物化

医患关系物化可以这样认为，由于医学实践主体在医学实践中明显过分依赖必不可少的医疗设备来诊断和治疗疾病，使得具有工具理性的器物主导了本应由人来主导的医学实践活动，从而导致了医生和患者之间的关系被器物所影响和压制。当然，实事求是地讲，一些物化的发生在很大程度上是具有合理性的，如医生为了更好更准确地诊疗患者，必然需要一些医学仪器的支持和辅助，这种物化不仅是必要的，在客观上也是必须存在和使用的手段，同时主观上也是为了医生更好地认识疾病和患者，是治疗疾病和维护患者良好生存质量的需要。因而，一些物化在现当代医学实践中有其存在的合理性和必然性，我们需要全面地看待而不能片面地将一切物化看作是不合理和不可存在的。除了一些必要的合理物化外，还有不合理物化。例如，医学实践中医生因为各种各样的原因将一些不必要的、不合理的元素引入和患者的关系之中，而患者因为自身客观和主观因素的影响很难察觉到这种不必要、不合理的物化。正是在这种合理和不合理的物化的共同影响下，医患之间的沟通和交流越来越少，本该亲密的感情也就愈加淡漠，医生不自觉地将患者视为"疾病"的载体，而非一个具有情感的完整的人，将本该放置在患者身上的注意力集中到了"疾病"上，从而忽视了患者的社会性，放大了患者的生物性。

"听诊器和许多现代化的诊治仪器在患者的身体内操作，患者和医生之间的距离被拉开，医生已少听患者关于疾病的叙述，更少关心疾病对于病患家庭的影响，治病过程仿佛流水线般生产商品的过程。"① "随着现代医疗技术手段的日益复杂和多样化，疾病诊断和治疗过程的流水线作业，导致医患双方交流沟通的时间越来越少，感情愈发淡薄，从而造成医患关系的技术化和冰冷化。"② "新技术的广泛应用，造成医患关系的分解，患者与疾病的分离，医疗技术在医疗过程中的地位越来越明显，医学技术成为支配医患关系的异己力量。医学只不过是一种单纯的技术，医疗实践是单纯的技术活动，医生与患者的关系也只是一种单一的技术关系，人类的健康和疾病乃至医学中的一切问题，只有医疗技术才能解决，医疗服务也就是药物、手术或其他技术手段的实施。人们片面追求高、精、尖的医学技术设备，医患关系不可避免地走向物化技术关系。"③

（四）医患关系因医学异化而出现危机

从本质上来说，医生和患者是拥有共同利益和共同目标的共同体，可以说都是为了战胜疾病和获得良好的生存状态和质量而参与到医学实践之中来的，医学实践中不仅需要医生专业的知识和精妙的医学能力，也需要患者具备战胜疾病的信心和获得更好生存状态的意愿，主动调节好心态，积极配合医生。医生和患者双方应当在共同利益和目的之下相互帮助、相互合作，医生和患者的之间合作对于医学实现实践目的具有举足轻重的作用。然而，在医学异化下，由于医生和患者处于不同的地位以及具有不同的知识结构，导致他们获得的信息有差异，而当这种差异被放大开来，很容易因为很小的误会或失误而造成严重的医患冲突。从医生方面来看，这导致医

① 何继银. 还原被异化的医学 [J]. 医学与哲学, 2005, 26 (5): 80.

② 刘星, 田勇泉. 科技异化与人性需求的扭曲——论现代医疗技术的伦理问题 [J]. 伦理学研究, 2014 (5): 89-93.

③ 陈飞. 论当代医学异化与医学人化 [J]. 医学与哲学 (人文社会医学版), 2009 (5): 22-23, 51.

生强化了自己相较于患者的主导地位，以自我为中心，轻视患者，将患者视为承载疾病的"容器"。从一定程度来说，相当多的医生已经不再是医生，而是医学技术专家、操作工、医学官员、医匠，以及精明能干的生意人。从患者方面来看，因医生对待患者的行为使得患者认为自己没有得到应得的尊重，加之疾病的折磨或经济压力，对医生产生不信任感甚至是敌视心态，认为医生和医院的生存就是靠盘剥患者来维持的，医患关系日益紧张。

反思医学目的，回归初心是很有必要的课题。一方面，医学在近现代取得了巨大进步，在许多方面取得了过去几千年都没有的飞速发展；另一方面，医疗的"不尽如人意"处处显现，医学技术在某些方面是否已偏离医学目的本身？正如美国医生特鲁多墓志铭所言：有时是治愈，常常是帮助，总是去安慰。

四、医学异化的哲学反思及消解路径

缓解医学异化现象，关键在于缓解人的异化现象。缓解医学异化并非放弃技术，技术既可能造福人类，也可能危害人类。科学技术带来了医学技术的革新与发展，促进了医学的发展，但同时其带来的负面效果也不得不引起人们的注意，且无时无刻不在提醒着人类，它的发展正在以人类的本质属性作为燃料，在发展中人类正在丧失主体性，被异化为它的奴隶。同时，科学技术在发展过程中，其本质要求竭力去除人的因素，避免因人的感性而带来的不利影响。但是，医学作为一种关乎人类生存的学科，不能仅仅是技术性的，更多的是体现人性的人学。衡量医学的标准不能是技术而应该是人文价值的追求，技术指标只是其中一个且是非本质指标。技术的本质属性要求其始终与人相结合，具有人性，技术是将科学和人文联系起来的纽带和桥梁，而不是主宰者。

（一）回归医学本质形成新医学目的

首先，认识你自己。要对医学服务对象"人"进行重新认识，全面认识人的属性，重视人类富有感情的人文特性，要从技术异化的迷失中重新发现人的价值。其次，要重拾医学目的，回归纯真传统。回归传统不是回头走老路，而是寻回失去的初心，不忘初心才能走得更远。最后，在前两个基础之上确立新的医学目的。新的医学目的不仅包括传统医学目的——治病救人，而且追求广大人群的生理、心理等全方位的治疗，不奢望一劳永逸地消灭疾病，而是运用各种手段提高生存质量、优化生存环境，以预防为主，治疗为辅。视死亡为人类生活的组成部分，为人类提供有尊严与舒适的死亡服务。新的医学目的需要反映人类对于健康质量的时代追求，要体现医学的进步而非技术的进步，同时要肯定人的生存价值，保证人的生命质量，要反映人类对待生命价值与生命质量问题的科学精神，要表现人类在健康权利方面要求的公正、平等的普遍愿望。

这就要求做到以下三点：第一，医学要承担社会责任，并贯穿在医学的各个方面之中，要有节制且谨慎地使用未成熟的技术，节制地使用技术，不只追求高技术，而是竭力追求高人文，要公正公平，要尊重人的选择和尊严。第二，要拓宽医学服务功能，在立足于满足大多数人的基本医疗的情况下把常见病、多发病作为防治的重点，而不是一味追求高效率和高利润，使用高新技术服务于少数有钱人。医务人员要在治疗过程中将自己视为传道授业解惑的工匠，要有"工匠精神"，不仅治愈患者，还应该向患者宣传卫生保健知识和传授预防疾病的知识。让患者掌握卫生知识，提高自身素质，学会自我保健，戒除不良的生活习惯和心理，养成文明卫生的生活方式和健康的心理。避免因行为不当而引起的疾病，加强体育锻炼，改善机体调节功能，提高适应外界的能力。第三，医学要从被动治疗疾病、维护健康发展到主动预防疾病、增进健康。应从维护生存的格局发展为完善生命、提高生命质量、提高人的生存状态的格局，实质是防止健康的人得病，使得病的人健康。

医学的最终目的是实现符合自然、人文和社会规律的健康目标，保护健康是其最高目的。医学存在的意义不在于解决多少疑难杂症，治愈多少患者，而在于实现人类健康。

（二）确立人的主体地位是削弱医学异化的前提

技术作为实践手段，是人类社会发展不可或缺的力量。然而，在医学实践中，相对来说技术因素（特别是物化技术因素）的重要程度已经远远超过了人本身，临床诊治往往考虑的是医院已经形成的技术治疗资源，而不是患者的实际需求，这种技术与患者供需之间的日益明显的落差使得人与技术之间渐行渐远，技术因而异化于人了。人需要重新认识自己，认识技术时代人的价值，寻回属于自己的主体地位。

首先，医生应重新认识自己是医学实践的主体，是利用医学技术手段，减轻患者身心痛苦，保护患者健康的基础主体。需要努力提升自身的人文素养和职业道德修养，培养正确的价值观、人生观等主体品格，用以对抗技术应用可能带来的异化。要认识到医学技术是服务于人体生命健康的手段和工具，而不是最终目的。医生要重新认识患者，患者是因疾病折磨而寻求帮助的有生命、有感情，具有主动性和需要沟通的人，不是"物"，不能把其当作疾病载体或者"容器"，也不是由不同"零件"组成的机器。医生要做到人文关怀，关心患者，了解患者，与患者同舟共济，携手对抗疾病。医生要认识到自己的责任和任务是救人，治病是为了救人。

其次，患者需要正确认识医疗技术的作用，具备医学基本知识。技术虽对人类发展起到了巨大作用，但不是万能的。医学技术能治病救人，但有些疾病医学技术也无能为力，要对医学技术抱有合理期待。要认识自己，寻回自己作为医学实践对象的主体角色，寻求医患合作，充分认识到医学目的不是单纯为了治好疾病，而是在医学、医生的帮助下，减轻痛苦，维持健康，拥有良好的生存状态。

最后，医生与患者要重新认识彼此之间的关系，即医患关系。医患关系在不同时代，人们给予的解读有所不同，但是作为本质的解读是永远不能忘记的，不能因为医学手段或医学技术的进步而被遮蔽。我们要不断地提醒和反思自我，医生、患者都是有血有肉的人文人和社会人，在相互沟通、认同下进行的情感交流永远会给医疗过程提供有益信息和帮助，合作关系有利于医学问题的解决。

医学技术在研制和使用过程中是不断完善的，它不可能一步做到全面而系统有效地解决生命的所有问题，特别是近代以来的机械唯物主义方法论对其有根深蒂固的持续影响，医学技术中所存在的不足与遗憾，仍需要全人类做出更多努力。

（三）整合医学——医学与人文的真正融合

古希腊哲学家希波克拉底认为，相对于疾病，医生更需要了解患者，对患者的了解比对疾病的理解更重要。医学的本质是人学，若抽去了人的本性，医学就失去了灵魂；若抽去了人的特性，只剩下其中的技术，那就成了技术主义，它所带来的严重后果将不堪设想。医学需要从技术回归医学本真。缓解医学异化需要由技术走向医学与人文的融合，需要走向整合医学。

医学与人文具有内在的、必然的联系，医学人文性强调尊重人、敬畏生命，强调伦理价值和良好的医患沟通能力，强调对医学本质和价值的探索。医学人文性是一种价值追求、一种人生境界，也是一种人类关怀，是渴望成为医者的人必须拥有的人文素养。发扬医学人文性首先必须通过研究解释医学"需要做什么""能够做什么"的问题，揭示和描述医学的人文属性，防止医学实践中技术工具的理性泛滥和片面发展。研究和反思医学现实，为处理医学困境提供理论参考。同时，培养医务人员的人文素养，提升医务人员的人文精神，要做到这些，需要加强医学人文学科的建设和医学院校人文教育的发展。要在教育中培养医学生的医学专业精神，医学生作为医学发展的储备力量，最终会成为医学实践的主体，只有在其教育过程中帮助其认识、认同最终自觉维护专业精神，才能使其形成正确牢固的职业价值取向，树立正确的职业价值观。在技术的支持与辅助下，知道什么是正确的治疗，在人文精神的指导下，知道什么是好的治疗。医学科学精神与人文精神的融合，不仅意味着对患者个体的关注，而且还蕴含着对社会群体的关照，人人享有卫生保健的公平原则，使医学技术沿着造福人类的道路前进。

　　整合医学需要复杂性科学研究方法，复杂性科学是指以复杂性系统为研究对象，以超越还原论作为方法论，将揭示和解释复杂系统运行规律作为主要任务，以提高人们认识世界、探究世界和改造世界的能力为主要目的的一种"学科互涉"新兴科学研究形态。虽然当代人们对复杂性科学的认识不尽相同，但是可以肯定的是，复杂性科学的理论和方法将为人类的发展提供新思路、新方法和新途径，具有很好的应用前景。复杂性科学研究的一个共同特点，便是在方法论层面对还原论的批判和超越。"超越"是西方哲学中经常用到的一个术语，但超越并不是彻底否定和抛弃原来所有。我国哲学家张世英曾说，超越、扬弃不是绝对否定和抛弃，而是经过它又超越它。通过复杂性科学思维，把人的生物系统、人文精神系统和社会关系系统整合起来，建立体现人类本质的医学思维系统模式，以该模式设计医学技术过程，将有望消解医学异化问题。

第五章 哲学"知与行" 关系与医患关系

医患矛盾是当前影响社会和谐的一个重要因素。所谓"医",狭义上指的是医护人员,广义上则是一个抽象的概念,指的不仅是医护人员,而且包括医疗机构、医疗体制以及一切医学活动的实践者;所谓"患",指的是医学活动的接受者。这二者之间的不和谐即被称为"医患矛盾"。"医患矛盾"已经成为当今社会普遍关注的现象。鉴于医患矛盾问题的严峻形势,学者们多年来做了大量研究,以求从根本上解决该问题,建立和谐的医患关系。主要研究视角有临床视角、道德视角、制度视角和哲学视角等方面。从哲学视角研究医患矛盾问题,多数学者将研究方向聚焦在"人文精神"上,我们认为无论是人文精神还是科学精神,其本质是思维方式及其所决定的行为模式,形成医患矛盾的终极原因是不同思维方式导致的行为模式冲突。研究思维方式和行为模式,将是解读医患矛盾问题的捷径,中国传统哲学知行关系范畴会助我们一臂之力。

一、古代哲学"知与行"关系理论与医学实践

(一) 传统哲学中关于"知与行"关系的讨论

"知与行"是中国古代哲学认识论的基本范畴。"知"指一种行动,即认知,也指一种事物,即知识。知识指导人的行动,也指导着人的认知,认知的结果又是获得知识。"知"可以分对人的"知"

和对自然、对世界的"知"。对人的"知"最终体现为伦理问题，对自然、对世界的"知"最终体现为科学问题。中国古代的思想家们就"知与行"关系问题曾展开激烈争论。古人的"知与行"最早讨论的是对人的"知"以及对"仁"等儒家道德的践行问题，而后发展到"格物致知"，涵盖了对世界、自然的认识，进而发展到对"人""心""良知"的认识。

1. 知为行之始，行为知之成

对于"知与行"，程颐指出："须以知为本。知之深则行之必至，无有知之而不能行者。知而不能行，只是知得浅……"① 知和行二者完全是同一的、一致的，知了就能行。但是，"知"是"本"，即决定性的东西，而"行"是"末"，即被决定、派生的东西。程颐又说："譬如人欲往京师，必知是出那门，行那路，然后可往。如不知，虽有欲行之心，其将何之？"② 朱熹的话更是一语中的，即"行者不是泛而行，乃行其所知之行也"，"其所知"就是行为主体的思想意识，意识决定了行为，"如人行路，不见便如何行"。王阳明则更详细地指出"知是行的主意""夫人必有欲食之心，然后知食，必有欲行之心，然后知路"。此"欲食""欲行"的"知"，正好是"行之始"了。有了"始"，则必有"终"，这种关系的现实表现就是"夫民虑之于心而宣之于口，成而行之"。青年毛泽东受古人"知行"之论启发，指出"夫知者信之先也，有一种之知识，即建为一种之信仰，既建为一种信仰，即发为一种之行为。知也，信也，行也，为吾人精神活动三步骤"，"知、信、行"完整地描述了"知"对人们行为的决定作用。

2. 知行合一

"知"决定着"行"，但从另一个角度来说，知与行又是一体。

① 转引自曾钊新，李建华. 道德心理学：上册［M］. 北京：商务印书馆，2017：49.
② 转引自周桂钿. 中国传统哲学［M］. 福州：福建教育出版社，2017：274.

王阳明说："某尝说知是行的主意，行是知的工夫；知是行之始，行是知之成。若会得时，只说一个知，已自有行在，只说一个行，已自有知在。"[①] "知者行之始，行者知之成。圣学只一个功夫，知行不可分作两事。"知只是行的开始，知中有行，行中含知，它们是统一的、不可分割的。王阳明在回答弟子的疑问时说："就如称某人知孝、某人知弟，必是某人已曾行孝、行弟，方可称他知孝、知弟，不成只是说他只晓得说些孝、弟的话，便可成为知孝、弟。" "又如知痛，必已自痛了方知痛；知寒，必已自寒了；知饥，必已自饥了。知行如何分得开？"[②] 所以，"知行一体"如朱熹所说，"知之愈明，则行之愈笃，行之愈笃，则知之益明"，"知"与"行"紧密相连，"行"的背后必然有"知"，而求"知"本身也就是"行"。

3. 知行相悖

"知行合一"是一种理想，现实中很难合一。王夫之对此论到"行可兼知，而知不可兼行"。在"行"中可以包含"知"，但"知"却不能等于"行"。"行"是"知"的基础和动力，"行"包括"知"，统率"知"，"知"源于"行"，力"行"才有真"知"。强调"知行一体"的王阳明在回答弟子疑问时，也指出知行会"被私欲隔断，不是本体了"，承认了"知行相悖"的存在。程颐指出："故人力行，先须要知。非特行难，知亦难也。《书》曰'知之非艰，行之惟艰'，此固是也，然知之亦自艰……自古非无美材能力行者，然鲜能明道，以此见知之亦难矣。" "而人之伦，物之理，若或见之，不以身心尝试焉……是其销行以归知，终始于知，而杜足于履中蹈和之节文，本汲汲于先知以废行也，而顾诎先知之说，以塞君子之口而疑天下。"[③] 知行相悖，知而不行，则会出现"人尽有知

---

① 王阳明. 传习录 [M]. 北京：台海出版社，2020：16.
② 转引自王春永. 精读王阳明 [M]. 杭州：浙江人民出版社，2019：5.
③ 程颢，程颐. 二程集 [M]. 北京：中华书局，2016：187.

得父当孝，兄当弟者，却不能孝，不能弟……"，这正是一切"乱"的源头。

马克思曾指出，蜜蜂建造蜂房的技术让大多数人类工程师叹为观止，但即使最蹩脚的人类工程师也比蜜蜂的高明之处就在于，在其作品开始建造之前，已经在自己的头脑中把它完成了。马克思的举例意在说明：人的实践行为必然有意识的指导，这才是人与动物的本质区别。先有认识，后有认识指导下的实践，同时在实践中检验认识、获得新的认识，所以理论与实践是辩证统一的，实践才是检验真理的唯一标准。虽然古人讨论的"知行"指的是在儒家范畴内，与今天理论与实践的认识论并不能完全等同，但在主、客体关系方面，原理却是不谋而合。人的实践行为就是主观作用于客观，并最终实现和验证主观设想的过程。所以，今天人们思想意识与行为之间的关系，仍然可用"知与行"的关系来分析。

（二）从"知与行"的视角分析人们的行为

毛泽东说"知者信之先也"，从"知"到"行"也就是一个从信仰到实践的过程。欲研究"行"，先要研究"知"，欲研究医患关系的"行"，先要从研究关于"医"、关于"人"的"知"开始。

1. 完整的"知"是伦理道德基础

完整的"知"，是"是什么、为什么、怎么做"三部曲。如果将其看作一棵树，"是什么"对应的就是树根，回答的是什么是"是"、什么是"非"的问题，是最根本、最基础的问题；"为什么"对应的是树干，回答的是如何分辨是非的问题；"怎么做"则是枝叶，回答的是怎么执行的问题。以对"人"的"知"为例，"是什么"指的是什么是人、人的本质，"为什么"指的是如何分辨一事一物是否符合人的本质，"怎么做"则指的是人的行为问题，最终表现"理想中的行为准则"。"理想中的行为准则"落实到人与人、与自然、与社会的关系上，就是权利与义务的划分，这种权利与义务的划分就是伦理道德。为了保障伦理道德所规定的权利和义务顺利执行，而规定的强制措施就是法律、法规、制度。法律、法规、制度就是"知"最终在"行"上的体现。对人"是什么"的"知"是伦理道德、法律制度的根本依据。

当前对于医患矛盾问题思想根源的探讨，诸多学者归咎于"人文精神的缺失"，而将"人文医学"作为最终解决方案。具体而言，就是将伦理道德作为手段，通过教育加强道德的内在约束，限制医生对技术的滥用和依赖，同时以医学伦理为基础建立外在的制度以规范医生行为，使之就范于医学伦理要求。伦理道德本身只是整个"知行"体系的末端，是整个"知"的枝叶部分，所以，"人文医学"的设想难免沦为空中楼阁。而尝试以制度来改造伦理，最终改变人们的行为准则，则更是本末倒置之举。真正的人文，必须从对人完整的"知"开始，之后才是以"人文"为准则的行为问题。

2. 人的本质是"知行合一"

对人完整的"知"包括哪些？儒家做了如下回答，孔子提出"人而不仁，如礼何"，"礼"就是"行"的范畴，是一种行为规范。人的"礼"应该行"仁"。人为什么应该"仁"？因为人的本质就包含了"仁"的义务。要做人就要行"仁"，以这个对人的本质的解答为基础，儒家才制定了各种"礼"，这些"礼"回答的就是"应该怎样实现人的本质"的问题，即"怎么做"的问题。

人之上是"天命"，"天命"既指世界的本质与规律，也指为了顺应世界的本质与规律，人应该承担的义务。天命规定了人的"仁"本质。圣王知天命，而且以身作则，内圣外王，圣贤法圣王，君子法圣贤，小人法君子，这样自上而下，一个关于"知行合一"的体系就建立起来了。"知天命"也就是知"仁"、行"仁"。人的本质也就是知"仁"、行"仁"的统一。

以孔子理论为基础，汉儒董仲舒提出"天人感应"，进一步强化"天命"，并将行"仁"进一步明确为"三纲五常"；理学则提出

"格物致知",由"知天理"将行"仁"进一步明确为"存天理,灭人欲";而心学则提出了"致良知"。汉儒、理学与心学在理论上虽然各有不同,但都在沿袭着知"仁"、行"仁"的统一。

从孔子到王阳明的心学,虽然曾有"先知后行""行而后知""知难行易""知易行难""知行合一"等诸多分歧,但沿袭的是同一个原理:因为认识到人的本质,所以得出实现人的本质才是人;因为要实现人的本质,所以就要遵守相关的行为准则,否则就"不能做人"。而他们所制定的这些准则,最终体现为一个人的权利和义务,也就是理想中的伦理和政治制度,这就构成了一个完整的从"知"到"行"的合一。人的本质就是知与行的合一。

3. "知行合一"体系内的人

对人的"知"必然要转化为如何实现"知"的"行",真正的"人文"回答的就是如何将对人的"知"实现为"行"的"怎么做"的问题。"人文主义"就是制定"怎么做"的规则。以"人文"为标准制定的道德伦理规则,就是"人文主义"的道德伦理规则。根据"人文主义的道德伦理规则"制定的法律和制度等才是最终的"做",也就是人们最终的行为。对"人"的"知"位于金字塔最顶端,向下每一级,皆以上一级为前提,最终到人的"行"。对人的"知"必然要转化为如何实现"知"的"行",不同的"知"也将转化出不同的"行",所以人的行为永远不是孤立存在的,而是一个完整的"知行体系"。个人,社会,乃至国家制度,都是整个"知行体系"的一部分。如果这个"金字塔"上下一致,也就是"知行合一",自然会形成一套完整的规则体系,人们的活动也会自觉遵守这一体系的规则。反之,如果上下不一致,甚至在人们的思想中同时存在不同的"知",也就是"知行相悖",则会造成"行"的方面阳奉阴违,甚至在规则之外再生出"潜规则",人们的行为就会陷入混乱和冲突。

中国古代技术的发展比较缓慢,"知"的演变是一个渐进的和谐过程，在医学领域，形成了一个完整的"知行合一"体系的实践，即"儒医传统"。

（三）中国古代医学"知行合一"的实践

在中国哲学思想的各个学派中，儒家哲学一直作为主流延续至今。并且在每一个历史时期，通过儒生注释其他学派典籍的方法，批判地吸收其他学派思想发展自身，所以研究儒家思想在各个历史时期的发展实际上也是以儒家视角研究整个古代哲学思想的发展变化。中医学深受儒家思想影响，医者多以儒医自居。儒医传统是古代医学领域内"知行合一"体系的反映，当今医学的"思行相悖"问题体现了飞速发展的新技术、新概念体系与儒医传统之间的矛盾。

儒家的"知"，在古代医学领域内的"行"可以分为以下四个方面。

1. 医以为"仁"

在中国封建社会，"医"与"儒"是社会地位悬殊的两个阶层。自西周伊始，医学和医生被列为方伎（"技"与"妓"的古字）卜相之流，士大夫阶层耻于与医为伍。韩愈在《师说》中有"巫医乐师百工之人，君子不齿"之说。而儒者，自春秋时期立说，便属于士大夫阶层，专研"修齐治平"之道，地位远在医者之上。到了宋代，由于儒家思想的新发展，儒与医的地位发生了根本性变化，大量儒医出现，成为宋元医学一大特点①。儒、医二者日渐融合。儒家要求"学而优则仕"。出仕者为相，当推行"仁政"，兼济天下百姓。百姓的健康对国家安定至关重要，也是"仁政"不可缺少的部分，所以医学也就成了治国、平天下的需要。这不仅使得历代以儒家为官方信仰的政府无不提倡医学，更使得一大批精英儒生投身医学。元代戴良曾说："医以活人为务，与吾儒道最切近。"于是，那

---

① 陈艳阳. 宋元时期医学队伍的组成特色［J］. 浙江中医杂志，2003，38（1）：17－19.

些不能出仕的儒者，把从医作为仅次于致仕的人生选择，利用自身才智"不为良相，便为良医"，成为医学版的"穷则独善其身，达则兼济天下"。如许叔微、李庆嗣"少举进士不第，弃而学医"，再如林亿、刘禹锡等为官在前，行医在后。至于以儒通医者，在文人中有很多，如苏轼、沈括、王安石等①。正是这些儒者"知行合一"的实践，使医术和儒家的"仁政"获得了等同地位，并促使更多的儒者投身医学，形成"以医为仕"的局面。

2. 医以为"孝"

儒家强调"修齐治平"。"修身"包含了保护身体免受损害的义务，而使身体免受疾病损害的方法莫过于医学，学医也就成了"修身"条件之一。同时，使父母家人免遭疾病损害也是"孝"之要求，所以学医也成了"齐家"条件之一。晋代名医皇甫谧这样解释自己研习医学的原因："夫受先人之体，有八尺之躯，而不知医事，此所谓游魂耳；若不精于医道，虽有忠孝之心，仁慈之性，君父危困，赤子涂地，无以济之，此固圣贤所以精思极论，尽其理也。"②这指出了习医的仁孝价值和行孝对医事的需要。至宋明时期，理学家程颢也在《二程外书》中提出"知医为孝"的观点，他说"病卧于床，委之庸医，比于不慈不孝；事亲者，亦不可不知医"，明确了医与孝的关系。以下这些大家从医无不受"孝"的影响：刘完素自幼家贫，母病求医三次不至，失治而死，遂改攻医学；张从正将其医著取名为"儒门事亲"，清楚地反映出"以医为孝"的思想；朱丹溪"三十岁时因母患脾疼，众工束手，由是有志于医"；李杲为其母治病，请过多位医生诊治，杂药乱投，其母至死仍不知所患何病，李杲因此拜张元素为师学医③。由此可见，医学已被儒者当作实现

---

① 潘新丽. 传统医家医事动机概说［J］. 医学与社会，2011（9）：24－26.
② 转引自张其成. 中医哲学基础［M］. 北京：中国中医药出版社，2016：122.
③ 李海燕. 儒家伦理与传统医德［J］. 武汉科技大学学报（社会科学版），2003（4）：34－38.

"孝"的手段，儒者知行合一的实践也就成了"以医为孝"的实践。

3. 医以为"义"

"以医为仕"和"以医为孝"，都是在促使儒者成医，但在儒者学医的同时，医者也在成儒。儒家是中国古代的官方主流思想，儒家的价值标准不可避免地成了整个社会的价值标准。儒家的仁爱思想也就成了医学道德的理论基础。历代儒医关于医学道德代表性的观点是"义利统一，重义轻利"。"义利统一"发挥了孔子义利观上中庸的观点，认为"义以生利，利以平民"，指出义与利不仅不是绝对的，而且仁义未尝不利，"先义而后利者荣，先利而后义者辱"，追求义利两得。这种义利观是符合儒士和儒医的实际心态和生活利益的。"重义轻利"则将义、利相对立起来，孔子罕言利，似乎言利则耻，指出"君子喻于义，小人喻于利"。孟子更强调：唯有舍身而取义。董仲舒宣称"仁人者正其道不谋其利，修其理不急其功"，奉劝君子笃于礼义，而薄于利。至宋代，二程又将义利割裂开来，强调"出利入义"。儒家强调"德"，在古代，必是德高望重之人方能称为儒者，但义利之辨中，"德"与利益是相对立的，越是德高望重的人也就越被要求"重义轻利"，所以"义利统一"是作为行医者的普遍道德而被要求的，而对于儒医，即指在道德上修为较高的一部分医家，对他们的要求则也是重义轻利。受到以上"义利观"的影响，"儒医"面对穷苦人求药，要"无不与，不求其偿"。如果他们已经达到要求，实现了对"义利观"的"知行合一"，就已经不再是"民"而成了"士"，成为"出利入义"的儒者了。

4. 医以"格物"

在儒家道德渗透医学的同时，儒家的认知方法也渗透进了医学。中医学早期对疾病的认知与治疗多与鬼神之说相联系，称为"巫医"。战国至西汉时期，改用阴阳五行等哲学思维认知疾病，这些理论多为道家理论，其治疗方法也多与道家修炼长生之术有关，因而称为"道医"。随着儒家地位的确立，儒家思维开始渗透医学领域。

如《黄帝内经》之中，就将治国与治病进行类比。宋代理学兴起，建立以"理"为核心的思想体系，格物是明理途径，理在其所格之"物"中。于是"格物致知"的理学方法开始取代道家思维进入医学。《朱子语类》中"如农圃、医卜、百工之类，却有道理在"；朱震亨将自己的医学著作取名为"格致余论"，他认为"古人以医为吾儒格物致知之一事，故特以是名书"；张介宾在《类经图翼》中说"医者，理也，理透心明斯至也"；李时珍则在《本草纲目》中说"虽曰医家药品，其考释性理，实吾儒格物之学""医者贵在格物也""物理万殊若此，学者其可不致知乎"。从以上观点可以看到，当时医家已将儒家"格物"与研习医学相结合，把"格物""明理"作为自己研习医学的出发点，认知方法也就成了"格物学医"，研究医学也就成了实现"存天理，灭人欲"的圣人之事，医与儒最终殊途同归，形成医以"格物"的局面。

从"仁""孝""义"到"格物"，都是儒家的"知"，从医以为"仁"、医以为"孝"、医以为"义"到医以"格物"，都是在实行儒家的"知"，所以整个儒医传统就是在医学领域对儒家"知"的实践，是一个完整的知行合一体系。

（四）儒医体制的延续与医患关系

"知行合一"的儒医传统使儒与医合成一体。明代徐春甫曾讲："吾闻儒识礼义，医知损益；礼义之不修，昧孔孟之教；损益之不分，害生民之命。儒与医岂可轻哉？儒与医岂可分哉？"在儒医"知行合一"体系内，对于医者来说，"儒医"的称号，不仅是一项荣誉，也是一种义务。

儒家强调等级制，将自己的位置摆在君主之下，百姓之上，上辅佐圣王，下教化百姓。儒与医融合，医者不仅获得了士大夫阶层的社会地位，在医者与患者关系上也照搬了士大夫与百姓之间的关系。儒医与患者之间，从来就是不平等的。精神上，儒医是施予者、奉献者，地位在百姓之上，患者之上。现实中，医者要舍己为人、舍生取义。在利益上，要重义而轻利，在技术上，要用之有"道"，重德而轻技等。不止如此，医学被定义为"仁术"，《大医精诚论》与《伤寒杂病论》都将"使命"作为个人从医的第一出发点，行医不是维持生存的行业，而是承担社会使命。晋代杨泉更指出："夫医者，非仁爱之士不可托也；非聪明理达不可任也，非廉洁淳良不可信也。"如此之严标准，使儒医不可能大范围培养，而只能成为一种精英教育，其培养的目标是德才兼备的精英，是只讲奉献，不谈回报的"圣人"。这种价值观从"知"贯彻到"行"，渗透到医者择徒标准，代代相传，其影响延续至今。

"儒医传统"虽有不可磨灭的贡献，但也不可避免地存在局限性。现实中德才兼备、无私奉献的"圣人"毕竟只在少数。"儒医"其实是承担了很多医学技术之外的东西，对一个普通医者来说增加了额外负担。时至今日，每当提及当代名医大家，必是强调德艺双馨，提及优秀医者，必是歌颂无私奉献。诸多学者所提倡的"人文的医学"与"和谐医患关系"，其在很大程度上正是以儒医传统价值为蓝本的，这些都可以看作是对儒医传统的传承。今天医患矛盾激化与儒医传统紧密相关。现代医学有自己的"知行体系"，有着与儒医传统不同的准则。现代医者已经不再是高高在上的士大夫，医患之间不再是单边关系，而是平等的双边关系。医院与医学院校培养的不是"圣人"，而是有一技之长的普通人。当民众仍以儒医标准来衡量现代普通医者时，今天的医者自然无法符合"儒医"标准，心中不可避免的落差导致医患关系不和谐也就在所难免。儒医传统延续千年，深深扎根在整个社会民众的思想中，虽然法规、制度等"行"的内容可以在较短时间内完善，但民众"知"的转变必然是一个漫长的过程。在转变过程中，传统与现代的冲突在所难免。

二、现代医学"知行体系"演变及对医患关系的影响

儒医传统是基于当时技术条件下，获得的对人、世界、技术的"知"，进而形成的"知行体系"。受技术条件所限，古代的"知"相对简单，更侧重于对人的"知"，关于技术、世界的观点都是以对人的"知"为基础的。儒医传统更侧重对儒家道德的"知与行"，而儒家道德主要体现为一种对人的"知"。它与早期西方医学"知行体系"有很多相近之处，因此在当时获得人们的共识。但近代以来，技术飞速发展打破了原有的和谐，技术不断带来新"知"。今天的"知"内容十分复杂，可分为对人的"知"、对世界的"知"、对技术的"知"。现代医学基于现代科学技术，体现为对世界、对自然的"知"，以及对科学技术的"行"。与过去相比，现代医学"知"的体系已大大扩充，现代医学与儒医传统已经彻底分裂为两套不同的"知行体系"。

（一）"知"的领域内"人""技术""世界"的循环

1. 技术决定对世界的"知"

海德格尔将技术定义为"解蔽"。他认为一切事物都包含着潜在性与现实性。对同一物体来说，潜在性是"其所可能是"，现实性是"其所已经是"。例如，"树的种子"之所以为树的种子，是因为它有成长为树的潜在性。"树"是"树的种子"的潜在性，而"树的种子"却是"树"的现实性。对某物的"知"，就必然既包含了它的现实性，也包含了它的潜在性。认识到了某物的全部潜在性，这个"存在"就处于"无蔽"状态。某物彻底的"无蔽"，即是全部潜在性都已被认识到的状态。但现实中人是不能同时认识到某物全部潜在性的，彻底的"无蔽"只是一种趋势，或称为目的，而不是现实。人对某物的"知"，就是不断从"遮蔽"状态"解蔽"的过程，而掌握不同技术的人，则会"解蔽"出不同的结果。例如，一

块大理石，当建筑师看见它的时候，建筑师可能认为它是块建筑材料，因为对于建筑师来说，它的潜在性就是建筑材料，所以那块大理石在建筑材料方向上对建筑师是"无蔽"的。在艺术家眼里则是另一种情况，艺术家见到它的时候，可能认为这块大理石是雕塑材料，因为对于艺术家来说它的潜在性就是成为一座雕塑，一件艺术品。同样的大理石，在建筑师和艺术家眼中，有着彻底不同的潜在性，原因在于建筑师和艺术家掌握着不同的"技术"。所以，技术决定着人对那块大理石的"知"，乃至人对整个世界的"知"。

2. 对世界的"知"与对人的"知"是统一的

人们对世界的"知"不是凭空产生的，而是以人的需要为尺度。以土地为例，原始人只需要温饱，所以土地就只是狩猎场而已。如同原始人不需要货币，所以想不到土地和货币有何关联，我们也永远想不到我们需要之外的东西。当因为我们的需要发明了农田、矿场的概念，我们对土地的"知"也就包括了农田、矿场。当我们需要的时候，这些可能性就被我们认识到了，然后我们才把概念变成现实。因此，可以说对世界的"知"是由人决定的。

然而，人这个尺度并非不变，而是一直在变化之中。我们可以从现代人、古代人、原始人的差别中分析。人们通常都是从所掌握的技术为尺度区分三者的，技术本质上是"解蔽"，是对潜在性的认识。例如，一块石头，无论它作为一件工具，还是一块无用的绊脚石，都还是一块石头，成为工具或者成为无用的绊脚石，都是它本身所具有的潜在性。在一万年前的原始人那里它不会成为矿石，因为那时的人并没有认识到它成为铜矿、铁矿之类的潜在性。要先"知"，然后才能"行"，接着才能实现，所以，原始人之所以为原始人，是由他们对世界的"知"所决定，对世界的"知"反过来定义了"人"。无论是康德所说的"人是目的而非手段"，还是马克思所说的"人是社会关系的总和"，也都是用对世界的"知"来定义人。所以对人的知与对世界的知就如一个硬币的两个面，辩证统一。

3. 技术造就"世界图像的时代"

技术决定着人对世界的"知"，对世界的"知"反过来定义人，人为了对世界进一步的"知"，又不断发明新技术，所以人、技术、世界的关系就像一个循环。对人、技术、世界的"知"在这个循环中连成一个整体，其中一个发生改变，必然连锁引起另外两个的往复，进而从"知"的改变拓展到"行"的改变。历史上每一次伦理道德制度的变革，都是一次从"知"到"行"整个体系的改变。

古代技术对自然的解蔽过程是缓慢而自然的。在"知"的领域内，"人—技术—世界"的循环缓慢推进，因此整个"知行体系"的改变也是缓慢而和谐的。但随着现代科学技术的发展，尤其是现代试验方法的发明和实验室的建立，人们可以通过技术手段大大加速自然解蔽的过程。自然的潜在性、爆发性涌出，远远超过了一个人的学习掌握能力。不能掌握哪个方向的技术，人就不能对哪个方向进行解蔽，能看到的也就只能是技术所带来的图像世界。技术知识越是爆炸性增长，个人就越是被技术图像所遮蔽，形成了"世界图像的时代"[①]。"世界图像的时代"的本质，就是技术的更新已经远远超过了循环中另外两者的更新。人的转变已经远远赶不上技术的步伐，"知"的领域内人、技术、世界的稳定循环被打破，进而影响到人们的"行"，对人的"知行合一"逐渐被对现代科学技术的"知行合一"取代。

（二）"知与行"辩证关系在现代医学发展中的体现

1. 对人与疾病的"知"决定健康标准的制定

"知"的领域内人、技术、世界的循环最终影响到"行"，这在医学领域内也有明确体现。医学讨论的是健康与疾病的问题。当我们想起疾病这个概念时，映入我们脑海的可能是一系列诸如头晕、

---

① 海德格尔.林中路［M］.孙周兴，译.上海：上海译文出版社，2004：77-99.

恶心、疼痛、疲倦、烦躁等异常的、不舒适的感觉，也可能是一系列概念的集合，诸如糖尿病、冠心病等，对疾病的"知"就是这类概念的总和。

感觉是人类对世界最原始、最直接的认知手段，当我们从感觉的角度道说何为疾病时，在我们的意识里，诸如头晕、恶心、疼痛、疲倦、烦躁等异常的、不舒适的感觉就等于疾病。而之所以谓之异常，是以我们平时的状态为参照的。例如，平时我们不觉得腰痛，我们以这种状态为标准，而有一天觉得腰痛了，就认为是疾病状态。反之，如果我们以腰痛状态为标准，有一天腰不痛了，那么腰不痛的状态反而成了疾病状态。可见，疾病还是健康取决于标准如何制定。现实中，人们都是以多数人身体的自然状态为标准，所以在可以与别人对比的情况下，不存在标准混淆问题。对疾病最原始的"知"就是指"身体不自然的感觉"。这也是以中医学为代表的传统医学所采用的标准。

2. 技术催生对"新疾病"的"知"，进而改变健康标准

对疾病与健康最原始的"知"来自感觉，但人的认知手段不是只有感觉，还有理性和技术等更高级的手段。理性和技术会制造出对新疾病的"知"，进而改变健康标准。以高血压病为例。在医学标准中，"高出正常的血压数值"就已经可以诊断为高血压病，而"高出正常的血压数值"又是从医学技术中获得的，即依赖于测血压技术。有了测血压技术，才能有对血压的"知"，接着才能有对高血压病和高血压患者的"知"，人们为了诊断治疗高血压病，又会进一步发明新的测血压技术。如果本来就没有测血压技术，那人们就不会知道"血压"为何物，更不会知道高血压病，当然也就没有高血压患者。测血压技术、血压概念、高血压患者由此形成了一个循环。

"高血压病"只是一个例子，对医学技术、医者和医学等的"知"也处在这个循环中，如果其中某个"知"的变化与整个循环不一致，必然导致人们对这些概念含义的不同认识，进而产生不同

的"行",因此人们也就难免发生冲突。

3. 对疾病不同的"知"导致医患"行"的冲突

前面所讲的只是医学诊断标准中的高血压病。在我们的意识中,对高血压病的"知"不只存在于医学标准之中,也有感觉之类比较原始的认知方式。当一个人的血压数值超出了正常范围,却没有相应的异常感觉时,问题就出现了。如果没有"高血压病"这个概念,头晕、头痛、恶心之类的感觉以及种种危害并非随着这个概念不存在了,而是会作为其他某个概念的属性而存在。今天,疾病的诊断依赖于技术标准而非感觉,也就是说感觉上的健康并不等于医学意义上的健康,所以信奉医学标准的人会使用医学标准来看待高血压病,会认为"高出正常的血压数值"就是高血压病。而不懂医学技术的人则以感觉等原始的"知"的方式占主要认知方面,他们会分不清感觉中的健康与医学标准中的健康之间的差别,认为有头晕、头痛、恶心之类的感觉才是高血压病。这就形成了医患双方不同的"知"。信奉医学技术的人相信的是血压表,而不懂医学的人相信的则是自己的感觉。在患者看来,医生相信的是血压表等仪器,而不相信自己,就成了"人文关怀的缺失"。此外,患者根据自我感觉认为自己是健康的,自然就会认为医生是"好治不病以为功",医患之间的矛盾也就不可避免地产生了。

(三) 不同的"知"体系之间的互相演变与影响

新技术带来的新"知行体系"取代旧体系的过程,是通过概念含义的替换来实现的。其体现在以下三个方面。

1. 不同"知"的系统之间名与实的演变

在人们的思维中,"名"与"实"相对应,有"名"必定有对应的"实",但这种对应是动态的和相对的,人、技术、世界概念之间的演变关系正是这种名与实的对应,但这种对应只是同一思想体系之内的演变,在不同的思维体系之间,这种概念的演变则是另一种关系。每一个思想体系内的概念都是在相对应的事实基础上建立的，如名 1 对应实 1，名 2 对应实 2，只有当两个不同思维体系的人认识到实 1 与实 2 相等时，才会认同名 1 与名 2 是可以相等的，同时也就认同了名 2 与实 1 的对应。当名 2 与实 1 的对应得到公认以后，实 2 可能会被遗忘，这样在人们的思维里，名 2 这个概念的含义就已经在潜移默化中发生了改变。

2. 名与实的演变在医学领域中的体现

这种"知"的演变在医学领域也有明显的体现。如"中风"这个概念，中风本来是一个中医概念，指的是以"口眼歪斜，半身不遂，失语"等一系列症状为特征的疾病。而在西方医学中也存在这种疾病，对应的概念是"stroke"。在西方医学传入时期，医者们认识到在东西方思想中这种疾病、这一事实的一致性，所以也就用"中风"来翻译"stroke"，认同了两个概念的相等性，同时也就是认同了中风与"stroke"所指的同一疾病事实的对应性。在技术相对原始的时代，这两个概念确实存在很大程度的相等性，但技术的发展却使概念的内涵悄然发生变化。时至今日，现代医学中的"stroke"是在西方科学观、技术观体系内，以 CT 等技术检查结果为诊断基础的，而本来的"中风"这一中医概念则是以望、闻、问、切等简单技术检查结果为基础，但人们已经习惯了两者的相等性，所以在多数人的观念中，"中风"这一概念的含义就是以 CT 等技术检查结果为诊断基础的疾病，而与中医的望、闻、问、切失去了联系。人们对"中风"的"知"已经悄然发生改变。

3. 现代医学与儒医传统"知行体系"的冲突

对"中风"的"知"如此演变，对"医学"的"知"也是如此演变。因为人们认识到了东西方思想中"救死扶伤"这一事实的一致性，所以也就认同了"medical science"与"医学"这两个概念的相等性。

这种不同思维体系之间"知"的演变，并非总是处在这种理想的和谐状态。近代科学技术的飞速发展改变了对医学的"知",进而改变了以对医学的"知"为基础的行为规则、道德伦理,乃至制度。"medical science"是以西方科学观、技术观为基础的,其所指的事实已不再是简单的救死扶伤,中国传统的"医学"则是以儒医传统的对人、技术与世界的"知"为基础的,所以儒医与现代西方医学之间的共同点越来越少。如今,"医学"并不能与"medical science"所指的事实完全对应。因为这种不完全对应,所以就形成了名与实的不符。当今中国的医疗体系是按照西方科学观、技术观的"知行体系"为基础建立的,在这个体系内,"医学"等于"medical science",但如果将范围扩大到整个社会,在医疗系统之外,社会民众对"医学"的"知"则更倾向于传统内涵——建立在儒医传统对"人、技术与世界"的"知"与价值体系基础上的"医学"。患者理想中的医学活动是对道德的"行",医者进行的是对技术的"行",民众思想中对"医学"的"名"与现实医疗系统的"实"的不符,形成了"知行相悖",这是医患之间形成一系列误解与偏见的根源。

三、从"知与行"的视角分析传统与现代医患关系

老子曾讲,"正复为奇,善复为妖",对人、技术、世界的"知"正是处在这种不断反复之中。儒医传统与传统西方医学的"知"有着很大的相似性,但是随着医学技术的发展,现代医学已经发展成为一个新的"知"与"行"的体系,儒医传统与现代医学这两个体系之间的冲突,不可避免地影响了医患关系。

(一)古今不同自然观"知行体系"下的医患关系

自然观是人对自然的总体看法,是对于世界本质与起源的探讨。它是人与自然、与技术关系的基础,也是一切人类价值体系的基础。对自然观"知"的不同,会形成对于生死、健康等的不同看法,进而发展出不同的医患关系。

1. 中国传统自然观

中国传统思想强调"天人相应"，所谓的"天"指自然。人对自然和宇宙的"知"，经历了从原始神话到宗教信仰，再到自然哲学的过程。神话传说是最初、最原始的解释，足以体现当时最根本的思维方式。在我国古代，关于宇宙起源的解释，有"盘古开天地"的神话。盘古死后，其肌肉骨骼化为山岳平原，血脉化为河川，眼睛化为日月星辰等。肌肉、骨骼、血脉等正是人身体的成分。这与西方基督教的创世论有着明显区别，基督教强调上帝创造万物，而后创造人来管理万物，从一开始就把人摆在自然之上，所以西方自然观重视探索自然，征服自然。中国的自然观则从"盘古开天地"的神话开始，体现着"天人合一"的思想。盘古的身体成分和人的身体成分相同，也就和山岳河川、日月星辰运转一样，这就是"天人相应"的思维根源。人们可以通过疏通河道、加固堤坝等办法解决山岳河川的问题，所以也可以采用此类办法解决人身体机能失常的问题，这又是中国古代医学中增水行舟、滋水涵木等辨证论治方法的思维根源。人的活动参照天地自然活动，天地自然运转，对人来说就是"天命"，"天人合一""天人相应"强调的就是顺"天命"，天命思想构成了传统自然观核心。

2. 儒家自然观下的医患关系

对"天命"的"知"，最终转化为"行"。儒家自孔子起一直强调"乐天知命"，将人生定位于"安身立命"，对人生的态度则定位为"生死有命，富贵在天"，在人的行为方面强调"尽人事，听天命"。对"天命"的"知"最终也落实到医患关系上。天地万物按照既定规律运转，一个人生死疾病都是由"天命"注定。在这种自然观下，当一个人面对死亡，面对疾病带来的痛苦，会将其归咎于"天命"，如果医者解除了其痛苦，挽救了其生命，那就是恩赐，如果医者没有成功，那只能归咎于"天命"，而不能归咎于医者，所以医者地位是高尚而神圣的。

3. 古今自然观冲突对医患关系的影响

以基督教创世论为基础的西方自然观强调上帝创造人来统治自然。近代工业革命后，随着人类科技能力的提高，这种自然观与儒家自然观所产生的不同后果开始显现出来。科技能力的提高使人们相信人类可以征服自然，人的地位高于一切，人的需要才是一切价值的尺度。这种"知"影响医学领域的"行"，具体体现在对疾病和死亡的态度上。人类要彻底征服自然就要征服疾病和死亡，所以战胜疾病和死亡成为医学的根本任务。当今社会对医者的诸多道德要求正由此而来。

错误的"知"最终导致错误的"行"。医学可以延长生命，但并不能带来无限的生命，即使有无限延长生命的技术，也不能保证每个人都能拥有无限生命，所以医学技术成为哲学上必然失败的尝试。医学作为一种行业必须以从医者为载体，医者就成了失败的载体。在这种自然观下，如果医者解除了患者的痛苦，挽救了患者的生命，那只是完成了医学本身的任务，但是，人之所以是人，就是因为有生老病死，医学的根本任务本身成了不可能完成的任务。医学技术的承载者是医务人员自身，患者的怨恨自然也就落在了他们身上。这与传统自然观下"尽人事，听天命"的态度形成鲜明对比，医患矛盾激化也就不足为奇了。

不同自然观的"知"对医患关系的影响，并非应用新技术、加大资金投入，或者进行人文关怀就能解决的。虽然不可能再让人们回到"听天由命"的自然观，但让人们正确看待生老病死才能真正解决问题。

（二）古今不同生命观"知行体系"下的医患关系

生命观是人们对生命的总体看法，是医学基础。在医学视野内，作为医学客体，对人的"知"首先体现在生命观上，具体而言就是"身与心"关系的问题。以对生命观不同的"知"为基础，就形成了医学领域内不同的"行"，即不同的医患关系。

1. 中国传统医学思想对生命观的"知"

中国传统生命观与西方基督教生命观不同，《左传》中有："人生始化为魄，既生魄，阳曰魂。用物精多，则魂魄强。是以有精爽，至于神明。"① 魄，指形体；魂，指灵魂。魄是生理；魂是心理。这段话强调先有形体，后有灵魂，灵魂只是肉体的产物而已。肉体的处境好，"用物精多"，身体和心灵就会比别人更强。若人的生理衰老直至停止，精神也就一并衰老至停止了。如果精神并未衰老而骤然横死，由于生前魂魄蓄势太强，经久不散，于是遂有鬼的现象。这种鬼也不是永存的，魂魄蓄势散尽，鬼也就消失了②。这是中国古代对于生命与鬼神的"知"，这时的中国人已经摒弃了灵魂观，摒弃了身心二分的观点，强调身心一元论。

这种观点被儒家、道家秉承。儒家在生命观上强调"与天地参"，使人与宇宙构成和谐共生体，人从宇宙生命那里获得自身物质与精神生命，这是中国哲学特有的有机宇宙观，与西方二分宇宙观不同。"在西方的宇宙观中，一切物质世界的变动与展开，都需要落在时间架构里面讲，将精神世界排斥在外，成为截然对立的二分法思想。而儒家宇宙论不同，它所包含的不仅是物质世界，还有精神世界，两者浑然一体不可分割"③。道家则强调"夫形者，生之舍也；气者，生之充也；神者，生之制也"，"神者生形者也，形者成神者也，形神合同，更相生，更相成。神无形则不住，形无气则不变，气无形则不立，故云神形者，受气之本也，气者养形之根也，一失位则三者伤矣"。体现了形、气、神三位一体的生命观。④

---

① 转引自傅正谷. 中国梦文化辞典 [M]. 太原：山西高校联合出版社，1993：391.

② 钱穆. 中国思想史 [M]. 北京：九州出版社，2012：4 - 6.

③ 张舜清. 儒家生命伦理的精神、模式及特性 [J]. 武汉大学学报（人文科学版），2008（3）：294 - 299.

④ 章文春. 形气神三位一体的生命观与中医导引 [J]. 江西中医学院学报，2009（6）：4 - 6.

2. 现代医学思想对生命观的"知"

现代医学的前身是欧洲基督教医学,对生命观的"知"是与其宗教思想联系在一起的。基督教强调神创论与灵魂不死。人是上帝造物,人生命分为肉体与灵魂两部分,灵魂活动指人的思想、精神活动。人的力量所能解决的只是身体疾病,而灵魂则是永恒的,与上帝"同在",所以灵魂的问题只能通过上帝的"爱"来解决,上帝的"爱"主要通过患者向代表上帝神职人员进行忏悔、祷告、布道来实现。这样"知"落实到医学的"行"上,就表现为独特的"身心二分"现象,这时的医学技术与理论著作中记载的都是关于身体疾病的,精神疾病治疗则被归为宗教活动。这种身心二分传统在欧洲至近代宗教神权瓦解,笛卡尔理性主义哲学以及后来的德国理性主义哲学仍强调身心二分。同一时期,拉·梅特里的《人是机器》,作为近代医学的代表作,虽打破神学束缚,强调人的身体是机器,但实际上对人的精神活动,即理智与心灵未做解释,其对医学的定义仍局限于身体疾病。正因在"知"领域内,受灵魂不死与身心二元论的影响,在"行"上,直到欧洲医学与宗教分离后才分化出精神科医学。

3. 古今生命观不同的"知"与医患关系

古今对生命观不同的"知",转化为医学领域中不同的"行",最终形成了不同"知行体系"下的医患关系。

儒、道的观点一直是我国古代社会的主流观点,中国古代医学正是在这种思想的影响之下诞生的。中医学体系奠基之作《黄帝内经》成书时期,中国"显学"莫过于儒、道,而儒、道两家生命观都不承认灵魂不死,这种对生命观的"知",导致了中医学独特的"形神合一"思想。"形神合一"思想强调:精神活动不能脱离肉体,甚至是以肉体为基础,肉体疾病会影响精神,精神异常也会影响肉体。七情内伤、情志致病等理论正是在这种背景下诞生的。以中医学为代表,从其理论奠基时起,就将心理、精神的异常全部归纳在医学范围之内，形成了与欧洲迥然相异的医学思想。

欧洲医学传入中国与教会活动相关，它秉承欧洲传统，医学专注于身体疾病，精神疾病则由神职人员负责。但由于中国特有的文化传统，基督教思想在中国的传播并不顺利，而针对身体疾病的欧洲医学技术却大受欢迎，并受到政府的重视。晚清政府、民国政府，乃至中华人民共和国成立后无不大力提倡西方医学技术，这就形成了"身心分离"的状况。由于中医学思想是身心一元论，身体疾病从精神方面入手治疗与精神疾病从身体方面入手治疗在传统医学中非常常见，这使得人们在接触欧洲医学时也以"形神合一"尺度去衡量，误以为所接触的欧洲医学技术本身已经包含身心两方面，这使得欧洲医学在中国传播越广，其"身心分离"思想越严重。当欧洲医学在医疗系统中成为主流后，就在思维上形成了心理精神健康意识缺失问题。虽然后来在中国医疗系统内也设置了心理精神疾病分科，但是社会主流思想与欧洲医学思想之间的鸿沟仍未有太大改变。心理健康意识缺失，不仅影响患者诊治，也反过来成为医患矛盾的重要诱因。患者缺少心理健康意识，将心理问题误认为身体疾病，医治无果后反将责任归咎于医生、医院。医者缺少心理健康意识，将心理问题误认为身体疾病，治疗时事倍功半，反被患者误认为"过度治疗"，从而加剧医患间的不信任感。所以，现代医学下的医患关系比传统医学下的医患关系更紧张也就不足为奇了。

据统计，50%以上的医疗纠纷并不是因医疗技术而发生，而多由于医患交流障碍导致患者或其家属对医院、医者不满意所引起①。因此，医患沟通不足、沟通障碍，被认为是引起医患矛盾甚至医疗事故争议的重要原因。而医患沟通不足则普遍被归咎于"人文精神"

---

① 周小金. 医患沟通中应注意把握的几个问题 [J]. 江苏卫生事业管理杂志，2006 (5)：18 – 19.

与"科学精神"冲突①。"人是一个值得被照顾、尊重、养育、理解和帮助的有价值的个体"②，由于对生命观的"知"而导致了"行"的盲区。医患矛盾反映出的并非简单的"专业沟通技术"缺乏或"人文关怀"缺失，而是传统与现代医学对生命观的"知"之间的差异。

（三）古今不同技术观"知行体系"下的医患关系

技术是人区别于动物的基本特征。技术观是人们对技术的看法与衡量的尺度。技术观也就是人们对技术的"知"，不同的对技术的"知"，会形成不同的"行"。儒家思想作为中国古代主流思想，在其技术观的影响下，形成了与西方截然不同的对人与技术关系的"知"，并一直延续至今，影响着今日的医患关系。

1. 中国传统思想中的"道"与中国传统技术观

中国传统生命观强调身心一元论，不承认灵魂不死，因此中国人就把生前和死后的问题看得很轻，而更看重人生过程之中的问题，即所谓的"天道远，人道迩"。具体而言，便是看重人生论，忽视宇宙论。正如庄子所说："吾生也有涯，而知也无涯。以有涯随无涯，殆矣。已而为知者，殆而已矣。"人生不能脱离时空的有限性，与其以有限的人生探讨无限的宇宙，无果而终，不如以有限的人生探讨人生本身。所以古人所言之道，多是人道，即使有言天道，也是借天道言人道。例如，《易经·说卦传》所言："昔者圣人之作《易》也，将以顺性命之理。是以立天之道，曰阴与阳；立地之道，曰柔与刚；立人之道，曰仁与义。"而《孟子·离娄上》又言："诚者，天之道也；思诚者，人之道也。"两者都是典型的借天道言人道。

---

① 方爱珍. 医院医患沟通障碍原因分析 [J]. 医院管理论坛，2007，24（2）：51-53.
② 王羽，卢祖洵. 医学和人文学 [J]. 中国医院管理，2008，28（6）：7.

"道"，既是道路的意思，也是道说的意思①。各家之道各不相同，但是殊途同归，他们追求的都是"大道之行，天下为公"的绝对幸福的大同世界，"道"既是通往大同世界的道路之"道"，也是劝说人们走上这条道路的道说之"道"。所以，"道"是人们言行中的一种内在动机，即追求一个具有绝对幸福的大同世界的动机。人们的一言一行无一例外都是以追求自己或别人的幸福为动机，所以《中庸》中说："道也者，不可须臾离也；可离，非道也。"

2. 传统技术观下的医患关系

中国的传统价值观强调"道"，待人要"悦之以道"，爱财要"取之有道"，对技术也要"用之以道"，不以"道"为动机和目的的技术，则被贬为"奇技淫巧"。"道"的取向一开始就为技术指明了方向，但同时，明确的目的性也限制了求知，进而限制了科学的发展。科学强调的是探索与求知，有为求知而得出的科学结果，进而有应用科学成果的技术。中国古代这种以"道"为衡量标准的技术观，从一开始就限制了为求知而求知的科学，这就使得中国的古代技术数千年来只有技术经验的积累，而无科学上的突破。

在"重动机，轻结果"的传统技术观下，中国古代医学强调"医道"，即医者以对患者的身心关怀为根本动机，医患之间是"人与人"的关系。医者旨在医人，而非医病，技术仅仅是工具。技术活动有成功也有失败，但医患双方都信仰的"道"不变。如果医者的治疗取得了成功，患者得到的是身心的全面关怀，其心目中医者的地位自然是神圣的；即使医者的治疗不成功，患者也已经体会到了医者的动机而得到了精神关怀，只会将责任归咎于技术风险，其心目中医者的地位仍然是神圣的。

3. 古今技术观的冲突与医患关系

重"道"的传统技术观影响深远，至今仍深深影响着中国医学

---

① 钱穆. 中国思想史 [M]. 北京：九州出版社，2012：84 – 102.

思想，但随着近代西方思想的传入，西方技术观也开始影响中国的医学思想。二者之间不可避免地产生了冲突。西方技术观对技术的"知"以效率为衡量标准，效率指的是结果而非动机。效率的前提是技术对象的标准化，医学技术的对象是人，所以医学技术效率的前提也就是人的标准化、产品化——出发点不再是求人的"个性"，而是求人的"共性"。作为患者的人显然不只是一个物质对象而已，而是一个具有精神、伦理、情感、理性的独立主体，这些方面都是技术设备所无法拥有的。传统对技术的"知"，要求医患之间"重动机，轻结果"，现代医学对技术的"知"，则只看重结果，这使得医患关系实际上变成了医学技术与患者的关系，医者本身则成了"局外人"。如果患者得到了成功的治疗，体会到的也只有技术的作用，则功劳在于技术和设备，而非医者。

技术行为有成功也有失败，医学技术达不到百分之百成功，但失败的后果却更加严重。受传统对技术的"知"的影响，患者极易将责任归咎于医者的动机，而非技术风险本身，猜疑医者"麻木不仁"，或者"过度治疗、以权谋私"，甚至"好治不病以为功"。与传统技术观下的医患关系相比，今天的医者在患者心目中地位不断下降也就不足为奇了。更进一步来说，医学技术的经济成本与技术先进程度是成正比的，在商品经济条件下，医学技术的成本只能从患者身上收回。医者作为"局外人"却与患者有直接的经济利益冲突，当对技术风险的误解与经济利益问题相交叉，只会使患者对医者的动机更加充满猜疑，医患之间的矛盾更加激化。

综上所述，传统与现代对技术不同的"知"导致了医患关系上不同的"行"。今天医患矛盾深层次的思想根源在于，医者以结果为标准衡量医学行为，患者则以动机为标准衡量医者，衡量标准的不同必然造成双方产生误解，只有在"知"上确立统一的是非标准，让医患关系重新回归"人与人"的关系，双方才能重新归于和谐。

四、关于破解现代医患关系问题的思考

医患矛盾在深层次可以归结为"知行体系"冲突，当前体制的"知行相悖"导致了这种矛盾，所以医患矛盾解决要依赖和回归于"知行合一"。具体包括三个方面：一是建立医患双方统一的"知行体系"，二是以医患双方统一的"知行体系"为蓝图建立制度，三是"知行体系"与制度的不断自我革新。

（一）传统思想关于统一"知行体系"的启示

从古至今，统一"知行体系"的建立并非易事。关于如何建立统一"知行体系"，传统思想是将其作为治国之术来研究的，对今天建立统一"知行体系"有如下三方面启示。

1. 统一"知行"在于"一言""一行""一教"

《商君书·修权》中曾言："国之所以治者，一曰法，二曰信，三曰权。"① 所谓"法"是统一的是非标准；所谓"信"是信誉、信任，它来自对"法"的执行力；所谓"权"是评定是非的权力。只有在"知"上有了统一的标准，人们才能有一致的"行"；有了对"法"的落实执行，才能让人们产生"信"。从"法"到"行"的过程与国家秩序的关系曾被如此描述——"国治，断家王，断官强，断君弱"，对于是非标准越是有统一的"知"，国家就越能有序运行，即所谓对是非问题的"家断"。反之，对于是非标准越是没有统一的"知"，就越是要靠"官断""君断"，国家秩序也就越乱，所以理想的境界应该是"有道之国，治不听君，民不从官"。当今的医患关系正是处在"官断""君断"的状态之中，医患双方根据不同的"知"，实践着不同的"行"。无"法"则无"信"，无"信"则

---

① 转引自马亚中，钱锡生，严明. 诸子曰［M］. 福州：福建教育出版社，2014：279.

乱"权"。医患双方各有自己的"知行体系",各有自己的评判标准,各自行使自己评判是非的"权",产生矛盾在所难免。欲求解决根本问题,首先在于树立双方对于是非标准统一的"知",也就是所说的"圣人所以治国者,一言、一行、一教"。这样才能做到由"法"生"信",由"信"而"一权",从而形成统一的"知行体系",结束医患关系的混乱状态。

2. 对"行"的要求要顺应百姓心

《老子》中有"圣人无常心,以百姓心为心"。圣人,即统治者,制定规则、制度的人。统治者制定的制度顺应"百姓心","百姓"自然心悦诚服,执行起来事半功倍,反之,违背"百姓心",执行起来则会阻力重重,招来"百姓"反感。所以,圣人"行不言之教""为无为之治",顺应"百姓心"来"教"和"治"。"圣人心""百姓心"即"知","教"和"治",则属于"行"。正确的"知"必须落实到正确的"行"上才能发挥应有的作用,法规制度就是"行"。以"行"顺"知",是水到渠成,事半功倍,反之,试图以"行"改"知",则事倍功半。法规制度顺应了"百姓"的"知",就能实现"知行合一",人们的行为运行有序,反之,法规制度违反了"百姓"的"知",在执行上就会阳奉阴违,在规则之外再生出"潜规则"。当前医疗体制改革的努力恰恰是以"圣人心"强迫"百姓心",要求使人们的"知"来适应这个体制的"行"。所以,一方面是不断出台的新制度、新法规,另一方面是不断增多的医患纠纷事件,这样的局面也就不足为奇了。

3. 以身作则,"知行合一"

《论语》中有"君子之德风,小人之德草,草上之风,必偃",儒家思想中的"君子"与"小人"是相对的。被称为"君子"的前提是知"天命"、行"天命",是先知、先觉、先行的人。先知启发后知,先行带动后行,通过以身作则,最终实现"君子"与"小人"共知、共觉、共行,是儒家统一"知"与"行"的主要手段。

医学对生命的维护分为两个方面，一是对有形的生物意义上的生命，二是对无形的精神意义上的生命，具体来说就是"作为人应该受到尊重和精神关怀"。对有形生命和无形生命同时的维护才是医学的"全面关怀"。在儒医传统中，医者正是通过以身作则来实现"全面关怀"，同时维系医患与师徒之间的关系。儒医传统的"知行体系"偏重医学对道德的"行"，现代医学"知行体系"强调对技术的"行"。解决传统与现代冲突的关键，就在于重新确立医者在医疗过程中的中心地位，通过医者以身作则实现对患者身心的全面关怀。

虽然对儒、道、法多家思想讨论的是治国问题，但其原理对于如何建立医患双方统一的"知行体系"亦有启示意义。

（二）在医患之间建立统一的"知行体系"

1. 建立社会化开放医学

欲建立医患双方统一的"知"，其根本在于建立社会化开放医学。具体而言，就是扭转对医学的"知"。通过加强科普，将医学推向社会，将医学技术、医疗法规、职业道德、人文关怀等内容展现给患者。真正的医学从来都不是闭门造车的，而是开放的社会文化的一部分。医疗行为是医患双方合作的结果，医患之间的不信任往往从信息的不透明开始。当前的医学是病床边、病房里的医学，无论是医学技术还是当前所强调的人文关怀都是强调医者行为，而忽视了患者一方。这将医学与社会分开，将医者与患者分开。患者不了解医学技术，不了解自己的权利与义务，不知道到底谁对谁错，就必然产生猜疑，患者猜疑又给了不良宣传和谣言可乘之机，这正是医患矛盾推波助澜的"黑手"。社会化开放医学，为医患双方提供统一的"知"的对象，有统一的对象才能有统一的"知"。医患双方有了统一的"知"作为基础，继而才会形成统一的"行"。以统一的"知行体系"为基础，才能制定出合理的制度。如此，医患之间的是非也就可以在诊室内"断"、在诊断桌前"断"，甚至在心中

"断",而不必"官断""君断"了。

2. 实现"知行体系"与制度的互相促进

正确的"知"必须落实到正确的"行"上才能发挥作用。法规制度就是"行"的内容。合理的法规制度必须以正确的"蓝图"为前提。这个"蓝图"就是医患双方统一的"知"。法规制度顺应"知",就能实现"知行合一",人们的行为才能运行有序。反之,法规制度违反了"知",在执行上就会阳奉阴违,在规则之外生出"潜规则"。在古代,制度的制定者想要完全了解"百姓心"并非易事,"知行合一"是单向过程,百姓大多数时候只是被动接受"圣人之教"。但在信息时代,信息技术和媒体的迅速发展为双向"知行合一"提供了可能性。以现代信息技术为依托,制度的制定者和执行对象之间可以进行广泛交流,一方面可以确保制度设置的合理性,顺应"知",顺应"百姓心",另一方面可以确保有统一"知"的人,反过来监督着制度的制定和执行,确保其顺应"百姓心"。

制度推进着人们的"知行合一","知行合一"的人们监督着制度的制定与执行,二者互相促进。

3. 实现对技术"知行"与对道德"知行"的统一

儒医传统的"知行体系"偏重对道德的"知行",强调的是动机,现代医学基于科学,偏重对世界的"知行",强调的是结果。儒医传统的优点在于能和谐医患关系,弊端在于不关注医学技术的发展。现代医学的优点在于最大限度地激发技术潜力,促进医学技术发展,弊端为偏离了造福人类的方向,引发医患矛盾。建立医患双方统一的"知行体系",首先要实现对技术的"知行"与对道德的"知行"的统一。先进技术、先进设备本来是为了造福于人,但是在商品经济制度下,则容易违背初衷,如马克思所说"机器本身是人对自然力的胜利,而它的资本主义应用使人受自然力奴役"。因为在商品经济制度下,科学技术是作为资本的一部分与生产资料相结合并发挥作用的。科学技术本身已经是资本的一部分。"只有资本主义生产才第一次把物质生产过程变成科学在生产中的应用,——变成运用于实践的科学，——但是，这只是通过使工人从属于资本，只是通过压制工人本身的智力和专业的发展来实现的。"① 在资本化制度下，医学越来越倾向于对科学技术的"行"，偏离了对道德的"行"，从造福于人的工具变成了压迫人的工具。正确的"知行体系"，必须要抵制这种侵蚀，在医学技术的发展中不能厚此薄彼，应实现对技术的"知行"与对道德的"知行"的统一。

社会化开放的医学、"知行体系"与制度的互相促进、对技术的"知行"与对道德的"知行"的统一，这三者对应着对象、执行、方向三个方面。它们既是从"知行"角度解决医患关系问题所需的前提，也是建立医患双方统一"知行体系"的重要步骤。

(三) 制度与"知行体系"的自我革新

老子讲"正复为奇，善复为妖"，一切"是与非"都不是恒定的，而是处在不断往复循环中。昨天"不合理"的事也许今天就"合理"了，今天"合理"的事也许明天就"不合理"了。医患双方统一的"知行体系"也是如此，它的建立非一劳永逸。

1. 技术推动"知行体系"新旧更替

技术是人们认知世界的工具。由于技术的发展永不停息，人们对世界的"知"也就处在不断变化中。技术的"解蔽"影响着人们对世界的"知"，对世界的"知"反过来影响对人的"知"，对人的"知"又决定着技术取向。不断发明新技术，带来新的"知"，"知"的改变终将造成"行"的改变，最终改变整个"知行体系"。制度是以"知行"体系为蓝图建立的，"知行体系"的变更必然导致旧制度解体，新旧制度更替。

2. 医学"知行体系"的新旧更替

医学技术的发展也是一个永不停息的过程。医学技术的发展将

---

① 马克思恩格斯全集.47 卷 [M]. 北京：人民出版社，1960：570.

促使医学"知行体系"的更替。巫医、儒医都是曾经存在过的"知行合一"体系，它们的更替也都是医学技术发展的结果。医学"知行合一"体系的转变最终导致医学制度的转变。所以，今天医患双方的"知行合一"，也仅仅是一个暂时的"知行合一"。随着医学技术的发展，旧的医学体系将不断解体，新的医学体系也将不断建立起来，由此实现医学"知行体系"的新旧更替。

3. 医学制度随着"知行体系"的变更而变更

医学制度是以医学"知行体系"为蓝图建立的。医学"知行体系"的变更必然导致新旧医学制度的更替。因此，一切合理的医学制度都只是暂时合理，随着新技术的发展，终将暴露其缺点，并被新制度所取代。真正合理的医学制度的建立不是一蹴而就的，在设想制度之初就必须认识到在"知"上的不足，留下足够的改进空间，以便顺应新技术的发展，自我革新。如果寄希望于一劳永逸，无论多么完美的制度也难免沦为刻舟求剑的境地，即便今天能够成功，在将来也会成为新的阻碍。最终，破解医患矛盾可以归结为三个方面的统一：一是医患双方统一的"知行体系"，二是以医患双方统一的"知行体系"为蓝图建立的制度，三是制度与医患双方统一的"知行体系"的自我革新。

第六章 基于医患关系理论的 我国医患关系问题探究

医患关系问题一直是人们关注的社会问题之一，自从医生成为职业以来，就存在医生与患者之间的微妙关系。古代中西方对如何处理医患关系有很多朴素论述。当今社会，人们的医疗卫生保健需求越来越大，与医疗事业发展水平失衡，人们的医疗和卫生健康诉求得不到医疗机构在数量、质量和制度上的及时回应，医患矛盾呈激化趋势。对日趋严峻的医患关系问题展开研究，为政府提出切实可行的改善建议，已为社会所期待。

一、医患关系理论概述

（一）医患关系及其基本属性

1. 医患关系

医患关系是一种特殊的社会关系，是每个社会成员难以回避的一种关系。每个人都是该关系中的一员，除非自我隔绝，否则即使你是医生，在生命中的某个时刻也要扮演患者这个角色。它的特殊性在于人在患病后进入医院的时候开始成立，康复后自然终止，长期以来，医患双方没有为此制定一个正式的契约，双方通常在相互习惯的方式下例行这一活动。

"医学关系的探讨涉及一切社会中最基本且发人深省的问题——

健康与疾病、富裕与贫穷，以及出生、衰老、残疾、苦难和死亡。"①医学不同于其他学科或知识，其社会属性极其特殊和明显。在美国法律中，对医患关系的定义是"在双方自愿下成立的关系，在这种关系中，患者有意地寻求一位医生的帮助，医生有意地将其接受为患者"。著名医史学家西格里斯特认为："每个单独的医学行动都会涉及两种当事人：医生和患者，或者说，涉及医生团体和患者团体，医患关系是这两群人之间多方面的关系的集合体。"②狭义的医患关系，指的是患者与医生之间在诊疗过程中自然产生的一种社会关系。而广义的医患关系指的是患者群体与医方群体在整个诊疗过程中所建立起来的各种关系的总和。这里所说的医方不仅仅指医生，还包括护士、医技人员等医疗群体，患方则囊括患者及一切与患者有直接或间接关系的人——亲属、监护人等，甚至患者所在的工作单位也可能被包括在内。本书涉及的医患关系如无特别指出，则是指广义的医患关系。而本书中的医疗机构，指的是依据《医疗机构管理条例》的规定取得医疗机构执业许可证的机构。显然，医患关系中的医患双方是比较庞杂的两个对立群体，这里的医患关系不仅表现为个人之间的关系，还具有鲜明的社会属性，它在一定的社会经济水平范围内，受社会经济水平制约或者促进，也可以反过来反映社会的发展水平，是社会水平特别是社会卫生水平的重要体现。

纵观整个医学史，都在证明一个基本原则：光靠医学本身并不能解决个人的所有疾病，健康、治疗和疾病等概念有着时代的烙印，只有找到与时代相符的医学概念，才能认清现有问题存在的根源以及现有模式的缺陷和弊端。

2. 医患关系基本属性

医患关系具有二重属性，首先是特殊伦理关系，其次是一种基

---

① 玛格纳. 医学史［M］. 上海：上海人民出版社，2009：3.
② 西格里斯特. 疾病的文化史［M］. 秦传安，译. 北京：中央编译出版社，2009：57.

本的经济关系。

从医学发展历史来看，医患关系首先是一种边际关系和诚信关系。医务人员和患者在交往的过程中必须遵守约定俗成的道德原则和道德行为规范，医务人员在开展医疗实践的过程中应遵循知情同意、自主择医、不伤害和最优化等医学伦理学的基本原则。在普遍意义的医患关系中，由于存在严重的信息不对称，医方掌握着主要信息，往往处在主动地位，患者一般来说掌握信息较少，普遍意义上双方的地位是不对等的。因此，医学伦理需要平衡双方不对等的关系，使双方都向着共同利益和目标行动。作为特殊伦理关系，医患关系既是一种陌生人之间不对称的、异质性的关系，也是不对等和不可逆的交往，这就使需要信任的医患关系不仅具有更大的不确定性和风险性，而且使医患信任变得极为脆弱和不稳定。而由于医患关系中医方处于主动地位，这种特殊性就必然导致社会对于医务人员有十分高的道德要求，而目前看来，市场化的医疗卫生服务体制又难以使社会公众满意。医患关系必须建立在道德和诚信的基础上，这对医患双方都提出了较高的道德要求，为取得良好的医疗效果，医患双方都要在诚信原则下充分地交流和沟通。

作为一种基本的经济关系，医患关系实质上是患者支付一定数量的医疗费用交换医务人员服务产品的过程。服务包括医务人员提供医学知识、诊断检验和治疗技术等，而患者则为一定的服务支付医方劳动报酬。因此，医患关系可以理解为一种市场交换行为，医患双方存在一种经济上的关系。但由于医患之间存在严重的信息不对等现象，这种特点使得医疗市场明显区别于其他开放性市场，可以说，医疗卫生服务市场表面上是一个公平竞争的市场，实质上却存在明显的信息垄断的不公平性。卫生经济学研究认为，医疗卫生服务市场是一个不完全竞争性的特殊市场，具有不同于其他商品和服务的市场特点，最典型的特征是医患双方信息不对等，而且这种不对等状况使得医方将信息垄断，垄断必然会使价格和服务质量失去弹性，再加上医疗卫生服务产品的替代性差，这就增加了患者对医疗服务的选择成本，减弱了医疗机构之间的竞争动力，使得市场中优胜劣汰机制无法呈现，形成不利于医疗卫生机构良性竞争的环境。

因此，我们需要清楚医患之间的经济关系只是医患关系的一个侧面，若把医患关系理解为单纯的经济关系是十分错误和危险的。单纯强调经济关系，将导致医方肆无忌惮地追求经济利润，促使医患关系物化，增长医患道德风险，不利于建构和谐的医患关系。

（二）医患关系模式

由于文化传统、社会体制、医疗保障制度和经济发展水平等多方面的影响，医患关系模式呈现多样性。下面介绍几种颇具代表性的医患关系模式，对进一步研究我国现阶段医患关系中存在的问题具有一定意义。

1. 萨斯—荷伦德医患关系模式

20 世纪 70 年代，美国学者萨斯和荷伦德发表了《医生—患者关系的基本模型》一文，文中认为患方症状的严重程度是影响医患关系的决定性因素，根据程度的不同，把医患关系划分为三种模式："主动—被动"模式，"指导—合作"模式以及共同参与模式。萨斯—荷伦德模式是当前被学术界较为认可的模式。

"主动—被动"模式。该模式认为，在不同的医疗环境下，由于一些主观或客观的原因，患者在医患关系中处于被动地位，而医生处于主导地位。该模式常见于医患之间信息完全不对等，信息向医方倾斜，医生占据绝对主导地位的行为中，如手术、麻醉等技术行为。这种模式对于患者休克、昏迷或患精神疾病等医患双方无法正常沟通的情况下是较为适用的。在一般情况下，这种模式由于是医方单向作用于患方，医患双方的关系不对等且不相互作用，因此即使医生尽力为患者服务，但由于交流沟通不畅，在诊疗中医生无法得到患者感受的即时反馈，这不利于发挥患者的作用，特别是不利于缓解患者的心理压力，患者只是医患关系中一个无力的、被动的角色。在我国医疗卫生体制改革之前，乃至于目前的一些边远地区，这种医学模式还广泛存在。在当前形势下，这种医学模式已经无法满足社会对医患关系模式的要求，也不利于医患关系的缓解，除了一些特殊的医疗境遇外，须尽力避免。

"指导—合作"模式。该模式认为，在一些医疗境遇中，患者一方配合医者一方的施治安排，相互之间合作实现医疗目标。在该模式指导下，医生在临床实践活动中占主导地位，患者可以在医生的调动下发挥其主动性，密切配合诊疗。在这个模式中，医生是主导者，患者是配合者，两者互相合作，有一定的交流和沟通。在这种模式中，患者处于疼痛或者难受的情况下，为了摆脱不适，急切希望得到医生的帮助和治疗，而且对于诊疗效果有直观的感受和良好的期望。因此，患者是乐于在该模式下主动寻求和医生合作的。如果患方（无论是患者当事人，还是患者家属）有一定的医学常识，则这种沟通和合作更有利。目前在我国，这种模式占据主要地位，医方为主导方，患方在掌握一定信息的情况下，与医方进行病情交流，期望和医方合作。这种医患关系模式可以在一定程度上缓解紧张的医患关系，在一定时期内有利于和谐医患关系的塑造。

共同参与模式。在这种医患关系模式中，医患关系以平等的相互交流为基础，同时注重医患双方的感受，医患双方几乎有同等的地位和拥有同等信息量，在临床实践中也强调医生和患者一直处于平等地位，是一种相互信赖的伙伴关系，相互依存度高，医患双方都对病情康复具有良好预期和共同愿望。这种医患关系模式的产生多源于中老年的疑难病、慢性病治疗过程，由于医患之间长期接触，相互了解，社会关系相似，私人关系融洽，在诊疗过程中，医方和患方均主动进言医疗建议，共同制订诊疗方案。在一般医疗境遇下，施行这种医患关系模式，对医生和患者都有比较高的人文素质和医学知识要求。这种医患关系模式是人们向往的，也是我们积极倡导的。国外发达国家的患者与私人医生之间的关系基本是以此类医患关系模式为主。

2. 维奇医患关系模式

美国学者罗伯特·维奇通过研究医生在诊疗过程中的角色和地位，提出了纯技术模式、权威模式和契约模式三种医患关系模式来解释医患双方在医疗实践中的作用和关系。

纯技术模式。该模式认为，包括医生、护士和其他医技人员的医方法人在医疗实践中，充当的是纯技术工的角色，在医疗机构范围内按照相关规程从事技术服务工作，不牵扯其他性质的工作内容。在医院的整个诊疗过程中，医生负责把相关信息提供给患者，同时医方根据相关信息，按照相关规程，解决相应的医疗技术问题。这种模式把患者看作一个机器或生物个体，其身体由诸多独立零件组合而成，或者是一个细胞联邦；把医院看作是一个维修车间，医生是分析、检查机器好坏的机械师，医技人员是维修、撤换部件的技术工人，院长是工厂的成本核算师和监督指挥者。该种医患关系模式是近代产业革命和资本主义发展的产物，有一定存在依据，还将在一定时期或区域内继续存在。

权威模式。罗伯特·维奇认为在这种关系模式中，医方一般充当类似家长的角色，权威性是其角色的主要特点，医方不但需要为患者做出医学决定，还要做出道德决定。患者在这个关系模式中丧失了大部分的自主权，主观能动性受到很大影响。关系不对等，且不利于相互之间的沟通。在这种模式中，患者作为家长的子女也有被呵护的权利和提出不太过分的要求的权利，不再像纯技术模式那样，只能被动地接受医疗服务。在一定程度上，这是一个种步，但其显然达不到社会发展对医患关系模式的要求。

契约模式。在这种模式中，医患双方相互约定责任与权利，并按照约定进行整个诊疗过程，医患双方趋于完全平等，双方都有相互选择的权利，充分发挥市场竞争作用，促进医疗卫生服务的发展。尽管在这种模式中，医患双方不是完全对等，但是由于相互之间有共同利益——完成契约，因此双方关系还是比较融洽和积极的。该模式之所以可以实行，是因为医患双方无利益冲突。在诊疗过程中，若双方存在利益冲突，则难以维系其共同利益，完成契约。目前来看，该模式是一种较令人满意的医患关系模式，强调医患双方共同利益最大化，对建立和谐的医患关系有积极作用。尤其在市场经济条件下，这种模式更能体现社会发展的要求。

3. 布朗斯坦医患关系模式

布朗斯坦在《行为科学在医学中的应用》一书中提出了医患关系的传统模式和人道模式。

布朗斯坦认为，传统模式类似于权威模式，在医患关系中医生拥有绝对权威，医生做出决定，患者必须坚决服从。传统模式在社会经济发展到一定时期时出现，具有时代合理性，也是长期以来普遍存在的医患关系基本模式，而且至今也还存在于一些社会经济水平相对落后的地区。在这种关系中，一般来说，医患之间存在着绝对负责、信任等特质，而且患方完全不掌握医学相关信息，因此医患双方沟通与交流也不对等，这种医患关系模式会随着社会经济水平的提高以及公众对医学知识的普及而消失。

布朗斯坦认为，人道模式不但重视医学技术对医患关系的影响，更注重沟通以及医患之间的心理慰藉。在诊断中有更多关于医生对患者的人文精神关怀要求，如要求医生具有同情心，要对患者负责，要体现医方对患方的人格尊重。这种模式对患方也有比较高的要求，患者在诊疗过程中需要主动参与，对做出医疗决定具有发言权，并需要承担一定的责任。在这种关系中，医生相当于一个引导者或顾问的角色，患者则像是一个在大家的关爱下学走路的孩子。

（三）医患关系发展趋势

我们认同目前学者们几乎一致赞成的观点，那就是医患关系的发展要与时代医学模式转变相一致，生物医学模式向"生物—人文—社会医学"模式转变，要求医患关系关注医学的人文社会属性。关于人文医学，目前在理论上的界定还很模糊，通常有以下三种解释。第一种解释是把人文医学看作医学人文学（the medical humanities）的同义词，即人文医学是医学的组成部分。湖南医科大学贺达仁认为现代医学可分为基础医学、技术医学、应用医学和人文医学四大部分，这种观点实际上就是把人文医学作为医学人文学的另一种提法，人文医学即医学人文学，是医学的组成部分，而不是医学本身。第二种解释是把人文医学理解为"humanistic medicine"，即与"生物医学"（biomedicine）相对应的一种医学体系[①]，这种界定概括了人文医学与生物医学的区别，但并未揭示人文医学的本质。第三种解释是把人文医学理解为一种医学模式，人文医学作为一种医学模式，其根本特点是以人为中心的整体医学，而不是现代医学以人体的有关疾病和健康的科学知识体系为核心。

通过分析从以上医患关系模式我们可以看出，在当今这样一个全球化但又存在着巨大贫富差距的世界，人们对于卫生保健的要求越来越高，患者开始希望拥有更多的参与权，甚至拥有一定的主导权。而新医疗体制改革总是伴随着争议和反复，目前我们看到关于医疗卫生费用、公平和责任等有关问题的讨论一直在延续，这充分说明了人们对更好的医疗卫生服务的追求，这也符合和谐社会发展的理念。

在此过程中，我们需要看到当今与疾病联系在一起的还有社会、伦理、经济、地理、政治等因素。纵观整个人类医学历史，都在证

---

① 贺达仁. 关于人文医学的分类 [J]. 医学与哲学, 1995, 16（6）: 314-315.

明一个基本事实：光靠医学本身并不能够解决个人或社会疾病。毕竟健康不仅指没有疾病，它还是一种生理上、心理上和社会交往上的完美状态，这是世界卫生组织对于健康的最新定义。因此，寻找可以为患者提供治疗、慰藉、缓解和恢复的新医疗手段，完善现有医疗模式，促使新时期人文医学进行转变，正成为改变目前医患关系的一个契机。

二、我国医患关系问题现状

（一）医患关系矛盾加剧的特点

伴随 20 世纪 70 年代末 80 年代初的改革开放，医疗红包现象开始出现，接踵而至的医疗市场化又引发开大处方、重复检查、小病大治等过度医疗现象。只是由于当时实行的还是公费医疗和劳动医疗制度，医疗费用大部分由国家和企业承担，医患矛盾还不突出。但到 21 世纪初，随着改革深入，一些情况发生了变化。主要有以下四点：其一，公费医疗与劳动医疗制度逐步被医疗保险制度所代替；其二，产业结构大幅度调整，导致大批企业倒闭，失业人数大增；其三，医疗新技术的运用和贵重药品的使用，导致医疗费用猛增；其四，医疗部门服务质量虽然有提高，却远远跟不上民众的需求。这些变化直接导致医患冲突，恶性医疗纠纷开始频现。同时，不当的处理措施和媒体渲染式的报道方式，也加剧了矛盾升级和医患双方的团体性对立。

可将目前我国医患关系矛盾加剧的特点概括如下：

一是医患矛盾大多发端于医患双方的经济期望。就大多数患者而言，健康的利益远比任何其他利益更为重要，因为其涉及人类最基本的生存权利问题。多数患者是可以承受一定的经济负担的，进而使得疾病得到治愈。但当患者付出了较大的经济投入而治疗效果达不到自己的预期时，不满情绪就会逐步产生，此时无论责任在谁，如果医生事先或者事后没有进行适当的沟通和解释，患者的不满情绪就可能升级，进而演化成医患之间的矛盾冲突。

二是医患之间信息不对等，患方处于不利地位。目前，医疗卫生服务市场还是一个不完全竞争市场，医患双方信息和知识水平不对等、医方一般垄断技术和服务，患者的选择权和医疗服务的价格弹性较为缺乏，这导致医疗市场的非良性竞争，且弱化了医院之间的良性竞争，形成了较弱的医疗市场竞争环境。这种情况反过来影响我国整体的医疗服务质量，并激化医患矛盾。这是一个恶性循环，是我们不愿意看到的。

三是目前医患矛盾主要表现在医方职业素养与患者不断追求高质量医疗健康服务要求的不匹配方面。医方职业素养包括医疗技术水平和医风医德方面，是建立和谐医患关系的关键。目前看来，我国不论是公立医院还是私立医院，大都把医院营业利润作为绩效考核的核心指标，将医生收入与所在科室营业额联系起来。为了增加利润，医院之间在竞争，医院科室之间也在竞争。这种竞争本应建立在医方较高的职业素养的基础上，但实际是，一方面随着国家城乡基本医疗制度的全面实行，近年来国民收入水平的大幅提高，人们对健康和医疗服务的高质追求日趋强烈，而另一方面医院更重视扩大医院规模、开辟新的科室，引进最高端的医疗设备，以获取更大的竞争优势和盈利空间，医方的职业素养却未相应提高。

四是医患冲突多表现为医方和患方的团体性对立。由于医方和患方所持立场不同和认知差异，各自都缺乏全面认识。因此，双方各自都认为自己的利益受到损害而对对方产生戒备心理。为了寻求安全感，双方纷纷选择团队保护，形成团体对立。而经过部分媒体报导，社会往往对处于弱势的患者团体抱以同情和支持。这使得医方团体更加希望抱团取暖，且在医疗服务方面更加趋向保守和戒备，并更不愿意承担责任。如此情况加深了医患双方间的不信任感，最终可能导致双方对立。在患方，可能表现为对医疗过程的不配合或者出现医疗事故后的过度索赔等，而医方则更多地表现为出现防御性医疗。

（二）医患关系矛盾加剧的主要表现

1. 医德医风滑坡

信任是医患关系的基础，是顺利开展诊疗活动的前提。然而，在市场经济发展迅速，资本导向明显，追求物质享受的时代，尽管医疗水平得到了提高，但是医生医德、医院医风却明显弱化。面对患者，个别医生麻木不仁，追求经济收益，公开过度检查，开大处方。有些医院直接向科室下达创收指标，原来的仁心仁术，变为受利益摆布的工具，医院成为获取利润的企业。医疗变为医生获取收益的交易，医院成为交易场所，医患信任度降至冰点。

2. 医患双方戒备加深

医患沟通是决定医患关系的重要环节，良好的沟通应当由医方为主导，科学有序地向患方传输相关病情信息和接受患者的反馈。一系列信息的交换，医方可以科学地引导诊治患者，并由医患双方共同选择疾病的诊治方法。良好的医患沟通有助于双方建立信任，有利于疾病的诊治和医患关系的和谐。但由于医患之间存在严重的信息不对等情况，进而使双方因无法沟通而产生不信任感，由不信任而产生医患双方戒备和提防的现象。

患方对医疗过程的不配合和对医疗事故的无限放大，医方表现为防御性医疗。不配合治疗主要表现为：患方对于医疗卫生服务的不信任和不理解，埋怨医生医术水平不足以及对自己的病情不够重视，医生对治疗方法的选择另有目的等，因而对医生的治疗过程或者方法产生抵触情绪，不配合医方诊疗工作，一旦抓住医方一点过失，就大做文章，对医院进行天价索赔，甚至不惜以暴力相威胁。防御性医疗主要表现为：医生为避免医患纠纷，保守行医，对一些风险较大的治疗手段能避则避。为了避免责任，在一些医疗方法选择上完全让患者进行选择，不想加入任何主观引导，看似保护了自己在医疗结果不理想情况下的利益，其实损害的是双方的共同利益——治疗结果。对简单的病症进行撒网式检查，增加自己的收入，保护自己的利益，增加患者的经济负担。

3. 医院管理目标极端功利化

我国医疗体制改革取得了一定成效，主要表现在医院的效率相比改革开放前大有提高，"人浮于事"和"干好干坏"都一样的局面得到了扭转。但目前的医院管理却使医院经营模式从一个极端走向另一个极端，治病救人、救死扶伤的医学人道主义目标未能贯彻到位，而把目标管理更多地体现在经济收益上，未能把医学道德目标真正纳入目标化管理，这种极端功利化的目标化管理给患者和社会带来了一系列问题。低水平的医疗保险覆盖率使广大民众失去了医疗安全，医药不分、以药养医使药企和医院合作牟利，形成腐败之风，药价人为上涨使患者苦不堪言，临床检验仪器和检验项目的增多也使医生的临床水平明显下降，医学追求技术化使医院一味追求高端设备而忽视了医生能力的培养。

三、我国医患关系紧张原因分析

医患关系紧张已经成为我国突出的社会问题，探求其原因是解决该问题的前提和依据。但我们知道导致医患关系紧张的因素十分复杂，我们不能指望对这些原因的寻找和分析是具有权威性的，而且一些原因也在不断生成。

（一）体制失衡带来医患关系整体性滑坡

1. 结构性不平衡带来医疗机构超负荷运作

长期以来，我国医疗卫生机构无论是数量还是能力水平，都难以满足患者的需要。医疗机构长期超负荷运转，医疗卫生服务水平难以提高。我国医疗机构少，且分布不合理，较好的医疗卫生服务集中于少数大城市，相对来说，中小城市的医疗机构无论是数量还是质量都远远不如大城市。对于医疗质量有要求的中小城市患者只有到大城市医院就医，这不但使患者的就医成本加大，而且直接增加了大城市医院的接待压力，这直接体现在门诊量上。医院超负荷运转导致医院接待服务水平得不到提高，进而导致医患关系紧张。

良好的沟通是和谐关系的基础。医疗机构门诊压力大，使医生无法认真了解患者的病史病情，医患之间无法进行有效沟通和交流。医生只能借助现代诊疗仪器快速了解病情，这不仅增加了患者的经济负担，而且减少了医生与患者的交流机会，从而易产生医患矛盾。医疗机构数量和医生数量无法满足患者的需要，单个患者获得的医疗服务资源往往比正常需要值要少得多，医院、医生不得不采取缩短单位患者门诊时间的方法来解决这个问题。这样单个患者所接受到的医疗卫生服务可能并不全面，更重要的是没有持续性——医生往往像批量生产一样对待门诊患者，当下次遇到同一患者时，由于患者过多，往往早已忘记上次的诊断，导致诊断治疗没有持续性。患者难免会出现对医疗机构和服务产生不满情绪。

结构性不平衡带来医患关系紧张，需要国家和社会重视目前医疗卫生机构的数量和分布上不平衡的问题，并加大力度提升我国医疗卫生机构的数量和服务水平，最大限度满足社会成员对医疗服务特别是弱势群体对医疗服务的需求。

2. 医药一体产生三大恶果

近年来，我国卫生体制改革不断深化，引入市场机制对优化和利用我国医疗卫生资源有着重要意义。但是，引入市场机制也给我国医疗卫生的发展带来了一系列负面影响，这里主要表现在"医药一体、以药养医"的医院经营方式上。目前，我国医疗机构收入主要分为两个方面：其一，国家补贴；其二，单位自筹资金。由于国家补贴所占的比例较小，因此，医院需要创收，这就需要从医疗卫生市场上获得收入，而医院从医疗卫生市场上获得的收入主要来自两个方面：其一，诊疗费收入；其二，药费。而诊疗费用被国家严格规定，且标准比较低，因此医院想要保证其良性运转，就必须从药费利润上来进行补充，导致"以药养医"的医院扭曲经营方式的产生。这种经营方式必定导致大处方、进口药、贵药横行，检查项目增多，检查费用加剧等一系列后果。而这些费用最终都转嫁到患者身上，加大患者的经济负担。可以说，"医药一体、以药养医"使医患关系从利益上对立起来，并产生三大后果：药价人为上涨使患者负担加剧；利益冲突导致医患之间相互提防，信任度降低；医生临床专业水平和服务质量下降。

解决体制问题，必须加快医疗卫生体制改革的步伐，从根本上使医药分家，斩断"以药养医"的利益链条。从而使"医药一体、以药养医"所导致的三大恶果和不良影响消失。

3. 利益冲突

利益冲突指人们在追求自身利益时侵犯到他人追求自我利益的权利，双方所引起的冲突。一般来说，人们在特定社会环境中，会在利益关系之间形成某种平衡，这种平衡机制被称为伦理。大多数人按照现行伦理原则行事，若不遵循伦理行为，会受到多数人的摒弃。大家都遵守伦理规范，社会才会有序发展。由于各方都希望多谋求自身利益，因而容易产生利益冲突。医患关系作为人与人之间的一种特殊社会关系，在传统社会中相当长的时间内，医生被视为神圣的职业，医学伦理要求医生视救死扶伤为自己的天职，不应当过分计较利益得失，患者尊重医生，双方都视对方利益为己任。所以在传统社会里，医患之间基本上不存在利益冲突。近年来，医疗卫生服务市场化，医疗卫生日益发展成一个庞大的市场，太多经济利益灌注其中。医务工作人员作为社会的一员更多地关注自身经济利益，医疗卫生行业日益成为逐利场所，传统医患关系的共同利益目标被剥离开来，且被经济利益的追逐所取代。

（二）医患双方的认知差异

1. 认知过程和医患之间的认知差异

认知过程（cognitive process）是人类对客观世界的认识和观察，包括感觉、知觉、记忆和抽象思维等一系列认知活动。在此过程中，客观事物会在人脑中体现，再经过人脑的加工和处理转化为一定的人类内在心理活动，从而对人的行为产生指导作用，进而支配人的行为。科学表明，认知的过程对心理行为具有一定的决定性作用：第一，认知会影响行为选择；第二，认知会与一定环境相适应；第三，若认知产生偏差，有可能导致行为扭曲。即认知过程和结果依赖环境和认知背景，观测到的新事物与已有认知所产生的偏差，有可能导致不适的行为或者不良情绪产生。因此，认知的差异有可能导致人们产生行为上的差异——不合理行为的产生。

医患关系是医疗实践活动中最基本的人际关系，它是建立在社会认知基础上的一种社会建构，其发展状态取决于对疾病的认知以及对患者角色和医生角色的相互认知①。在医疗实践中，由于医患双方专业分工、专业知识背景、医疗信息的拥有及各自权益的不同等原因，对医患关系的理解和态度也就存在明显差异，即认知差异。由于认知存在差异，医患双方对医疗服务过程中出现的各种问题的处理方式也就会不尽相同，这是导致医患冲突的深层诱因。

2. 医患双方认知差异的表现

医患双方的认知差异可能是由于医师与患者在诊疗过程中对同一事实和现象有认知差异，从而产生矛盾与对立，医患之间的认知差异有可能包括对健康观念的认知、对疾病的认知、对痛苦的感知、对医疗水平的认知、对死亡的态度等各个方面之间的不协调和差异。

---

① 考克汉姆. 医学社会学 [M]. 高永平, 杨渤彦, 译. 北京: 中国人民大学出版社, 2012: 148 - 149.

对健康观念的认知差异：对于医生来说，健康是身体各项指标正常，检测和化验的结果达到正常值；而对患者来说，却是在身体上和精神上都没有明显不适。

对疾病的认知差异：面对疾病，医生是从病理学、诊断学等科学视角来透视和解释的，对疾病是一种充满理性且充满研究性质的、置身于外的认识和体验；而患者却是从正常生活受到了影响的视角来看待疾病状态的，对疾病是一种切入身心的、具有受难性质的、内在的、身陷其中的认识和体验。

对痛苦的感知差异：对于医生来说，痛苦是客观上的各项检测指标数值的具体表现；而对患者来说，则是主观上的各种不适、不良反应，再加上疾病对患者心理上的折磨。

对医疗水平的认知差异：医生对于目前医疗卫生水平的认识比较客观；而多数患者对医疗水平的期待超出了真实的医疗水平，因此容易导致理想医疗效果与真实医疗效果的差距。

对死亡的态度差异：对于医生来说，死亡是客观的，且是难以避免的；对于患者和患者家属来说，死亡更多是主观上的恐惧和痛苦的集中表现。

3. 认知差异对医患关系的影响

认知差异或对立状态如果不能得到及时有效的解决，就会产生误解，进而转化为现实冲突行为。很多时候，当医方从专业标准角度将疾病结果归为正常的诊疗结果，而患者可能会认为是由于医方诊疗失误而造成的结果。如患方认为没有达到预期效果，或未见病情好转以及康复等待时间过长、发生手术并发症时，便会产生认知偏差。患方会认为以上这些是医生责任心和医生技术的问题，更严重者便认为这些就是医疗事故。医患双方就会发泄自己的不满情绪并采取行动以阻挠对方目标的实现，以此表明自己的立场、态度和期望，进而造成医患双方心理上的压力甚至医患关系的紧张，影响医患合作及对疾病的诊治，导致医患双方更加无法平静地进行沟通，从而加深相互间的认知差异。医患之间的认知冲突也有一个相互顺应的过程。双方应当在交流中逐步掌握沟通技巧，学会换位思考，明白达到最大化的共同利益才是双方追求的目标。如果处理得当就能够成为医患沟通和了解的动因，成为建立新规范和价值观念的契机，从而加深医患双方的理解，改善医患关系。

医患之间的这种认知差异，表面上看是医患双方利益的冲突，即双方在医疗过程中所追求的利益有矛盾，实际上却是在当今医疗卫生事业高度发达的情况下，各种高精尖技术和仪器设备所带来的对医患双方的阻隔，是医学技术主体化导致对医学技术有认知差异所带来的结果。

（三）医学技术主体化对医患关系的影响

1. 医学技术主体化

自 20 世纪中叶以来，面对现代技术的发展及其对人类的影响，西方学者开始对技术存在进行反思。法国哲学家雅克·埃吕尔提出了"技术自主论"，也就是将现代技术看作一个有机体，倾向于自我封闭和自我决定，并独立于人类主观愿望而自我完善。一种对技术进步的精确研究导致我们认为人类的决定、选择、希望和恐惧几乎不对这种进步起作用。[①] 技术系统是一个自我封闭的系统，只有技术本身能对其产生影响，它按照自身需要发展，并通过不断产生新的技术自我繁殖、自我加强。人是这些技术有形的载体，而非其发明者和掌控者。每产生一种新的技术，就产生从事一个行业的人作为其载体。技术与技术之间的关系表现为人与人之间的关系，继而成为人类社会关系。也就是说，社会的组成单位并非人而是技术。

雅克·埃吕尔在坚持技术自主论的基础上，强调技术对社会的决定性作用，进一步提出了"技术决定论"。人所能做出的一切选

---

① 乔瑞金. 技术哲学教程［M］. 北京：科学出版社，2006：123－124.

择，都非人类自身的意志在做决定，而是由技术标准在做决定。道德、伦理和法律等人与人之间关系的准则，都是基于技术标准而建立起来的。甚至，以道德、伦理、法律等为基础的人的意志，也是技术的产物。我国著名技术哲学家陈昌曙认为："对于埃吕尔提出的观点，不论我们是否赞同，都应当认真对待。"① 在医学领域，技术自主论和决定论思想十分盛行，我国学者杜治政教授认为，医院对技术的追求以及医生对技术的依赖已使技术成为医学主体，医生和医院成为医学技术的奴隶。当今医患关系恶化体现了医学技术主体化的后果。

2. 当代医学技术主体化的表现

当代医学技术在医学中的地位和古代、近代不同，医学技术异化为主体，代替人被推到主体地位。

首先，技术已经渗透到医学各个方面，技术几乎变成医学的全部，医学技术发展被等同于医学发展，医学被等同于技术。一线临床医生都纷纷感叹自己力量渺小，若缺少仪器的辅助，医生在诊疗过程中起不到太大作用。诸如医学社会、心理、环境、人文因素的其他医学方面，逐步淡化出医学领域。

其次，医学技术成为一个独立有机体，有自己的目标追求，并不再以人类健康为目的。医学技术发展已不再服从于医学发展的需要，而是依从医学技术的自身需要。医学技术发展方向逐步与医学需求脱轨，当今医学已经无法离开技术，严重依赖着技术。

再次，现代医学技术具有系统性，其内部相互交叉关联，具有复杂性，一个细小的错误就可能导致整体瘫痪。现代医院是建立在复杂技术系统基础上的机器体系，有诊断机器、检验机器、处方机器、治疗机器、护理机器、结算机器和终端管理机器，这些机器又由现代信息网络相通，一处出现问题则全医院中断运行。

---

① 陈昌曙. 技术哲学引论［M］. 北京：科学出版社，2012：216.

最后，医学技术主宰医学，医学的规模、级别和方向不再以人类的健康需求为转移，而由医学技术发展所决定。社会大众对医学水平的认知被简单等同于医学技术水平和医学技术设备水平，医生个人经验被先进的技术仪器取代，医生更像一个个新型技术工人，医生的人文情怀被仪器所挤压。

3. 医学技术主体化对医患关系产生的影响

医学技术主体化虽然带来了医学的发展，使医疗卫生水平得到了一定程度的提高，但是其见物不见人、重器不重道的负面作用造成医患关系紧张。

首先，医患关系被物化。在技术主体化影响下，医生远离患者，用更多时间与机器打交道，医生与患者之间增加的技术中介拉开了双方的距离。医生的询问和关怀逐步被冰冷的机器和复杂的数据所代替，患者诉求在这种物化关系中难以有效反馈，因此患者身心都受折磨。去医院看病的人变成类似于进维修车间等待维修的汽车，程序化为等待结果、取药、接受手术等过程。技术成为主体，医患关系变成技术关系。

其次，主体责任弱化。技术主体化使得医院成为由各种技术组合而成的一架庞大的机器。所有医生只不过是这架机器上的一颗螺丝钉，医生对患者承担的个人责任由这架庞大的机器取代，因此医生对患者的责任模糊化和间接化了。现代技术在医学中的大规模建制使医生个体行为所起的作用非常渺小，其主体作用微不足道。现代技术使单个的医生和医院责任模糊起来，这就是现代技术活动中技术主体化的困境。

再次，技术主体化使医学目的与手段互换。越来越精密的技术给医生带来了巨大声誉，不仅使社会对医生产生崇敬心理，同时引发了医生对技术的无限追求，医生兴奋点由患者转向对各种高精尖先进技术的探索，进而转向自然科学基金、各种奖励与荣誉，患者生命的安危在他们心中淡漠了。正如医学史家罗伊·波特所说，医学有时似乎主要是由对发展它的技术能力感兴趣的精英领导，而很少考虑它的目的和价值，甚至个体的痛苦。医学为解除患者的痛苦而寻求技术，技术作为手段而服务于治病救人这一根本目的，这与为技术而技术是根本不同的。

最后，技术主体化必然带动医疗费用的飞速上涨，使得医疗费用在源源不断的新技术面前不断加码，给患者添加沉重的经济负担，给医学公平与可持续发展带来困难。

医学技术主体化将医学原先的主体变为客体，变为实现某种技术目标的手段，而原先的客体技术成为主体，这就必然造成医学宗旨异化，进而造成整个医学的异化。医学技术主体化使技术与道德发生断裂，技术应用失去道德指南，造成技术对人性的奴役。医学技术主体化的实质在于使技术从工具性走向目的性，用工具至上的理性代替医学价值理性。在工具理性的支配下，医学脱离人文，工具性与价值理性发生断裂，导致技术给人类生命和健康带来福祉的同时也带来了灾难。

四、建立和谐医患关系的对策与思考

（一）加强"人文医学"教育

全球化和知识经济推动了社会进步，医学科学快速发展，医学模式的变化也在酝酿之中。20 世纪 60 年代，一个不同于古代神灵主义医学模式、中世纪自然哲学医学模式、近代机械论医学模式、生物医学模式的"生物—人文—社会医学"模式被提出。这种模式在单纯生物因素的基础上增加了心理和社会因素，患者出现疾病时希望医生能耐心听其倾诉，按传统的方式进行仔细体检和心理安抚，让患者得到满足，这实际上是体现人文精神的"人文医学"模式。

人文医学崇尚"以人为本"的医学理念，而要实现"人文医学"的转变，首要任务是在高等教育中体现医学的"人文精神"，培养出一批具有较高医学人文素养、掌握有现代医学理论和技术的医务工作者，重新占据医学主体地位。充实和优化高等医学院校课程设置，增加人文医学课程已成为十分重要的选择。

国外医学教育体系主要分为两类：一是以美国为代表的本科医学教育体系；二是以英国为代表的本科医学教育体系。在人文医学转向中，两国都率先在医学教育中增加了人文课程。20世纪60年代，美国首先进行医学院课程改革，改革分为两个方面：一是加强医学预科学习中的人文素质教育；二是加强医学院正式学习阶段中的人文医学课程建设。美国许多医学院校都增加了人文医学课程所占比重，到20世纪90年代前后，绝大多数美国医学院校都开设了人文课程，而且开设的人文课程都可得到联邦基金的支持。在美国人文医学课程改革中，名校起着带头作用，如哈佛大学医学院设置了人文课程，其中与医患关系教育相关的课程贯穿长达两年半的时间，诸如医学伦理学、社会医学、医事法学、医学人类学等，都赢得了学生的广泛认同和好评。1978年，英国高等教育部门开始建议把社会学、行为医学、心理学、伦理医学和法学等课程列入全英医学院校必修课程目录中。20世纪90年代，英国医学委员会发表报告指出，医学临床和实践需要加入更多的平衡课程，使医学与人文可以相互渗透以至相互包容。英国医学院校也纷纷响应，在医学教育课程中加入人文素质教育模块，并确立"以问题为基础"的教育方法和"以人为本"的人文医学教育理念。在美系和英系医学教育中，人文医学教育有两个共同特点：一是在人文医学课程设置上与时俱进，通过案例教学以问题为基础进行人文教育；二是人文医学教育不仅开设专门课程，而且在临床实践中注重培养学生的人文素养，把人文医学教育贯穿于整个医学教育过程。

从传统生物医学模式到现代人文医学模式的转向，为我们解决医患关系问题提供了机遇，医学教育领域中先行一步的医学人文课程教育改革为我们提供了有益借鉴。我国医学院校要分析医学教育的实际情况，制定切合我国实际的人文医学课程，面向日益紧张的医患矛盾，通过大量的相关案例开展人文医学教育改革，提高医生的人文素养，和谐医患关系，重塑医生在医学中的主体地位。

（二）消除医患认知差异，实现医患有效沟通

由于医患认知差异是客观的，因此要完全消除差异是不可能的。这里说的消除差异多是从宏观角度讲，在提高人文知识修养的同时形成相似的医学文化背景，容易帮助双方营造良好的沟通氛围。医患和谐是双方的责任，只有双方都认识到自己在这个过程中的责任，并力争践行自己的责任，才可能实现医患和谐。

首先，换位思考、相互理解是消除认知差异的根本。随着"人文医学"的转向，人们对医学健康知识有了更加全面的认识，患者不再是只能接受知识和治疗的被动者，而且对于自身健康的追求也越来越强烈，参与感也不断提升。而医生开始注意患者的知情权和参与治疗的需求。医生应把患者视为有一定能力、能做出合理决定的伙伴，使患者在诊疗过程中感受到权利，同时感受到责任；而患者也需要尊重医生的专业水平和能力的客观实际，不提不合理的要求，不无理取闹。这样才使双方都感受到对方的存在，更容易形成共同利益和合作精神。

其次，寻找共同目标、相互配合是消除认知差异的前提。消除疾病，促进健康，积累医学知识，是社会公民的共同责任。在接受这样的共识后，患者在医患关系中成为医方的伙伴。医患双方在取得共同目标认知的情况下就能实现合作，使共同利益最大化。由此，医方尽量关心患者，使患者获得最大的舒适感和便利感，患方也会尊重医方劳动，积极配合诊疗，为自己身体的早日康复多做努力。共同目标、良好的沟通和合作都有助于认知差异的消除。

最后，实现有效沟通是消除认知差异的关键。资料表明，多数医患纠纷不是由于医疗事故或医疗水平低下导致，而是由于双方缺

乏有效沟通，由认知产生差异从而导致行为差异。对于医生来说，不单单要重视与患者的沟通，清晰地看到医患关系的社会属性，也要重视与患者家属的沟通，获得患者家属的理解和支持。沟通是双向的，从患者的角度来说，应当主动和医生沟通，适当地对自己的病情进行了解，这样有助于医方工作的开展。医患双方在此基础上进行的有效沟通才是医患关系和谐的关键。

（三）推进医疗卫生体制改革，从制度上消除医患间利益冲突

和谐的医患关系是目前我国构建和谐社会目标的重要内容，只有坚定不移地推进医疗卫生体制改革，完善社会疾病防控体系，改变以药养医的现状，提高医疗卫生服务的标准和水平，才能从制度上缓解医患关系的紧张局面。

1. 实施医药分离

我国政府一直强调公共医疗卫生的公益性质，明确指出"医药分开，建立基本药物制度是关键，要建立国家基本药物制度，保证群众基本用药"。目前，以药养医体制是医生与患者争利，不是共赢。医药不分，弊端多多，以药养医的做法已成为千夫所指。打破以药养医体制，消灭不合理收益，才能做到医生与患者利益一致，才能减少甚至解决医生与患者之间的对立问题。要根据我国现行医疗实际，制定切实可行的政策，坚持公共医疗卫生的公益性质，坚持预防为主、以农村为重点、中西医并重，实行政事分开、管办分开、医药分开的原则。医院实行医药一体的经营方式，在诊金无法满足医院运行需求的情况下，医院为考虑自身利益，倾向于通过药物解决收入问题，把解决医院发展的难题转嫁给患者，带给患者沉重的经济负担。医院推行医药分离经营方式后，通过提高救治水平，提升医生诊疗能力来增加收入，从而降低医院对药费的依赖，有利于医院加强软实力建设，弱化医生与患者之间的利益矛盾。医药分离的实行，有效杜绝了医院和药企间的寻租现象，监管部门严格把

控新药检验审批流程，杜绝主要成分基本相同而功能增加寥寥的新药品的生产和上市，切实执行药品价格的最高限价政策，减轻患者的用药经济负担。医药分离刺激药企加大创新力度，更规范、科学地研制物美价廉的新药，通过公平竞争的市场来赢得患者的认可，取得经济效益。

"医药分离"是民心所向、大势所趋，公立医院改革任务之一就是要改革公立医院补偿机制，逐步取消药品加成政策，实现由服务收费和政府补助来补偿的机制，目的就是要取消"以药养医"，实现"医药分离"。然而在医改方案出台后，关于"医药分离"的争论很多，如"医药分离"后医院收入依靠服务收费和政府补偿，将是一个巨大的财政负担，政府财政补助能否承担得了、能否及时到位等都是问题。另外，我国没有将抗生素等处方药列入法律，更没有列入《中华人民共和国刑法》范畴，也没有基本药物制度和基本医疗制度作为界定依据，在实际操作中认定滥用、违规、非正常用药是非常困难的。再者，接诊、诊断、处方（药物选择）、治疗权都在医务人员手里，用什么药、如何用药、用多长时间等都是医生说了算，这个"药"不管如何分，放在谁"家"，最终拿出来操练的都只能是医生。要真正实现"医药分离"，减少医患之间的利益冲突，我国医疗体制改革还有许多具体工作要做。

2. 建立健全医疗保险制度

随着我国社会经济的发展，应逐步建立起与社会经济发展水平相一致，覆盖全体社会成员的医疗保险制度。医疗保险制度可以有效地分散和减轻患者的经济负担，因为有效的医疗保险制度可将医患双方直接的经济利益联系转化为医方、保险公司、患方三方间接的经济关系，切断医生和患者直接的经济利益联系，使医方和患方利益冲突弱化。同时，也使得医生的与患者关注的重点从经济方面转为对病情的关注上来，有助于创造和谐共赢的医患关系环境。医疗保险的全面覆盖有助于减轻患方的心理负担，对患者及时就医、及时治疗都有一定的促进作用。但是，由于我国经济发展不平衡，城乡差别加大，应根据各地实际情况有区别地实行政策，进行制度供给，发挥各地政府的能动性，建立适合各地特点的医疗保险制度，形成不同的保险形式，尽量覆盖更多公众。

医疗保险制度作为社会保险制度的一部分，是我国中国特色社会主义社会保障制度的重要内容，它既是我国社会治理的重要措施，也是实现和谐医患关系和医疗卫生秩序的关键因素。

3. 提高医生临床诊治水平，降低对医疗设备的依赖程度

提高医生临床诊断治疗水平，杜绝医生过度依赖仪器的现象。近代医学技术化使医生依赖医疗设备的现象越发严重，尤其是在医学服务市场化条件下医学设备的使用增加了服务收入，更使医疗设备的使用达到滥用的状态，过度检查、过度治疗等现象不同程度地发生在医院，这一方面使得医生的实际临床诊疗能力下降，另一方面大大增加了患者的治疗费用。如一个小女孩进行一项简单的破伤风检查，费用却高达 3 000 元，检查项目中还包括梅毒项目，这明显是过度检查的表现。医院应该加强医德医风建设，制订提升医生临床诊疗能力的计划，把医患沟通技能纳入临床能力培训的内容中，进行有针对性的医患沟通技能培训。应制定各类科室医患沟通技能考核指标，提升医生临床技能和医患沟通能力。同时，医疗卫生部门对医疗设备的购买要进行监管，设备价格要限制，对过度用设备、过度诊疗者要进行惩处。

4. 建立健全医疗卫生纠纷处理机制

从科学角度分析，医学本身存在着许多不确定性、认知局限性和诊疗风险性。医疗活动难免会发生一些不可预料的后果，因医患双方医疗信息不对等而产生医疗纠纷，这是正常现象。但处理不当，升级为"医闹"，将影响医院正常秩序，损害人民群众的切身利益，势必影响社会稳定，造成不良后果。为有效处理医疗纠纷，还医患双方一个公平的诊疗环境，应当建立健全医疗纠纷处理机制。目前

医疗纠纷处理有三种途径：一是医患双方自行协商，但双方利益不同则很难达成一致。二是由卫生部门进行医疗鉴定，但患者通常认为医院是卫生部门的下属，怀疑医鉴的公正性。三是通过法律途径解决纠纷，但患者认为很多证据都是医院出具，难保公正性。这种情况下，医患双方要求成立第三方机构，即医院和患者都认可的第三方协调组织，在处理上会更有效果，同时又为医患双方搭建了一个沟通、协商的平台，避免矛盾激化。

构建新时期医疗卫生纠纷处理机制，进一步完善医疗侵权案件处理制度，可以效仿西方发达国家的做法，建立一个专业的、利益不相关的第三方医疗纠纷评估机构，对医疗纠纷进行调查和协调，并形成权威报告，该报告可成为进一步的医疗侵权诉讼证据。这样就能改变当前医疗纠纷患方取证难、维权难，医方怕纠纷、怕维权，双方相互防备的现状。第三方机构是一个好的设想，政府应该积极探讨，在调查研究的基础上制定相应法规，出台第三方机构行业标准，进行制度建设，保障其权威性和有效性，赢得医患认可，成为解决医患冲突的有力帮手。

第七章　临终关怀医学伦理问题

临终关怀起源于宗教活动，英国的桑德斯博士为专门照护临终患者的医护组织取名为 "Hospice Care"。随着社会文明程度的提升，医护临终关怀越发引起社会的关注，已成为衡量一个国家社会发展水平的标志之一。我国传统文化重生恶死，临终关怀更多表现为亲人的亲情爱抚，临终关怀的公共文化形成和传播较为滞后。当今社会，医护临终关怀作为一种新型道德文化或新型医护服务已从西方传入我国，随着我国老年社会的到来，如何在伦理观念、体制制度上跟上社会步伐，形成具有中国特色的医护临终关怀文化，已成为社会关注的话题。

一、临终关怀医学历史演变及伦理缘起

（一）临终关怀医学发展历程

1. 西方医学临终关怀

据历史资料记载，中世纪的欧洲处在教会统治之下，经济发展缓慢，交通不便。于是在教会的支持下，修道院的传教士、修女为从远方而来的徒步朝圣者修建驿站，为他们提供临时休息场所，免费提供衣物，还对那些带有疾病并临终的圣徒进行医护关怀。"Hospice Care" 中 "Hospice" 的意思为 "小旅馆" "招待所"。尽管民间临终关怀理念早已萌发，但它在欧洲的发展并非一帆风顺。中世纪后，欧洲历经文艺复兴、宗教改革等一系列历史变革，直到 17 世纪人性的光

辉得以普照，临终关怀才开始得到更多人的关注。这里不得不提到一个人，那就是法国牧师文森特·德保罗。文森特由于其自身的悲惨经历，不遗余力地到处说教、募捐，为穷人建立了许多慈善机构。他的善举得到了法国政府的肯定和珍妮·加尼尔夫人的积极扶持。当时法国珍妮·加尼尔夫人访问里昂贫民区时，目睹了在街头巷尾很多濒临死亡的人无人过问、无人照顾的情景，惨不忍睹。于是，政府开始为贫困者设立一些专门照护临终患者的机构，这是临终关怀在欧洲正式开始的标志。在随后的时间里，临终关怀机构在欧洲各个国家如雨后春笋般地涌现。如在 1879 年，德国的玛利亚在柏林建立首个临终关怀机构，命名为"Home"。1905 年，时任爱尔兰天主教修女院教父的圣·约瑟夫建立了该地区首个临终关怀机构，且第一次将其命名为"Hospice"。尽管在此之前已经存在专门临终关怀机构，如 1885 年修建的"圣天鸽座收容所"，1892 年成立的"上帝招待所"等，但从未使用过"Hospice"这个正式的名称。[①] 临终关怀一开始，就留下了深深的宗教烙印。

现代医学临终关怀始于 1967 年，英国的桑德斯博士和许多无私奉献的人经过多方筹划，最终创建了世界上著名的临终关怀机构——圣克里斯多福临终关怀医院。这家医院的资金主要依靠社会各界人士捐赠，其宗旨是为临终患者提供精细的照护，帮助他们减轻病痛，战胜死亡的恐惧并安详地度过余生。这家医院以完善的设施、优质的服务成为英国其他地区，乃至全世界学习的楷模。随后具有类似机制的临终关怀机构在欧洲兴起。在医护临终关怀实践发展中，临终关怀相关理论研究也开始引起人们的关注。

临终关怀在美国的发展最为典型。美国政府从 1973 年开始重视临终关怀问题，把其列为美国联邦政府的重点研究项目。到 1978

---

① 张颖妮. 医务社会工作介入医院临终关怀伦理问题研究 [D]. 遵义：遵义医学院，2013：17 – 20.

年，非营利的临终关怀组织在美国大量涌现。1980 年，临终关怀被顺利纳入美国医疗保险法案当中。目前，根据美国官方数据统计，临终关怀机构超 7 500 所，分布在美国 50 个州，每年有 18 万多名临终患者受益。临终关怀在美国发展的情况如此，其他西方国家积极借鉴美国的成功经验，使得临终关怀事业发展日趋成熟。① 临终关怀在世界各地的蓬勃发展充分彰显了人道主义精神。

2. 我国临终关怀的历史发展

根据历史资料记载，中国很早就出现了由政府扶持的专门照顾老、弱、病、残的机构，与现在的临终关怀医院相比，尽管没有临终关怀医院高水平的照护，但服务对象范围较广，并非只局限于临终患者，还包括患重病或身体残疾而无人看管者和一些无家可归、流落街头的人。在经济、政治与文化较为繁荣的唐、宋等朝代最具有代表性。在唐朝，设立于长安的"悲田院"专门收留穷困潦倒、无子无女的老年乞丐。"悲田院"的日常管理工作由佛教寺院来负责。唐朝大体上形成了比较完整的养老制度。到了宋朝，统治者更加重视这方面的工作。北宋朝廷首先在汴京（今河南开封）为孤寡、有病的老年乞丐修建东西两个类似于唐朝"悲田院"的设施，命名为"福田院"，随后又增设南北两个"福田院"，形成了方位齐全的四个"福田院"。与唐朝不同的是，"福田院"不再是由佛教寺院负责，而是由朝廷下属部门直接监管，这样老年乞丐的生活更有保障。值得一提的是，当时北宋朝廷还命令地方官员每年都要为其他贫困老人赠送食物与衣服，时间是从农历的十一月到次年的一月，即整个冬季都要保障穷苦的老年人有食物吃，有衣服穿。

我国古代官方惠民政策在一定程度上具有临终关怀实践价值，但这不过是统治阶级的仁政而已。在临终关怀的理论开发方面还不

---

① 刘素群. 临终关怀在我国的实践应用及发展对策研究 [D]. 济南：山东大学，2009：35 – 37.

够，在重生恶死、谈死色变的文化氛围下，这些惠民措施还不是真正意义上的临终关怀，或者说这些尊老爱老的优良传统仅有朴素的临终关怀价值。

中国现代意义上的医学临终关怀起步晚。直到近些年，受国外临终关怀发展的影响，才开始学习和借鉴国外的成熟经验，开创具有中国特色的临终关怀事业。中国较早的现代式临终关怀医院建于上海和北京。如 1988 年 10 月在上海建立了"南汇护理医院"。该医院配备设施齐全，综合考虑了临终患者的医疗、护理以及日常的生活照顾等方面的需要，并且为去世患者提供丧葬和其他一系列善后服务。不过，由于当时的"南汇护理医院"床位紧缺，它收容的临终对象主要是退休职工。在前一年即 1987 年，北京设立的"松堂关怀医院"与上海的"南汇护理医院"相比，医院占地面积更大，医疗设施更先进，医护人员更多，接收的临终患者不只是退休职工，而是面向全社会的人员。目前，中国已经有 30 多个省市设立临终关怀医院，累计超过 150 家。

与临终关怀医院实践相伴，我国学者开始探讨临终关怀理论问题。1982 年，谢美娥老师首先发表文章介绍"Hospice"，张樊泉教授将其翻译为"垂危医院"，并详细介绍了关于临终关怀的相关理论知识。孟宪武在其著作中具体介绍了"临终护理"。1988 年，黄天中博士在天津医学院正式成立中国首个临终关怀研究中心，中国学术界对临终关怀、安乐死等有关生命、医学伦理问题的研究步入正轨。[①]

（二）中国传统道德文化视角下的临终关怀

中国传统文化源远流长，博大精深。许多伦理道德观念虽然零乱，但不乏精彩和具有启迪价值。《礼记·月令》中记载："（仲冬

---

① 王进. 安乐死的伦理学辩护 [D]. 长沙：湖南师范大学，2006：15 - 21.

之月）饬死事。"①《康熙字典》中也录有"饬终"一词，即现代意义上的临终关怀。我国古人的临终关怀伦理主要体现在生死观上。

1. 儒家伦理思想中的临终关怀意蕴

儒家认识到生存与死亡是一个人生命长河的两个端点，诚如《荀子·礼论》中所言："生，人之始也；死，人之终也。"正是因为一个人的生命有始有终，儒家强调对待生命要善始善终，即尊生重死。一是敬畏生命，主张施之以礼，这在照顾临终患者与丧礼方面表现得淋漓尽致。如《弟子规》中记载"亲有疾，药先尝，昼夜侍，不离床。丧三年，常悲咽，居处变，酒肉绝。丧尽礼，祭尽诚，事死者，如事生"②，《论语》中有"生，事之以礼；死，葬之以礼，祭之以礼""慎终追远，民德归厚矣"。二是强调生命的无限延续，即注重人伦关系。众所皆知的"不孝有三，无后为大"，诠释了儒家力求生命一代一代生生不息地传承，蕴含着临终关怀的生命意义。

儒家清楚地意识到肉体生命终有尽头，转而追求精神的永恒，即尽可能让"精神生命"不朽。如何让"精神生命"永存？儒家的回答是：一是当遭受不可避免的死亡时，毫不迟疑的选择是"杀生成仁""舍身取义"；二是通过"立德、立功、立言"之"三立"追求英名流芳百世、精神长存。儒家把"三立"奉为行动指南、价值追求与人生意义，这在精神上摆脱了死亡的束缚，也消除了对死亡的恐惧，这与现代意义上的临终关怀宗旨有契合之处。

2. 道家伦理思想中的临终关怀意蕴

"道"是道家的核心概念，把握道家思想要对"道"有深刻理解。道家认为天地万物都遵循"道"，人的生命也不例外，即生死有"道"。《道德经》载："人法地，地法天，天法道，道法自然。"一

---

① 转引自田启霖. 明清会元科举文墨集注. 3 册 [M]. 桂林：广西师范大学出版社，2016：1055.

② 转引自姜兵、魏雪峰、韩霞. 中国传统文化读本 [M]. 成都：电子科技大学出版社，2017：1.

个人的生命同样要遵循自然法则："飘风不终朝，骤雨不终日……天地尚不能久，而况于人乎？"老子以自然现象直截了当地揭示了人生命结束的必然性。与此相似，在《庄子·知北游》中有"人之生气之聚也，聚则为生，散则为死"。庄子借用"气"的聚散形象地解释了人的生与死的现象，更是揭开了死亡的神秘面纱，让人减少了对死亡的恐惧。道家的"生死有道"思想对于处在现代临终关怀事业中的医护人员、家属，甚至是临终患者，都具有启发意义。

道家认为此生即彼死，此死即彼生，生生死死、死死生生，生死融为一体，即生死合一。《庄子·知北游》中言："生也死之徒，死也生之始。"另外，《庄子·大宗师》中有："夫大块载我以形，劳我以生，佚我以老，息我以死。故善吾生者，乃所以善吾死也。"① 庄子认识到一个人从出生到老年，最后到死亡都是天经地义之事，不以生喜，不以死悲，将所有的一切都视之淡然，处之泰然。老子在《道德经》中提到"人之生，皆由无而至有也；由无至有，必由有而返无也"，当他母亲去世时，他像庄子一样，不是大哭而是饱吃一顿，然后美美地睡一觉。道家这种生死合一、生死俱善，看待死亡的态度为现代医学临终关怀实践提供了素材。

3. 佛学思想中的临终关怀意蕴

与儒家尊生重死、道家的"生死有道"不同，释家认为人的生命之路到处荆棘坎坷、苦难重重，一个人的前程变幻莫测、跌宕起伏。② 《佛说长寿灭罪护诸童子陀罗尼经》中有"诸行无常，是生灭法"，认为人生是多变的，生死更是难以预测。释家的生死难测观并不意味着对死充满担心与忧虑，释家主张人要积极地活好当下，既然生死难测，就不应该把过多的注意力放在死亡上。

---

① 转引自南怀瑾．南怀瑾讲述庄子中的智慧 [M]．苏州：古吴轩出版社，2006：132.

② 陈香芝、白琴．我国内地临终关怀研究现状的文献分析 [J]．全科护理，2011（6）：552－554.

儒家认为尽管人的肉体生命已死，但可以通过"精神生命"让生命得到延伸。有异曲同工之妙的是释家认为人可以经过生死轮回，让生命无限循环。《心地观经》中有"有情轮回生六道，犹如车轮无始终"，释家把一个人从生到死视为一个轮回，每个人都有生死轮回的机会，但是要达到相应的条件才能实现。释家认为人生苦多乐少，活着时要忍受各种各样的痛苦、挫折，经历无数回挣扎。① 除此之外，释家强调每个人都具备佛性，所谓"立地成佛"，即一个人只有心存善意、乐于行善，其佛性才会显示出来。释家的超生脱死观给现在临终关怀事业的参与者带来了无限遐想，对现代医学临终关怀实践有启发意义。

（三）现代医学伦理观念下的临终关怀

中国传统文化饱含生命智慧，为后人开发无限的生命潜能，有效管理、主宰和享受生命之宝库。西方源远流长的宗教文化尽管与东方文化风格不尽相同，但也从宗教的角度尽显人文关怀，值得细细品味。现代医学伦理学诸多思想吸收了东西方生命文化的优秀内容，但也增添了不少新的理念。② 现代医学伦理涵括内容宽广，涉及经济、政治和文化等多个方面，由此出发俯视医学临终关怀则更能反映人的全貌。

1. 身心兼顾

身心兼顾即医护人员既要医治临终患者衰弱的身体，也要认真细致地呵护其脆弱的心灵。心理治疗往往被医护人员所忽略，对于处在临终阶段的患者，他们对心理的救治更迫切于对身体的治疗。进一步说，心理慰藉应该成为"重头戏"，而身体医治则只是起到辅

---

① 唐宏川. 和谐社会进程中临终关怀事业发展的对策研究［J］. 中国西部科技，2010（12）：66-68.

② 范瑞平. 当代儒家生命伦理学［M］. 北京：北京大学出版社，2011.

助性作用，这才是照顾好临终患者的最佳策略。检验医护人员能否胜任该工作，就要看看他们的心理慰藉能力是否强大。

患者对恶性疾病的接受过程一般都会经历三个特殊阶段。当被诊断为患有无药可救的疾病时，他们的第一反应是惊讶与否认。对疾病的严重程度感到惊恐，这对他们来说是晴天霹雳的、是毫无心理准备的，进而会矢口否认，坚持认为这是不可能的事，认为是医生诊断的失误，要求医生重新谨慎诊断。当再次诊断得到相同的结果时，患者会表现出愤怒与抱怨的态度。他们或者是由于疾病的折磨而愤怒，或者因为医护人员的照顾不周而大发雷霆，他们还会整天怨天尤人，或者埋怨老天爷对其不公，或者责怪其命运不好，责备其周围的所有人。①随着病情的日益加重与恶化，他们的态度也随之变化，不再否认与愤怒，而是被迫屈服，不得不接受现实和甘心认命，同时还伴随消极和低落情绪。此时他们的世界充满了"灰色"，看不到生存希望，反而祈祷死神早点来临，早点结束病痛的折磨。

临终患者的心理世界与上述遭受恶性疾病患者的心理反应变化过程如出一辙。作为医护人员，不仅要了解和熟悉临终患者的心理变化过程，而且要掌握其心理变化规律：当他们表现出惊讶与否认的态度时，医护人员不用煞费唇舌地跟他们详细解释，因为之后他们会自己承认；当他们发怒与埋怨时，医护人员也不必大惊小怪，更不必惊慌失措，让他们适当地进行发泄是个不错的方法；最后当他们认命，变得消沉、沮丧时，正是医护人员"出手"的好时机，医护人员可以通过与临终患者的家属协商，尽最大的努力安慰临终患者，帮他们驱除心理的阴影①。这时身体的治疗只是使临终患者维持生命、"动物式"地活着，而心理的治疗则可以让临终患者"以

---

① 李骥、李义庭，郭浩明. 对我国临终关怀事业的思考 [J]. 首都医科大学学报（社会科学版），2010（0）：63 – 65，68.

人之名"、有尊严地活着。因此心理慰藉显得尤为重要与迫切。身心兼顾原则在现代医学伦理中更着重的是心理的治疗，作为医护人员应及时转移救治的重点，从救治临终患者的身体转移到救治其内心世界。

2. 首末如一

首末如一即医护人员从一开始接管临终患者直到其呼吸停止，都要保持一贯亲切、友善的态度，做到善始善终、表里如一，这是衡量医护人员职业素质高低的标尺。临终患者的生命长度有数天到几个月不等，在这短暂的时间里，他们会由于病情、家庭等各种因素的影响，造成内心世界复杂多变，情绪波动起伏大，脾气变得古怪、暴躁，让人捉摸不透①。面对这些情形，医护人员要冷静处理：当临终患者平静时，医护人员要柔声细语、面带微笑地与他们交谈，让他们感受到温暖的人文关怀；当临终患者发火时，医护人员也要保持心平气和，用善意的口吻耐心安慰他们，直到他们怒火平息，这是考验医护人员的关键时刻。

实际上首末如一还包含着另一层面的意思，即表里如一，这是现代医学伦理对医护人员提出的更高要求。不可否认，在临终关怀的实践当中，部分医护人员看起来对临终患者非常关心与和蔼，但这都是表面上的，实际上其内心极度反感和厌烦，这种负面情绪迟早会让临终患者和其家属觉察出来，结果是或多或少危及医患关系，不利于和谐医患关系的构建。表里如一是医护人员素质高低的分水岭，更是在临终关怀工作当中对医护人员的必然要求。

3. 爱屋及"乌"

爱屋及"乌"在这里侧重于爱的连带性与延伸性，医护临终关怀要求医护人员不仅要悉心照护临终患者，还要关心其家属，这是临终关怀的闪光之处。不可否认，医护人员照料临终患者是主要职

---

① 孙慕义. 医学伦理学［M］. 北京：高等教育出版社，2008.

责，但对患者的家属不能置之不理。① 有的家属或是因为日夜守候，或是因为过度担忧，身体状况出现各种不适和欠佳症状，这些都要引起高度重视，防患于未然。医护人员除了温馨地提醒临终患者的家属保重身体之外，还要多与他们交流，包括临终患者的意愿、医疗费用、准备实施的救治方案等方面的话题，通过与家属协商，从而赢得家属的充分理解与有力支持。

尤其是当临终患者去世后，医护人员的照护责任并不因此而结束，此时，医护人员应把照护的对象转为临终患者的家属。大部分家属因持续守护临终患者而使自己的身体变得虚弱，当患者去世后则更是雪上加霜，茶饭不思，痛不欲生。这时医护人员若不及时奉劝和安慰，家属往往会做出一些让人意想不到的非理性行为。他们或许会做出伤害自己或者他人的事情，无论哪一种极端行为，都不是大家愿意看到的，都应当极力杜绝悲剧的发生。当前许多医闹事故的发生无不是由医患关系处理不当，医护人员未能安抚好患者家属的不良情绪而引起的。② 当临终患者还活着时，医护人员就应该重视对患者家属的照顾；当临终患者生命结束后，医护人员依然要承担照护患者家属的重任，并提供居丧期服务，这正是彰显临终关怀之人文关怀的伟大之处。在临终关怀工作当中，医护人员对临终患者的呵护是理所当然的事情，而对其家属的照顾也是必要的，这就是现代医学伦理中爱屋及"乌"原则所强调的爱的连带性和临终关怀延伸性的具体表现，即关爱临终患者连同其家属，这才是真正意义上的临终关怀。

4. 适可而止

适可而止指医护人员出于对临终患者的家庭经济状况以及医疗

---

① 李芳，赵丽莉，李义庭. 中国临终关怀死亡选择的伦理争论 [J]. 中国医学伦理学，2009（2）：48-49，53.

② 陈钟林，黄晓燕. 社会工作价值与伦理 [M]. 北京：高等教育出版社，2011.

卫生资源等多方面因素的综合考虑，对救治无望的临终患者停止过度救治。传统医德观认为，只要患者还有一口气，都要尽全力抢救。这种做法在现实中会带来一系列负面影响，从功利主义伦理学最大功利化原则的角度来看，对临终患者停止过度救治并不违背伦理道德。临终关怀以缓解临终患者病痛、精心照护临终患者为主，目的是让临终患者有尊严地、更好地度过余生，而不是以抢救为主。尽管抢救能够让临终患者多活一段时间，但是对于临终患者而言，插满针管、强注药物无疑增加了他们的痛苦，这显然有悖于临终关怀的初衷，更谈不上让他们有尊严地活着①。对于患者家庭，这些无谓的过度治疗势必加重家庭的经济负担，是得不偿失的选择。从医疗卫生资源的角度考虑，总体的医疗卫生资源是不足的，一些特殊疾病的卫生资源更是短缺，若把这些卫生资源转移给其他更需要的患者，不仅节约了卫生资源，还能够有效挽救他人的生命。

适可而止原则是现代医学伦理中提倡的人性化原则，它既满足人性需要又符合社会发展趋势，必将在临终关怀工作当中得到推广，但在奉行这一原则时要协调好与临终患者及患者家属的关系。首先要尊重临终患者的意愿，毕竟他们是临终关怀的主要对象，优先尊重其意愿是必须的②；其次是留意患者家属的意见，家属意见起着关键性作用，有时甚至代替了临终患者的意愿，接受家属的意见能够有效避免不必要的医疗纠纷与医闹事故的发生；最后是听询医护人员的建议，医护人员根据临终患者的病情，负责任地将实情告诉临终患者与家属，经过共同协商而做出最终决策，是否放弃过度救治是三方协商的结果。总之，适可而止出于人文关怀，是善意停止，值得倡导。

---

① 石礼华.老龄化背景下我国临终关怀事业发展策略研究［J］.中国医学伦理学，2009（4）：82－83.

② 曲江川.构建中国老年临终关怀新型文化模式初探［J］.中国医学伦理学，2010（2）：51－52.

二、临终关怀医学伦理困境及分析

（一）临终关怀医学伦理困境及其表现

1. 困境之一：生存与死亡的难言之隐

一个人从呱呱坠地那一刻起，生命之"时钟"就开始正式进入倒计时，即人正在一步一步向死亡靠近，这是人类生命周期亘古不变的规律，然而现实生活中的人们却不愿接受这个事实，反而忌讳死亡、否认死亡，甚至幻想长生不老。人们对死亡持这种态度不是空穴来风的，《论语》中有："未知生，焉知死？"孔子主张人要积极地活好当下，死后事可暂放一边，对"死"持漠视态度。受儒家传统生死观的影响，人们只关心实实在在的日常生活，不像谈生一样泰然自若地谈死，当死神降临时，人们内心充斥着惊慌与恐惧，能够勇敢面对与坦然接受死亡的人少之又少。所以，在日常言谈中，人们一般不直接提及"死"字，当家属、亲戚或朋友死亡时，人们往往会选择"老了""走了""去世了""不在了"等表达方式来代替"死亡"，这是因为人们不愿意提及死亡，回避"死"字，同时也是掩饰心中悲痛的一种方式。

这种生死观无疑给死亡披上了神秘的面纱，让人们不能正视死亡、认识死亡。正因为人们对死亡的了解少，不能科学地认识死亡的过程及意义，才引起人们谈"死"色变。许多人不愿意把临终的亲人送进临终关怀医院，他们认为，把临终的亲人送进临终关怀医院那就是等死，等同于送进殡葬馆。

2. 困境之二：保密与告知的举棋不定

当临终患者病情恶化，被主治医生诊断为救治无望、濒临死亡时，医护人员在与患者及家属沟通时就会遇到马上告知与否的纠结情绪。因为当患者得知自己的真实病情后，他们会变得消沉、悲观，整天郁郁寡欢，这势必加重病情，这是医护人员与临终患者家属所不愿看到的现象。一般情况下，医护人员提倡保护性医疗措施，即对临终患者隐瞒真实病情，只是把实况谨慎地告诉临终患者家属。就算是告诉临终患者本人，医护人员也会对病情打一回"折扣"——降低病情的严重程度。

然而，从临终患者的角度而言，他们享有知情权：主治医生对患者做出诊断后，必须充分、如实地向患者提供诊断结果、病情进展、治疗方案和治疗费用等方面的信息。若主治医生谎报病情，则可视为侵犯患者的知情权。除此之外，临终患者还有以下权利：有权要求他人视其为活生生的人，尊重其生命；有权以自我的方式，表达其对死亡的态度；有权要求医疗中断或不中断，抱着尊严去世。一个临终患者，依然享有和一般患者或者正常人同样的权利，理应受到同样的待遇，医护人员也不得随便剥夺其权利。从这个方面说，医护人员应该将病情告知临终患者。但在医学临终关怀实践中，对于临终患者病情是选择保密还是告知，总让医护人员左右为难。

3. 困境之三：尽孝与不孝的瞻前顾后

从古至今，中国社会一直强调"孝"文化，"百善孝为先"，中国人把"孝道"置于崇高地位。对千千万万的家庭来说，"孝"起着维系父母与子女的纽带作用。例如，尊重父母，听从父母教诲；父母不开心，要主动安慰父母；父母生病，要嘘寒问暖；作为子女，要经常回家看看父母，父母在，不远游。但"孝"更侧重另一层含义。"孝"字是一个会意字，上下结构，上面取"老"字的一半，下面是"子"字，它传递的意思是父母年老后，子女要承担起照顾父母的责任。

在现实生活中，大多数人过度强调"孝道"，以致被所谓的"孝道"所绑架，陷入愚孝的泥潭。当父母身患重病，行将就木时，子女不愿意把临终父母送进临终关怀医院。对于抢救希望微乎其微的患病父母，子女舍不得放弃治疗，而是坚持治疗直到呼吸停止。类似事例很多，认为"进入临终关怀医院""放弃过度救治""接受安乐死"等是"不孝"。人们对"孝道"的理解依然停留在传统时代的水平，观念没有随着历史的变化发展而与时俱进。人们需要重新看待"孝道"，赋予"孝"新的内涵。

4. 困境之四：治疗与弃疗的进退维谷

医院素来是救死扶伤的场所，临终关怀医院也不例外。医护人员明知临终患者来日不长，但他们受传统医学道德观念的影响，仍尽全力用最先进的医疗技术、药物来抢救临终患者的生命，直到临终患者呼吸停止。不然，他们会觉得愧对患者及其家属，内心会不断责备自己。而家属总是认为只要临终亲人还有一口气，都抱着起死回生的希望，就算花费巨额医疗费用也在所不惜。

然而从医疗卫生资源的角度看，医护人员与家属极力抢救存活时间不长的临终患者的做法是不理智的，违背了社会伦理的公平原则。根据卫生服务公平性的原则，社会中的每一个成员都有同等机会享受基本的预防、医疗、康复和保健等方面的卫生资源。众所周知，资源是有限的，医疗卫生资源也不例外，特别是个别疑难杂症的医疗资源是紧缺的，呈现出供不应求的局面。临终患者是因为得了非常棘手的重病才进入临终关怀医院的，如癌症、冠心病和白血病等。这些疾病的救活率低，且十分耗费医疗资源。如果把这些医疗资源节省下来提供给其他救治希望大的患者，不仅可以有效挽救许多患者的生命，给许多家庭带来希望，而且提高了医疗卫生资源的利用价值。医护人员与患者家属，甚至临终患者无论是从个人还是社会利益出发，都是难以抉择的伦理问题。

（二）临终关怀医学伦理问题分析

1. 临终关怀医学伦理问题之生命伦理分析

（1）受固有生死观的奴役。

出生与死亡分别代表着一个生命的开始与结束，从古至今，没有一个人能够长生不死，死亡对每个人来说都难逃一劫。然而，人们受固有生死观的奴役，对生与死缺乏全面而理性的认识，尤其是对"死"充满无知，怀有幻想，甚至给"死"增添了神秘的色彩。《黄帝内经·灵枢》有"人之情，莫不恶死而乐生"，表明古代中国已形成"乐生恶死"的生死观。孙思邈在《千金要方》序言中提到的"人命至重，有贵千金"与佛教箴言主张的"救人一命，胜造七级浮屠"，无不鲜明地体现了古代中国"重生"的观念。

与古代中国"乐生恶死"的生死观类似，西方社会的宗教文化同样有"重生"思想，且对生命珍爱有加。凡事都有定时，生有时，死有日。尽管人与人之间存在身份、地位和能力的不尽相同，但每一个人的寿命上帝似乎已预先规定，在基督教看来，生命神圣不可侵犯，若一个人无缘由地结束生命或蛮横地肆意残杀他人生命，都是极大罪恶，要经过深刻反省与真诚忏悔才能得到上帝的原谅与宽恕。

现代中国人不仅深受古代中国"重生"传统文化的影响，还对西方宗教文化倡导的"生命尊贵论"深信不疑，在中西方两种文化的交融下，逐渐形成"中国式"生死观。生命只有一次，没有起死回生和失而复得的机会，是极其神圣且弥足珍贵的，人生在世要好好珍爱生命。每个人都不是简单孤立的生命体，而是社会中的生命体，是亲人、朋友甚至是陌生人在物质上或精神上的支撑与寄托。[①]所以，任何一个生命体，即使是在最微弱或是奄奄一息的时候，依然有其自身价值，毫不例外地应享受被尊重的权利。这种"中国式"生死观表现得尤为尖锐，家属不愿意放弃对临终患者的抢救机会，更加忌讳对临终患者使用安乐死的方法来使其摆脱痛苦。人们受固有生死观奴役是造成临终关怀在中国起步晚的一个不可忽略的因素。

（2）生命尊贵论与生命意义论之龃龉。

---

① 罗会宇，于新林. 由傅彪的两次肝脏移植引起的伦理反思——稀缺卫生资源分配公正问题 [J]. 中国医学伦理学，2008（3）：55-57.

人们之所以秉持富有特色的"中国式"生死观，是因为他们对生命的本质缺乏全面和科学的了解。尽管不同学术领域对生命定义各异，且目前学术界对生命没有统一的定义标准，但不乏启发意义的观点。英国哲学家马尔霍尔认为："生命是一种物质复合体或个体的状态，特征为能执行某些功能活动，包括代谢、生长、生殖以及某些类型的应答性和适应。生命的其他特征是有机分子要经历复杂的变化，并将这些分子组织成越来越大的单位：原生质、细胞、器官和机体。"[①] 这给生命下了普遍性和共同性定义，不管是微生物，还是动物、植物，乃至人，一切的生命体都经历出生、生长、繁殖和死亡等一系列过程，生命体的过程就是如此，除此之外所有的神秘色彩都是人为赋予的，夸大了生命体的特异功能。另外，恩格斯在《自然辩证法》中提到，生命是蛋白体的存在方式，这个存在的重要方式在于与其周围的外部自然界不断新陈代谢，而且这种新陈代谢如果停止，生命也就随之停止，结果就是蛋白质的解体。这是对生命通俗易懂的定义。以人为例，每个人的身体内部时时刻刻都在进行着新陈代谢，人体器官的细胞历经出现、分裂和凋亡等过程，从而才有人的生长、衰老和死亡过程。当人们领会且看清了生命体发展变化的一系列过程后，自然就不会对古人及西方宗教文化所大力渲染的生命尊贵论深信不疑和崇拜有加[②]。于是，人们开始重新审视生命，对一个人的生命价值进行新的定位。

以往人们只是关注生命体中"生"的一面，结果片面地得出"生命尊贵论"，这是无可厚非的。如今人们不仅关心生命体中"生"的一面，还强调"死"的一面。人们对死亡提出了许多问题，如"死亡是什么？""人为什么会死？""人该如何死？"等一系列对

---

① 马尔霍尔. 海德格尔与《存在与时间》[M]. 亓校盛，译. 桂林：广西师范大学出版社，2007.

② 柯冬梅. 讨论临终患者的心理性特征及护理方法 [J]. 世界最新医学信息文摘（连续型电子期刊），2015，15（8）：230–231.

死亡有着深度思索的质问。人们对"死"的认识有了质的提升，整个人类社会就在这两极之间轮回、抗争，周而复始，生生不息，在不断自我超越中臻至永生。人类总希望不断优化自身，确实对一些人来说，死亡不再是一个恐怖的"恶魔"，不至于谈"死"色变，能够像谈论"生"一样轻松自如地谈论"死"，十分坦然地面对"死"。正是人们综合考虑了生命中"生"与"死"两个极点，一种崭新的理念应运而生，并逐渐得到人们的认可，那就是生命意义论。

生命意义论，顾名思义，是关于如何才能让生命变得有意义的言论。它强调两个方面，一方面是突出生命质量，另一方面是侧重生命价值。是增加生命的长度还是提升生命的质量，确实让临终患者的家属与医护人员难以取舍。大多数临终患者受疾病所致，如同回归到婴儿阶段，需要喂食，出现大小便失禁等个人生活不能自理的问题，不得不需要他人帮助。更为惨不忍睹的是，个别临终患者或许需要割开喉咙，插上各种管子来维持生命。患者家属与医护人员的所有这些努力，目的只有一个——延长临终患者的生命长度。然而，他们却疏忽了临终患者的生命质量。试想一下，一个成年人需要在他人的帮助下才能生活，整天需要插管才能维持生命，这样的生命何谈质量？他们的人格尊严是否还在？这样是否为他们增添了折磨和煎熬？若患者家属与医护人员从临终患者生命质量的角度来考虑，情况显然不一样。如当医护人员回天乏术时，果断做出放弃过度救治的选择。生命的质量既包括生的快乐，也包括死的安详，绝大多数的临终患者都希望在家属的温馨陪伴下毫无痛苦地走完人生的最后旅程。

生命意义论的另一层含义是生命价值，是自我价值与社会价值的统一。危在旦夕的临终患者基本都是依靠先进的医疗设备与昂贵药物才能维持生命，已经完全丧失劳动能力，人的自我价值无法转化为社会价值。从这个角度而言，临终患者非但不能创造社会价值，反而给社会增添了负价值。不过值得一提的是，人们在身体健康时，为社会创造了价值，不能因为现在衰老、病危而抹杀了之前所创造的社会价值。当自己身处临终阶段时，不想给社会增加负价值，便无怨无悔地选择放弃治疗或申请安乐死，这样就节省了有限的医疗卫生资源，也相当于为社会创造价值。这是实现人生价值的善举，更是对生命意义论的完美诠释。

2. 临终关怀医学伦理问题之道德伦理分析

（1）受传统医德观约束。

"白衣天使"是人们对医护人员的尊称。"医者仁心""医者父母心"等描述都体现了古代中国医者们所秉持的"生命第一、救人第一"的理念。古代中国仁慈的医者不胜枚举，这里以声名显赫的药王孙思邈为例。他在《千金要方》中强调，"人命至重，有贵千金，一方济之，德逾于此""凡大医治病，必当安神定志，无欲无求，先发大慈恻隐之心，誓愿普救含灵之苦……反此则是含灵巨贼……不得起一念蒂芥之心，是吾之志也"。由此可见，古代中国医者的医德观是要怀着一颗恻隐、怜悯之心，无偏见地尽一切努力去救治每一个患者，即只要患者呼吸未停止，"死马"也要当作"活马"医。

古代中国医者奉行"救人第一"的医学原则，西方社会的医者也不例外。被人们尊称为西方医学之父的希波克拉底在《希波克拉底宣言》中指出："我愿意尽余之能力与判断力所及，遵守为病家谋利益之信条，并检查一切堕落和害人行为，我不得将危害药品给予他人，不做该项之指导，虽有人请求亦必不与之。"① 这鲜明地表明希波克拉底绝不会做出危害患者的不道德行为。《希波克拉底宣言》得到了国际社会的广泛认可与支持，强调医者必须把患者的生命放在首位。

----

① 转引自殷发兴，王华，许传真. 现代人才道德修养［M］. 上海：同济大学出版社，1992：188.

无论是古代中国还是近代西方，医者都把人的生命置于崇高而神圣的地位。为了治病救人，医者可以不计报酬地无私付出。他们对患者心存怜悯与关切，把患者当作自己的亲人对待。他们就算治不好一个患者，也绝不会无缘由地做出杀害患者的卑鄙、残暴之举。他们总是全身心地投入，抢救一个又一个宝贵的生命，如果放弃就意味着不人道。当他们不能救患者时也会去安慰患者，争取延长患者的生命，哪怕是很短的时间。在临终关怀工作当中，不少医护人员仍然受到这种传统医德观的约束，总是不惜一切代价地去挽救一个个生命。明明知道临终患者快要离开人世，还是奋力抢救，未曾考虑这种抢救是否遵从临终患者的个人意志，是否给临终患者增添痛苦，是否给患者家属增加不必要的经济负担。这些都是传统医德观的局限性，在一定程度上阻碍了临终关怀的良性运行。

（2）奋力抢救与精心照护之争持。

随着社会发展和医疗卫生水平的提高，人类不仅根除了一些恶性疾病，如天花、霍乱等，还研发出各种疫苗来预防一些棘手疾病。尤为可喜的是，人类已揭开生命的神秘面纱——掌握了基因技术，诸多先天性疾病通过基因治疗已能得到救治。正是人类对医学技术的高度自信，使得医学技术无所不能的臆想广为传播。如人体器官可像机器零件一样随时更换、长生不死不是不可能等观点总能从身边人那里听到。随着心电除颤仪、呼吸机等先进的医疗设备的出现以及麻醉术、气管插管术等医疗技术的日益完善，一个短暂停止呼吸的临终患者通过心电除颤仪、呼吸机能够奇迹般地重新获得呼吸与心跳，再采用麻醉术、气管插管术，即割开临终患者的喉咙强行输液可维持和延长其生命。不知不觉中，医生与患者的关系发生变化，医护人员片面地认为只要患者躯体问题能治愈，其他问题将迎刃而解，主张用技术问题来解决非技术问题，这种医学模式对临终关怀中的临终患者非常不利，会让他们对生命抱有不切实际的幻想，增加了临终关怀的难度。

一种全新的医学模式出现势在必行。1977 年，美国罗切斯特大学恩格尔教授首次提出"生物—心理—社会医学模式"。这种医学模式更新了医者观念，使他们对生命、医学有了新感悟。"生物—心理—社会医学模式"是基于美国人口学家马斯洛的"需求理论"提出来的。马斯洛认为人的需求呈金字塔形，即他把人的需求分为基本生理需要、安全需要、情感需要、尊重需要及自我实现需要五个层次。以往的医学模式导致医护人员将患者的"疾病"作为中心，以奋力抢救为主，但花费再多人力、物力、财力解决的只是患者的生理需求层次，即最低层次，而对患者安全需要、情感需要、尊重需要及自我实现需要这些更高层次的需要却较少触及。患者的其他需要长期得不到满足，久而久之，医患矛盾不可避免，甚至出现医闹事故。在临终关怀实践中，为避免医患矛盾，医护人员要将中心从临终患者的"疾病"转到临终患者"本人"上来，综合考虑马斯洛提出的五大需要。尽管医护人员面对的是一个临终患者，但他们依然还有这五个层次的需要。

3. 临终关怀医学伦理困境之家庭伦理分析

（1）传统孝道的羁绊。

孝文化由来已久，最早可以追溯到上古时期孝感天地的舜，后来者有周朝负米养亲的仲由、汉朝卖身葬父的董永，接着有宋朝跪父留母的张菊花、清朝孝感继母的李应麟，乃至当今有捐肾救母的田世国。从古至今，历朝历代都有关于"孝"的感人故事。其中，汉朝董永卖身葬父的故事成为反复传诵的佳话，尽管充满神话色彩，但董永的"孝道"还是广为后人称赞。

孝文化的产生、发展与传承得益于古代中国以家庭为生产单元的家族式社会，不容置疑，家族意识以"润物细无声"的方式渗入孝文化。从家族意识出发，个人的生命总是依附于家族，是家族的一部分。一个人的言行举止时时刻刻都要考虑到整个家族，不允许做出违背家族宗旨、危害家族利益的事情，鼓励做一些问心无愧和光宗耀祖的事情，如建功立业和为国捐躯等。家族意识与孝文化的融合使得许多传统观念更加根深蒂固，如孟子认为"无孝有三，无后为大"，中国人在这些观念的影响下，非常注重对后代的教育与栽培。与此同时，也加剧了"重男轻女"的思想，他们认为，女孩长大嫁出去之后就不在父母身旁，没有尽到照护父母的孝道，所以女孩不是后继人，"养儿防老"才让他们安心。① 当父母生病时，子女要及时请医生或送父母到医院就医；要陪在父母身边、嘘寒问暖，增强父母面对疾病的勇气与信心，以便恢复健康。当父母去世后，子女要深表哀悼，致以哀思。最后祭祀父母时，子女要保持严肃和持重的神态，既是对死去父母的尊重，又是对父母的深深缅怀。《孝经》从"居、养、病、丧、祭"五大方面来阐述对父母的孝道，这是古人对孝道的理解。经过两千多年的发展，中国孝文化基本内容保持不变，孝文化色彩也未曾褪去。然而，对孝道的过分强调时常会使人失去理性，"愚孝"常成为临终关怀实践的一大阻碍。

（2）传统孝道与亲情实现之较量。

无论是具体的董永式孝道，还是《孝经》中所强调的"居、养、病、丧、祭"五大孝道理念，都呈现出"孝"是一种利他行为，是全心全意为先辈着想的大爱。然而，人们在临终关怀中坚守传统孝道，使得"孝"失去了原味。"孝"变成妨碍人们施展理性的"拦路虎"，使得人们缩手缩脚，进退两难。例如，人们对于是否将临终父母送入临终关怀医院顾虑重重，他们认为将父母送进临终关怀医院是等死，是不幸、不吉利的兆头，是对父母不孝的体现②。对于那些根本不可挽救的患者，其子女仍叫医护人员不惜一切代价去抢救，明知最终结果是人财两亡，却不愿意放弃救治，会担心被

① 李丹丹，张桂蓉. 老年人临终关怀的社会工作思路探讨 [J]. 法制与社会，2011（4）：43 - 46.

② 桑梅芳. 基层医院实施临终关怀面临的难题与对策 [J]. 基层医学论坛，2015，19（12）：1665 - 1666.

周围的人贴上"不孝"的标签，如此俗旧的孝道深深地羁绊着人们。

什么才是孝道？如何恰当地尽孝？如家属明明知道患者只有两个星期的存活时间，为什么不让其安详地度过余生，却依然叫医护人员拼命地抢救？家属完全不顾患者的切身感受，使得患者丧失做人的尊严，如大小便失禁、需要喂食和插管延命等。这些让患者生不如死，更是增加其痛苦。有些患者家属隐瞒患者的真实病情，还谎称有新治疗方案，患者至死也不知自己患了什么病、病况如何。所有这些难道就是子女对父母尽孝道的行为？孝道诚可贵，亲情价更高。反思上述案例，在临终关怀中，若以增加痛苦来换得临终患者苟且活着的状态，这样的"礼遇"对临终患者人道吗？对于大多数临终患者，在他们生命的最后时光，更愿意在亲人的陪同下优雅、安静地离开人世，这不但不违背"孝道"，而且是实实在在的亲情。

4. 临终关怀医学伦理困境之社会伦理分析

（1）公平意识的缺失。

这里的公平意识指的是社会伦理公平意识。在医疗卫生领域，讲究社会伦理公平意识是很可贵的。对于临终患者家庭而言，家属即使再三叮嘱医护人员尽力抢救，最终还是人财两空，若是经济困难的家庭，还会欠下一笔巨额债务。对整个社会医疗卫生资源而言，把医疗资源投给临终患者，其他患者所得资源必然减少，甚至没有。例如，临终患者江某，由于其家属一再要求医护人员极力抢救，最终虚耗了医疗卫生资源，其家庭还得支付一大笔医疗费用。同时，江某医疗报销费让单位花费不少，使得其他职工的医疗费用无法报销。一个临终患者因为过度治疗，使得家庭欠债累累，也使其单位其他职工的利益受损。因为抢救一个"垂死人"，而让三方或更多人受到影响，这是众人亟亟面对的一个现实社会伦理问题。

就当前中国国情而言，地区之间发展不平衡、城乡贫富差距过大是一个不争的事实，在短时期内难以扭转。加上当前医疗卫生领域商业化运作氛围越来越浓，使得医疗卫生资源的使用也遵循"二八"原则①。占全国土地面积 20% 的东部地区拥有全国 80% 的医疗卫生资源，而剩下占地面积 80% 的中西部地区却只拥有全国 20% 的医疗卫生资源；全国 20% 的富人凭借雄厚的财富享用着全国 80% 的医疗卫生资源，而 80% 的中低收入者只能共享 20% 的医疗卫生资源。尤其是在偏远的广大农村地区，人们生活贫穷，医疗卫生水平低下，对他们而言，根本体会不到医疗改革所带来的实惠。由于没有充分的医疗卫生资源给他们，他们只能使用简陋的医疗设备和基本药物等医疗卫生资源。所以，东部发达地区的人们与富人亟须提升社会伦理公平意识，节约有限的医疗卫生资源，让更多的医疗卫生资源分布于中西部地区和中低收入者人群之中，让全国更多人平等享有医疗卫生资源，避免一些人因药物缺乏而致残废或死亡。

（2）资源虚耗与合理配置之角逐。

由于人们社会伦理公平意识的缺失，在医疗领域中，医疗卫生资源虚耗的现象非常严重。国家卫生部统计数据显示，中国每年去世的老年人仅占参加保险人数的 7%，但要花费老年人保险费用的 1/3，这主要是因为在临终阶段所花的医疗费用所占比例非常高。例如，维持一个肝癌晚期患者的生命一年至少要花费 140 万元，就在其生命的最后一个月也要花费约 30 万元，国家每年因此付出数百亿元。然而，这大约 30 万元可以为 6 000 人提供门诊服务②。类似的情况在享有公费医疗的群众身上时有发生，与许多未能享受公费医疗的群众相比，更加显示出了医疗卫生资源分配的不公平。

残酷的现实迫使人们重新思考医疗卫生资源的分配问题，理当遵照以下基本原则：第一，最需要原则。这要根据医生的诊断结果，若被医生视为不可逆转或不治之症的疾病，则可以毫不犹豫地放弃过度救治，把医疗卫生资源转移给那些尚有救治希望和存活率高的

---

① 梁辰. 安乐死伦理研究 [D]. 大连：辽宁师范大学，2013：4, 27 - 33.

② 李栋. 安乐死的伦理透析：为安乐死辩护 [D]. 北京：首都师范大学，2012.

患者。第二，最恰当使用原则。众所周知，药物有常用、少用以及低廉、昂贵之分，医护人员应当给一般患者使用常用、低廉的药物，把少用、昂贵的药物留给切实需要的患者，以备一些药物需要时可以使用。第三，最多数人利益原则。医护人员应该从最多数人的利益出发，多考虑贫穷且救治希望较大的患者，即使富人有较高的支付能力但回天乏术，也不值得花费精力使用大量药物去抢救，应把有限的医疗卫生资源留给多数人使用，为他人着想。

合理配置医疗卫生资源，可从两个方面来解读。一方面，注重医疗卫生资源的共享性。每个人无论富有还是贫穷，不受性别、婚姻状况、宗教信仰、受教育程度和家庭背景等条件的限制，都平等地享有医疗卫生资源。另一方面，突出考虑绝大多数人兼顾少数人利益的倾向。患重病、绝症人占少数，绝大部分患者是常见病，尚可医治，理当提供必要的医疗卫生资源，而对于病危且不可挽救的患者，可以适当地减少医疗卫生资源的投入。临终关怀实践应大力践行绝大多数人利益原则。临终关怀的重点不是抢救而是精心照护，以缓解临终患者的病痛为主，让他们平静地接受死亡。这样就可以把节省下来的医疗卫生资源转移给其他患者，避免医疗卫生资源虚耗，同时促进医疗卫生资源的合理配置，提高医疗卫生资源利用率。

三、临终关怀医学伦理问题破解

（一）临终患者是临终关怀的主体

1. 维护临终患者尊严

生命健康权是基本人权。1948 年，联合国大会颁布的《世界人权宣言》第三条明确规定，"人人有权享有生命权、自由权和人身安全权"。为了强调生命权地位，1966 年联合国大会凭借绝大多数国家赞成票优势通过《公民权利和政治权利国际公约》，其中提到，"人人享有固有生命权，这个权利应受法律保护，不得任意剥夺任何人的生命权"。然而大多数国家对公民"生命权"的解释只囿于保障公民的身体不受非法侵害，却忽略了"生命权"中包括的另一个深层次的意义——尊严①。保护公民身体不受非法侵害相对容易，但保障公民人格尊严不受非法侵犯则相对困难。这是由于尊严抽象、不容易把握，难以操作。一个人的尊严是其生命权不可或缺的内涵之一，在强调保障公民"生命权"时，维护公民的尊严同等重要。维护国家公民的尊严不但是人文关怀的核心，而且是尊重人权的重要方面。

　　既然尊严是生命权的重要内涵，那么临终患者是否还享有尊严？答案显然是肯定的。虽然临终患者区别于正常人，他们失去了劳动能力，不能再为社会创造价值，但不能因此而否定他们的人生价值。既然他们尚有生命，是一个活生生的生命体，他们就理当享有生命权，同样享有人格尊严。不过，在临终关怀工作当中，如何维护好临终患者的尊严是不少医护人员与患者家属感到为难的问题。许多临终患者在生活上不能自理，苦不堪言，他们比婴儿还"矫情"，也让他们"丧尽"了人格尊严。因此，他们特别渴望他人能够维护其尊严，尤其是那些完全丧失意识的临终患者，如植物人，他们更需要得到尊重。临终阶段是一个人生命历程的特殊阶段，无论是医护人员、家属，还是社会公众，都要自觉维护临终患者的尊严，让他们体面地逝去。

　　2. 尊重临终患者的自主权

　　临终患者自主权指的是有清醒意识的临终患者，与医护人员、患者家属充分交流之后，自主做出取舍合适的医疗方案或放弃治疗和结束生命等选择。既然生的希望不大，与其让临终患者忍受痛苦，不如接受他们放弃治疗和想要早日结束生命摆脱痛苦的愿望，这符合减少患者疾苦的临终关怀宗旨。处于临终阶段的患者，他们24小

① 李琰. 安乐死的伦理价值分析 [D]. 石家庄：河北师范大学，2007.

时都忍受着疾病的折磨，尤其是癌症晚期患者。对他们来说，死亡并不可怕，他们反而祈求早点结束生命，免受疾病之痛。在这个时期，若临终患者做出结束生命的决定，恳求安乐死，医护人员与患者家属应给予理解，尊重临终患者的自主权。

当临终患者行使自主权时，特别是他们做出结束自己生命的决定时，医护人员与患者家属要明确以下几点。第一，临终患者是理性的。所谓理性指的是临终患者在做出决定时不受情绪支配，即不是在冲动、愤怒等情况下做的选择。如有的临终患者在疾病疼痛难耐时大喊要去死，等阵痛过后，他们对生命又非常留恋，类似这样的决定就是不理性的。第二，临终患者有能力行使自主权。若临终患者没能力行使自主权，自主权只是虚名。如智力严重低下者、老年痴呆者、精神病者、处于昏迷状态者、植物人等，这些临终患者根本不能行使自主权，遇上这些情况，家属要从减少疾病痛苦的角度出发，帮助临终患者行使自主权。第三，临终患者与医护人员、家属有充分的交流。① 由于患方与医方信息不对等，医护人员要为临终患者提供病情状况、治疗方案等方面的准确信息。家属要与临终患者敞开心扉地交流，家属不必瞒着临终患者，充分满足其知情权。同时，更要保障其自主权，对于深受疾病折磨之痛的临终患者，假如其恳求结束生命，家属"唯命是从"才是对临终患者的尊重。

（二）医护、患者家属是临终关怀的关键

1. 医护人员是临终关怀的"主力军"

在临终关怀实践中，医护人员总是居于前线，是与死神较量的"战士"。培养高素质的"战士"是临终关怀事业的关键。培养高质量医护人员，首先应从学校教育抓起。尤其是在医学院校，开设系统而规范的临终关怀相关课程，设置临终关怀专业，有条件的医学

---

① 王宁. 论安乐死 [D]. 北京：中国政法大学，2004.

院校可设立临终关怀医学硕士、博士学位点，吸引更多人才参与临终关怀事业，为临终关怀事业提供后备军。此外，临终关怀类课程不能仅局限于医疗和护理方面，还要开设心理、思想政治教育和伦理学等人文社科类课程，这些方面的课程对学生加深理解临终关怀的意义，提升学生的修养大有裨益。在授课方法上，要重视体验型授课模式，如通过模拟情景或临床实习，让学生亲自面对临终患者。学校教育是学生上岗前的培养环节，当学生真正走上岗位，承担起临终关怀医护人员的责任时，在岗培训不能缺少，要加强对其的在岗培训，如举办讲座和培训活动，组织医护人员到国外进修，与发达国家临终关怀医学保持交流，以便跟上世界发达国家临终关怀医学发展的步伐。

对医护人员进行从业前教育与在岗培训的目的是提高其服务能力，然而医护人员能力和素质的提升主要靠他们"自我修炼"。医护人员面向的是临终患者及其家属，大多数临终患者不仅在生理上是孱弱、不可治愈的，在心理上也是脆弱、消极的，或苦恼，或恐慌，或忧伤；患者家属也总是愁眉苦脸、闷闷不乐。面对这些黯淡和毫无生机的景象，医护人员承受着巨大的精神压力。因此，医护人员的首要任务是在精神上学会自我调适、自我减压，控制好自己的情绪，方能以平和、真诚的态度与临终患者及其家属自然、亲切地交流，为他们提供实实在在的帮助。[①] 此外，医护人员要树立开阔和豁达的生命理念与大无畏的死亡态度。医护人员与临终患者之间不再是纯粹的救治与被救治的关系，而是精心呵护的伙伴关系。医护人员要从救死扶伤的角色转换为生命的忠心守护者，改变不惜一切代价去延续临终患者生命的方式，敢于放弃无谓的治疗，将注重生理医治的工作重心转移到侧重临终患者的心理慰藉上，协助他们安然

---

① 刘岚，孟群. 当前我国几种医务社会工作实务模式比较 [J]. 医学与社会，2010（2）：36－38.

地度过人生的最后时光，为他们的生命画上圆满的句号。

2. 患者家属是临终关怀重要的后勤力量

在临终关怀实践中，患者家属扮演着双重角色：一是与临终患者一样是被服务对象，处于被动地位；二是患者家属的观念、意见或推动或妨碍临终关怀的开展，处于主动地位。既然家属是被服务的对象，同时又是施加影响的一方，就应当发挥其作用，使之成为医护人员的助手，促进临终关怀顺利开展。

（1）正确认识尽孝。

当父母处于死亡挣扎时，子女犹豫是否送父母进临终关怀病房；当临终父母抢救希望渺茫时，子女迟疑是否放弃抢救；当父母被疾病折磨得痛苦不堪时，是否让父母选择安乐死更让子女为难。所有这些情景都与孝道有关，然而人们对孝道的理解过于片面，未能科学认识孝道的内涵。大多数人对孝道的理解过于肤浅，过于形式化。例如，一部分人认为尽孝就是赡养父母，为父母提供食物、衣服和住处等，让父母吃好、穿好和住好，这种观点无可厚非，但他们只注重为父母提供物质方面的帮助。① 还有一部分人过于强调礼节，尤其是丧礼。当其父母去世后，他们不惜花费巨额来办丧礼，以显示对父母的孝道。

其实，孝道的核心是"顺从"与"尊敬"。何谓"顺从"？《论语》中有"事父母几谏，见志不从，又敬不违，劳而不怨"，一般来说，由于父母与子女成长的经历不一样，因此世界观、人生观、价值观都有所差异，难免有代沟，子女要学会与父母沟通②。若父母与子女的意见不一致，作为子女，不必为此感到苦恼，应充分理解父母；若父母的处事方式不恰当，子女应该委婉、心平气和地相劝，

---

① 杨溢，桂佳慧，屈韵竹，等．儒释道与改善癌症患者临终关怀的关系［J］．医学与哲学（临床决策论坛版），2014（7）：94-97．

② 何昕．论庄子生命伦理与现代临终关怀［J］．云南社会科学，2015，30（2）：52-58．

不能心生怨恨，这就是孝顺的体现。另外是"尊敬"父母。《论语》中有云："今之孝者，是谓能养。至于犬马，皆能有养。不敬，何以别乎？"其大意是子女若只是为父母提供饭吃，满足他们的胃口，让他们能够活着，而不是发自内心地尊敬父母，就跟圈养一般的动物没什么区别。

（2）发挥沟通职能。

在临终关怀实践中，患者家属所承受的精神压力不亚于医护人员。他们是医护人员与临终患者之间的纽带，使得医护人员与临终患者之间的关系更紧密，发挥着两者间的沟通"桥梁"职能。问卷调查结果显示，在临终关怀案例中，有93%的临终患者选择家属作为亲密倾诉对象而不是医护人员。有意思的是，有89%的医护人员选择把临终患者的真实病况告诉患者家属而不是患者。患者家属如何扮演好"信使"角色考验着他们的智慧。作为临终患者最亲密的人，家属要从临终患者的心理出发，了解其想法、意愿以及潜在需求，认真倾听其心声。家属要根据临终患者的心理、情绪、表情等细微变化做出判断，决定是否把病情实况以及将要采取的医疗方案告诉患者。同时，家属切莫忘记尊重临终患者的隐私，维护其人格尊严。相对来说，家属与医护人员之间的交流少了许多顾虑，一般是直奔主题。家属也要充分支持医护人员的工作，体会医护人员的良苦用心，因为他们的出发点往往是善意的。

（3）理性看待死亡。

当亲人被送进临终关怀病房，作为家属难免会担心难过，伴随着负面情绪。尤其是当亲人去世时，家属更是痛心，有的家属伤心到全天不吃饭，悲痛欲绝，这都是人之常情，但这也加重了医护人员的工作负担——提供居丧期服务。为了减少医护人员的工作量，让他们有更多的时间与精力照顾其他临终患者，这就需要家属重新审视生命观，学会理性地看待死亡。一个人的生命与普通的动物、植物一样，都具有自然属性，组成生命体的器官无时无刻不在进行着新陈代谢。随着时间的推移，生命体以出生为起点，接着经历成长、成熟和衰老的过程，最终趋于死亡。道家认为，人的生与死都是大道逐渐演变的结果，大可不必"恶死"。家属要树立正确的死亡观。所谓"逝者安息，生者不息"，家属不必为逝去的亲人呼天抢地、痛不欲生，坚强地活着就是对其最好的告慰。

（三）政策、法律是临终关怀的保障

临终关怀是惠及民生、利国利民的事业，也是一项全面、复杂的系统工程。它的发展离不开政府扶持，政府的政策、法律是临终关怀的切实保障。

1. 安排资金、设备和人员，加强临终关怀硬件建设

随着医疗卫生水平的提高，常见疾病基本可以被治愈，人口死亡率大幅度降低，人的寿命延长，人口老龄化压力增大。国家统计资料显示，我国老年人占人口总数的30%左右，如此庞大的数量，按常理说临终关怀的老年人市场需求极其旺盛。然而，临终关怀事业在中国发展较为缓慢，主要原因是资金不足，需要政府下拨专款建设临终关怀机构，并监督其实际使用。一味依靠政府下拨专款不是长久之策，政府要善于引进市场运行机制，鼓励民营资本、外资等资金投向临终关怀机构，激活临终关怀机构运转。临终关怀是以精细照护为主，不再是奋力抢救，避免了医疗卫生资源虚耗。在人员方面，政府一方面要保证医护人员的工资收入，让他们安心做好本职工作；另一方面，对社会志愿者进行引导，鼓励他们参与临终关怀事业，为临终关怀事业输入新鲜"血液"。

2. 着力规范制度建设，保证临终关怀有序开展

临终关怀在中国属于新生事物，如何确保临终关怀事业在中国顺利开展与发展壮大，避免走弯路，迫切需要政府对临终关怀的制度建设进行规范。政府规范主要有以下三点：第一，规定临终关怀机构的收费标准；政府要求临终关怀机构公布详细、具体的收费项

目及其费用，药品药物的价格，这些费用及价格不得高于当地同级医院的收费标准。第二，加强对从业人员的资格审查，坚持持证上岗。政府要对临终关怀机构从业人员的思想道德品质、理论知识、实践技能等方面进行严格考核，成绩合格者方能从业。第三，加强对临终关怀机构的管理。像其他机构一样，同样需要制定一套科学、高效的管理制度。

临终关怀机构应区别于一般的医疗机构，政府要出台相关法律，对从业人员、患者家属与临终患者三方权益进行规范，为临终关怀机构的良性运行保驾护航。对于从业人员，政府要明确规定从业人员哪些该做、哪些不该做。例如，从业人员有义务详细、如实地将临终患者病情的真实状况及将要实施的医疗方案告诉患者本人或家属，若从业人员故意隐瞒、欺骗临终患者或家属，所造成的后果必须由他们自己承担。对于患者家属，政府同样需要对他们做出权利与义务的规定。例如，家属与从业人员经过交谈后，接受将采取的医疗方案和可能出现的结果，经双方签字后即可生效，不可反悔，家属不能因为医疗方案的失败而辱骂或殴打从业人员。对于临终患者，政府要以法律的形式赋予临终患者更多权利，保障其利益。例如，切实保证临终患者的自主权，当临终患者不想继续治疗时，他们有放弃治疗的自主权，不受任何人干扰。

（四）社会支持是临终关怀的基础

1. 向公众传播临终关怀理念

临终关怀事业在中国发展壮大的前提是公众知晓临终关怀的基本理念，进而理解临终关怀，接受临终关怀。通过大众媒介途径和新型的互联网网站及手机软件向社会公众全面普及临终关怀的基础理论与相关技能等方面的知识，传授临终关怀的宗旨和意义，了解临终关怀在中国存在的困境及在国外发展的情况。此外，传播临终关怀知识不能缺少对社会公众加强死亡观的教育，因为社会公众的死亡观是否科学直接影响其对临终关怀所持的态度，进而关系到临终关怀事业的发展。当前中国注重优生、优育，努力提高人口质量，但在"优终"这一方面还做得不够，引导社会公众树立科学、合理的死亡观势在必行。当人们对"死"有正确认识后，会更加珍惜生命，从而不断完善人生，对"死"持豁达、明朗的态度，进而就会对死亡泰然处之。

2. 鼓励社会公众参与临终关怀志愿者队伍

由于临终关怀事业在中国起步晚，关注者很少，从事这方面工作的人员较为匮乏。正因为临终关怀机构从业人员数量少，导致他们的工作负担大，往往一个人要承担两到三个人的工作量。调查资料显示，目前临终关怀工作由于从业人员专业素质低，工作量大，收入不高，在工作中多存在不恰当的行为。这不但要求提高从业者的专业能力，更要求有较多的社会公众作为志愿者参与到临终关怀事业中，解决人力资源不足的问题。只有当更多的社会公众关注临终关怀事业，踊跃参与到临终关怀工作中去，临终关怀事业的群众基础才会牢固，临终关怀事业才会取得良性发展。

第八章　中医学科学精神与人文价值

近代以降，中医学在科学技术发展的影响下既面临新的发展机遇，又遇到诸多新观念的挑战，在新旧矛盾交织中前行，可谓步履艰难。中医学走现代化之路，是世界医学发展的大势，但如何才能走上现代化之路呢？从政府到学界，从理论认知到实践之路都存在争议，难以达成统一认知。科学认识中医学的本质和特征是中医现代化的理论前提，明确中医学科学属性和人文特质是中医现代化的实践基础。

一、中医学的科学性及其科学精神

（一）中医学的科学性

"科学"一词于近代由西方传入我国，中西文化的碰撞引发了大量矛盾，"中医是否科学"就是矛盾之一，中医在国人心目中一直是中华文明之瑰宝，说它不科学，或封建迷信，人们都难以接受，争论尤为激烈。

中医理论的科学性从根本上说，是通过它的三种基本理论——形气神理论、脏腑理论和经络理论来体现的。形气神理论，从纵向结构上揭示了人体存在的三个基本层次——形、气、神的相互关系；脏腑理论，从横向功能角度阐明了人体脏腑系统的基本结构及其活动规律；经络理论，揭示了人体形、气、神之间、脏腑之间以及形、气、神与脏腑之间的信息联络与相互作用的途径和机制。

1. 中医学研究对象及其理论特征

中医学产生于古代传统农业社会，传统农业实用性强，人文文化沉淀深厚。中医学是现代社会还在学习、运用并造福人类的传统学术。中医学基本理论反映着中华先祖如何在生产、生活实践中认知疾病现象，形成医学概念，战胜疾病、保障健康和繁衍后代。《易经》《尚书》《礼记》《诗经》和《春秋》等是中华文化的杰出代表之作，是中华先祖对农业文明大成的总结，反映了中华农业文明的思维方式和价值取向。具有"中医学诞生之作"之称的《黄帝内经》根植于这些经典，汲取中华文明的精华，确立了中华医学的思维方式、理论构架和价值取向。中医学秉承整体观思维图式，从宏观上总揽世界联系，有机而发展地看待人体疾病。《易经》通过阴阳二气的"交感相错"看待生命不断生灭的流变过程；《尚书》将五行定义为说理工具，辨别事物的属性，演绎事物的结构与内在联系；以气化理论去说明天地万物的生成，天象物候的变化和人体生理病理现象；以"天人合一"的思想，把握人与自然的和谐；以天地人三才同源同宗，说明天地之仁和医学之仁的关系，把医学仁术的本质提升到本体论高度，实现了自然、人文和社会的统一以及科学、人文和社会的统一。

中医学是研究人体生理、病理和疾病诊断与防治，以及康复养生的一门传统医学科学，它有独具特色的理论体系。① 中医学研究对象有浓重的主体色彩，是从主体与客体关系的角度触及对象的。在科学主义者眼里，观察对象是不依赖主体而独立存在的，在观察过程中必须排除主体对客体的作用和影响。中医学的对象却有"融我"的人文倾向，不同程度地打上了医者的主观烙印。医者意也，中医的"象"是中医观察和研究的对象，如舌象、脉象等，是医者与患者病象连续作用后的医者表象，医者思想不可避免地参与了表象建

----

① 李德新. 中医基础理论 [M]. 北京：人民卫生出版社，2001：236–288.

构。中医的象是从医生体验的角度来界定的，与西医不同，西医将人体分解成细胞、基因，把人体活动当成物理、化学和机械运动，而中医始终将人体看成是完整的、身心统一的"人"，不是"物"，充分尊重人生命的完整性，从人的自然、社会、心理属性高度统一中认识和治疗疾病，保障健康。中医学体现着"人与天地相参""与日月相印"的基本思想和方法。中医学所对待的患者不是单独的、个体的人，而是与自然、社会、他人构成一个整体的人，如《黄帝内经》中有"诊有三常，必问贵贱，封君败伤，及欲侯王。故贵脱势，虽不中邪，精神内伤，身必败亡。始富后贫，虽不伤邪，皮焦筋屈，萎躄为挛"。患者的社会活动、社会地位、生活习惯、生活方式等都是中医关注的重点。

中医学概念是对关系实在的描述，而不是对物质实体的描述。如"气"指生命运动的本源，是生命运动各种关系的总和；"阴阳""五行"则是"气"的表达模型，代表相反相成的运动方式及其运动内部的关系；"脏腑"表示生命活动的五种类型及其相互关系；"经络"是生命运动走向及其调控、转换的路径。中医理论思维集中表现在气、阴阳、五行的三大思维模式中。气是中国哲学与医学的本质结合，是中医学从理论上解释人和自然的关系以及人体生理、病理变化规律的核心概念，"气一元论"阐明了整个物质世界的统一性。中医学"气"的概念作为哲学范畴而被广泛应用，如对气的运动形式用"升降出入，无器不有""非出入，则无以生长壮老已，非升降，则无以生长化收藏"来表达。气化理论是中医学最本质的理论，"气"是中医学最基本的概念，正是通过对"气"生成、变化和运动规律进行揭示，才得以构建起"中医学理论大厦"。

中医学以阴阳理论表达气的作用机理，揭示气化过程，解释人体生理病理现象，如阴阳离合、互依、消长、转化等，在临床上有很强的指导性。中医以五行理论，从相生、相克原理揭示气化过程中形成的人体结构单元，以及各单元间的作用关系，说明五脏系统的生理功能及其关系，五脏病变的相互影响，以此指导疾病的诊断和治疗。

在中医理论思维中，既讲"一分为二"，也讲"一分为三"。《黄帝内经·太素》撰注者杨上善说"一分为二，谓天地也"，此后张景岳说"道者，阴阳之理，阴阳者，一分为二也"，把"一分为二"和"阴阳"直接相连起来。而值得指出的是，在中医理论上还有"一分为三""含三为一"的问题，《淮南子·天文训》中说："道曰规，道始于一，一而不生，故分而为阴阳，阴阳合和而万物生。故曰'一生二，二生三，三生万物'。"① 以道为代表的一元论宇宙有异于西方二元论的世界，一而二，二而三，三而万物，生生化化，品物咸章。如《黄帝内经》中有"阴阳之气各有多少，故曰三阴三阳也"。三阴三阳被用来描述人体组织结构和生理活动，而"天、地、人"三才观把人、物、自然看作是生命不可缺少的组成部分。这种以"气"的生成变化机理为核心的有机论思维，与西方原子还原论的机械论思维相比，显示了中医学独特的灵通之处和魅力。

2. 阴阳、五行及经络理论的科学性

近现代科学之所以与古代科学不同，是因为认识方法不同，古代对自然现象的认识更多是通过生产实践经验，凭借大胆的隐喻式想象认识对象，建立学说。古代科学理论大多比较形象或意会。近现代科学对自然现象的认识多是通过科学观察和实践，凭借数学和逻辑思维了解对象，建立学说。所以，近现代科学理论抽象性和实证性强。但不论古代科学还是近现代科学，一个根本的特点是它们都对客观实践活动进行总结，力争形成反映客观对象本质并对实践有指导价值的学说。

中医理论脱胎于中华先祖常年与疾病斗争的实践经验，在对这

---

① 转引自范煜梅. 历代琴学资料选［M］. 成都：四川教育出版社，2013：36.

些经验的总结中，最早出现有巫医。巫医总是以超自然力量解释疾病的发生、流变和预后，巫医理论非但未能使医学走向正轨，反而限制了医学的发展，使人类疾病愈演愈烈。春秋时期，中华医学先祖开始认识到超自然力量鬼神对医学发展的负面影响。秦国名医医和提出"六气致病说"，即阴、阳、风、雨、晦、明。郑国人扁鹊提出疾病六不治：骄恣不论于理，一不治也；轻身重财，二不治也；衣食不能适，三不治也；阴阳并藏，气不定，四不治也；形羸不能服药，五不治也；信巫不信医，六不治也。中医学开始从巫医那里分化出来，走向科学。对大量经验进行总结就要有总结经验材料的手段和方法，从而建立一些假说，然后再在临床中验证假说、修正假说，从而形成理论，这就是科学过程。恩格斯认为，只要科学还发展着，那么它的形式就是假说。阴阳模型思维、五行模型了解和经络模型思维，既是中华先祖了解人体结构和生理、病例的方法和手段，又是他们建立人体医学理论的假说形式。在一定程度上，这些方法和手段具有近代数学模型思维的先进形式。依靠阴阳思维、五行思维和经络思维建立的医学假说，促使中医学理论不断在临床实践中发展。中医学对象的客观性、思维的先进性、过程的批判性和效果的实证性，体现了中医学的科学性。

3. 形、气、神理论的科学性

中医学对人体认识的科学性首先表现在对人体本质的认识上。中医学把人体看成是形、气、神的统一体，提出关于人体本质的形、气、神理论。在对人体本质的认识上，中医学认为人体不仅表现为看得见的形体结构，而且表现为看不见的气和神的存在，是形、气、神三者的有机统一。《黄帝内经》中明确指出："黄帝曰：何者为神？岐伯曰：血气已和，营卫已通，五脏已成，神气舍心，魂魄毕具，乃成为人……百岁，五藏皆虚，神气皆去，形骸独居而终矣。"

（1）形。

在中医学中，形即形体，也就是有形可见，指具有质感的物体。

（2）气。

气的概念在中国古代非常复杂，但其基本意义主要有二：一指构成万事万物之本，把气看成是构成万事万物的基本成分，气聚则物生，气散则物亡；二指气机，即生命体的机能活动，这时气被看成是生命体活动的动力和源泉，同时也是其机制之所在。中医学之气，虽然包含前一层意思，但更倾向后一种含义，"气即命也，有气则有命，无气则无命"就是在这个意义上说的。

（3）神。

在中国古代，神的意义主要表现在两个方面：一是指天神，主要反映人之外的神秘力量的存在；二是指人的精神意识，就中医学来说，神主要指人体的精神意识。

根据中医学的认识，人体的存在不仅需要形体作为其存在与活动的基础，而且需要气作为其生命活动的动力，更需要神作为其活动的主宰，人体在本质上是形、气、神三者的统一体。对人体来说，形、气、神三者都是不可或缺的，只有三者有机统一才能形成活生生的人。

同时，中医学还进一步揭示了人体形、气、神三者间的基础与主导关系。根据中医学，在人体中，形是气的基础，气又是神的基础；同时，神对气有主导作用，气对形又有主导作用。现实中的人体正是通过三者的这种基础与主导关系构成的一个有机整体。

如果将中医学对人体形、气、神及其相互关系的认识与现代观念对人体物质、信息、意识及其相互关系的认识进行比较，可以发现，二者之间存在着惊人的一致性。物质是客观而具体的存在，其存在形式是实物和能量；信息是客观存在与主观存在的统一，其存在形式是程序；意识是主观而抽象的存在，其存在形式是精神和概念。中医学对人体形、气、神相互关系的认识与现代的物质、信息、意识相互关系的认识也基本一致。这种一致性充分显示了中医学在人体认识上的科学性与合理性。中医学的形、气、神理论不仅科学地揭示了人体的本质特征，还科学地说明了人体形、气、神三个层次的相互关系。实际上，强调人体是形、气、神的统一，并注重形、气、神之间的基础与主导关系也是中医学理论的一个基本点。

4. 脏腑理论的科学性

中医学科学性的另一重要表现，就是其对人体功能系统的科学揭示。在对人体功能结构的认识上，中医学将整个人体的功能系统概括为以五脏为核心的脏腑系统，提出独具特色的脏腑理论。中医学认为，人体是由脏腑系统组成的，脏腑是人体功能的承担者，人体在功能结构上就是由五脏系统构成的有机整体。虽然五脏也有它的结构基础，但实质上五脏并不是一种以独立的形体结构为单元的存在，是以功能活动为单元存在，心、肝、脾、肺、肾实质上是人体的五个功能子系统。这五大子系统相互作用，形成人体功能系统。在这个系统，每一个功能实体的存在已经远远超越了某个单一的形体结构实体，是相关若干个形体结构单位相互协作的结果。

虽然中医学只是从总体上揭示了人体功能系统——脏腑的实质和基本功能。然而，它却在理论上展示了作为一种程序系统的人体功能系统不同于解剖学实物结构的根本特性。以机体功能活动超越结构单位为基础，认识和理解机体功能的方法具有无法克服的局限性，它使人们不能以具体的结构来显现，更多的是通过感觉和表象。要克服这种局限性，必须确立以功能程序系统为中心的研究方法。就如系统科学所揭示的黑箱方法，或功能模拟方法，依靠信息的输入和输出响应情况，来探知人体功能的变化规律，进而揭示人体的生理和病理规律。中医脏腑理论与现代系统科学理论的思维方式有诸多一致性，这也是中医学经久不衰，不断在临床实践中得到验证的原因。

（二）中医学体现的科学精神

科学精神是人们在科学活动中应当具备的思维方式和工作态度，

是每一个科学工作者世界观和方法论的反映。科学精神的本质就是尊重客观实际和客观规律，追求真理和坚信真理，为真理而努力工作，甚至献出生命。

1. 规律意识

规律意识是指承认规律、尊重规律、揭示和认识规律，并将其升华为原理、理论，用以指导实践。但是由于时代的局限，人们认识规律和反映规律的水平也有深浅，只要是实实在在投身于客观世界的认识和实践活动中，而不是相信超自然力量的神力，都可称之为科学态度和科学精神的表达。《周易》试图解释自然界的变化现象，发现自然变化的规律，但其对这些规律的揭示更多是对自然现象的感悟，发现规律的活动更多是通过大胆想象。在《周易》中，规律意识已成为我国传统学术的价值取向。《黄帝内经》是中医学的经典之作，是古人面对具体生理、病理现象，根据《周易》规律所作的。神农氏尝百草，一日遇七十二毒，终发现医药之理。"法于阴阳，和于术数"就是承认规律、服从规律。中医学中不同医学流派的形成，本质上就是不同医学领域中规律的展现。事实证明，有了规律意识，才有探索精神，有了探索精神，才能不断发现医学规律，建立医学理论，将医学不断引向深入。

2. 从实际出发

"标"与"本"是中国哲学家习惯探讨的一对范畴。标是事物的外部表现，是看得见，体会得到的；本是事物的内在要求和机制，本隐藏于内，不易外现，但对外部现象有决定作用。显然，本是决定事物发展的规律或关键因素，抓住本，一切问题就好处理。如何求得本呢？中医学家认为，疾病形成和治疗的规律被包含于"证"中，"证"是什么？是患者疾病形成的整个历程，以及所显现出的诸多症状，是过程性的、整体性的。只有对"证"进行全面收集，全面整理，认真辨认，认真分析，才能发现其中的真实联系，抓住规律。显然，望、闻、问、切，四诊合参，反复推敲才能求得"证"

中之本，药到病除。实地观察和实验研究是科学求证的主要方法。李时珍本着强烈的求证观念，在调查研究、亲自采集、查阅文献的基础上，著有《本草纲目》。清代王清任热衷于科学求证，"每日清晨赴其义冢，就群儿之露脏者，细视之"，并三赴刑场观察尸体内脏结构，前后历四十余年，"方得的确，绘成全图"，在脏腑解剖上做出了超越前人的贡献。治病求本，辨证论治，本质上是实事求是的科学态度和科学精神。

3. 创新精神

科学的本质是认识规律，获取真理，但是规律是看不见、摸不着的，是隐藏在现象背后的东西。同时，本质和规律又有一级、二级、三级等之分，即使是一级本质也得对现象间的联系进行基本整理，获得感性的经验规律，那么对于更深层次的二级、三级，或多级本质，则要经过更为先进的方法才能获得。另外，在获得这些本质规律的时候，如何把它以人们可接受的形式，即理论方式呈现给大家更是一项有挑战的工作。所以，创新是科学精神最为本质的内容。没有创新，就没有科学，没有创新，科学就会止步。创新是人类赖以生存和发展的根基，是一个民族进步的灵魂，是国家兴旺发达的不竭动力。中华文化十分倡导创新，《易经》中称："日新其德。"《礼记·大学》中说："汤之《盘铭》曰：'苟日新，日日新，又日新。'"可见，创新精神很早就成为我国民族精神的一部分。中医学自《黄帝内经》成书宣布其诞生以来，不但没有像诸多学者所说的停滞不前，而是一直在创新发展。

《黄帝内经》孕育于春秋之时，成书于战国时期，进一步完善并流行是在汉代。从该书的孕育、成书到流行就体现着动态的实践过程，中医理论的发展可以说是从微弱的假说到可接受的学说再到广为接受流传的理论创新。《黄帝内经》中理论多以哲学语言对人体生命进行系统思考，理论思维深远，涉及天、地、人相互作用的复杂关系，对有关人体生理、病理、治疗、康复和养生规律的论述较为抽象。要把《黄帝内经》理论有效地用于临床，需要多方面的实践创新。东汉时期，张仲景在熟读《黄帝内经》的基础上总结他人经验并结合自己的亲身实践，写成了《伤寒杂病论》，建立了系统的临床医学理论体系。他提出的八纲辨证诊疗体系大大丰富了《黄帝内经》的思想，给临床治疗带来了标准化，促进中医学获得创新性发展。随着汉代社会的开放，印度医学进入中国，中医学面对印度医学采取开放的学习态度，大量佛医经典方剂、治法和手法被中医学接受，使中医学理论得到进一步验证和发展。尤其是孙思邈的《千金要方》，不论在医学理法方药，还是在医学伦理方面都借鉴了大量佛医理念。宋代理学的流行把医学纳入理学框架，使医学在格物穷理的背景下进一步走向科学化，突破传统和追求创新成为当时医学发展的主旋律，并很快有了成果。金元时期，中医学理论出现争鸣，开始分家，迎来了创新发展的新景象。直到明清时期，中医学理论进一步分家、分派，创新亦发展不断，并形成了对西方医学的争论。

4. 牺牲精神

科学是关于真理的事业，把该事业当作自己一生的追求，是每位科学家都应尽的责任。医学是一种特殊的事业，因为首先它的职责是治病救人，为人司命不可大意，另外它又是探知人体生命规律，并发现生命康复和救治方法的学术。医学事业的特殊性更要求每一个从事医学事业的人务必有牺牲精神，不然医学的本质就难以实现，一个医生的责任就形同乌有。

中医学自诞生以来，诸多大医、名医为实现医学的特殊使命而献出自己的一切，甚至生命。中华医学始祖神农氏为拯救万民于水火，尝百草一天遇七十二毒。战国名医扁鹊周游各国为百姓治病，入乡随俗、不收诊金，多次冒死救治患者，最后被恶医陷害。三国名医华佗不甘心一辈子在皇宫为曹操治病，冒生命危险回到家乡为普通百姓治病。明代李时珍对本草类书籍存在的大量问题深感不安，辞去宫廷医官的良好待遇，回到自己的家乡建立医馆，招收徒弟，带领他们先后到全国各地收集药物标本和处方，并拜渔人、樵夫、农民、车夫、药工、捕蛇者为师，参考历代医药书籍 925 种，考古证今、穷究物理，记录了上千万字的札记，三易其稿，终完成近 190万字的巨著《本草纲目》。令人遗憾的是，《本草纲目》出版，李时珍却未能看到。清代医学家王清任深谙医生责任之重，总想辨明医理，曾说："尝阅古人脏腑论及所绘之图，立言处处自相矛盾。"他感到中医解剖知识不足，提出"夫业医诊病，当先明脏腑"的论点。他认为"著书不明脏腑，岂不是痴人说梦；治病不明脏腑，何异于盲子夜行"。从此，他冲破封建礼教的束缚，多次黑夜挑灯到坟场进行观察，并亲手解剖。虽常被人误解，被人恫吓，但王清任四十余年不改其初衷，最终写成《医林改错》，名垂青史。

(三) 中医学科学精神对中医学研究的意义

1. 中医学科学精神对中医基础理论研究的意义

中医源远流长、经久而不衰的原因就在于它的基本理论是科学的，其来自先民抗病医病维护生命的实践，是古代朴素唯物主义和辩证法的思维结晶。中国哲学中的阴阳、五行学说是中医的思维工具。《黄帝内经》一书始终贯穿阴阳、五行思维的唯物辩证法思想之光辉，其中"有诸内者必形诸外，视其外应，则知其病所"，是中医诊断过程望、闻、问、切的总纲。通过"四诊"来确定患者之疾病，是唯物辩证法范畴中现象和本质辩证关系的体现。透过现象看本质，通过对现象的辩证思维，剔除假象而获真知，做到药到病除。

在中医治病方法中，"同病异治，异病同治"的现象十分常见。比如在抗"非典"中，中医专家推荐的几个预防药方也同样体现了"同病异治，异病同治"的原理。这往往让一些人质疑中医学，事实上这正体现了中医学从实际出发的辩证思维本质。中医学理论认为人体是一个复杂科学的大系统，具有系统整体效应。人体疾病是人体复杂系统多种要素相互作用的外部表现，是人体复杂系统运行失常呈现的外在特征。出现同样的外部疾病症状有多种因素，要具体问题具体分析，辨证论治，才可以寻找到不同的康复路径。异病同治也是一个道理，病是外部症状，治疗是所用手段和方法，用同样的治疗套路来消除不同病症是辨证论治、具体问题具体分析之结果。

结构与功能是客观物体对象的两个方面，西方医学关注对人体结构的研究，力争从最基本的构成单位进行研究来还原整个人体生命。这种研究确实随着近现代科学技术的飞速发展给医学注入了生机，获得了一定程度的成功。但是人体毕竟是活生生的有机体，任何对它的结构的研究都是肢解的、碎片的和刻板的，并且任何仪器设备的参与都会留下主观作用的烙印，在一定程度上会影响其真实性。这种还原论的研究始终偏离了对有机体原貌的揭示，提出的医疗方案终究有失完整。中医学重视从整体观角度，以不干扰机体原貌为出发点获取机体更全面的功能信息，并在这些信息基础上建立人体功能模型，然后对功能模型进行输入输出信息分析，从而推导其内部结构作用的关系，论及生理和病理。这种功能模型方法在一定程度上弥补了西医结构模型方法还原论的不足，避免了碎片化的、刻板的研究。

2. 中医学科学精神对中医临床理论研究的意义

中医临床科学研究是促进中医现代化发展的关键。通过对大量疾病现象数据的收集进行大数据分析，从而对中医的诊断、处方和用药信息进行建模，再在临床中进行模型验证，形成新的发现。实验和数学是近现代科学的基本特征，中医在古代由于各种原因无法运用这两种方法，导致中医理论思辨抽象，实证特征不足，从而影响了中医学的发展。现在，中医学要跟上时代的步伐就要引入实验和数理精神，使中医学与现代医学接轨。

中医的根基是临床实践经验，但是经验医学始终是医学的初级阶段，中医要发展就要走向实验医学。实验医学是对机体疾病本质进行深层次揭示的医学，具有批判精神、创新精神、合作精神和献身精神等科学精神都是实验医学的根本要求。疾病现象是十分复杂的，人们可以有不同的实验对象和实验设计方案选择，同时由于实验中主客体各种条件的不同，有可能导致不同的实验结论，如果没有批判精神，一味坚守某一种观点而视具体实验事实于不顾，就可能毫无建树。预期有可能出现的情况，捕捉实验中出现的机遇，给出新判断，提出新见解，才会有新发现。医学实验是一种高层次的社会实践，社会性要求极高，需要团队合作，相互协同，互相承认，不然医学实验就不能正常进行。在医学实验中，每一个参与者都是科学主体，都应为实验的最终结果做出贡献，没有付出就不会有收获。我国中医药科学研究的骄傲——青蒿素的发现充分体现了科学精神。在二十世纪六七十年代，抗美援越任务要求快速研制出抗恶性疟疾的新药。全国马上组建了几十个研发团队，而且这些团队统一归属于高级别的中央领导小组。他们经过对中华五千年的中医抗疟典籍的分析研究，筛选出了几十个有抗疟价值的植物药，然后大胆进行实验创新，运用不同的方法提取有效成分，最后北京中药所屠呦呦团队找到了青蒿素提取的新方法，并证明了它的良好疗效。

人体是一个复杂的系统，单纯依靠一门知识或技术是很难把握人体奥秘的。现代医学借用大量自然科学知识和现代技术手段，把医学引到了综合科学技术水平。中医学在古代生成之初，就具有很强的综合性。传统中医学家在讲到相关知识背景时，就要求上知天文，下知人事。中医要走向现代化一定不能忘记中医学的综合知识传统，应保持科学、开放的姿态，吸收多门科学技术知识来发展中医，进一步解密人体生命这一复杂大系统。中医现代化需要生物、物理、化学等多学科知识和信息论、系统论等多种方法理论"协同作战"，"未来科学上革命性的突破最有可能在生物、化学、物理等学科的结合点上实现"①。我们可以借用相关学科的知识来丰富中医

---

① 梁浩材. 社会医学 [M]. 长沙：湖南科学技术出版社，1988.

学，也可通过中医学对人体生命复杂系统的认识来推动其他学科的发展，实现中医学现代化。

二、中医学的人文价值

人文是一个动态概念。《辞海》中有："人文指人类社会的各种文化现象。"文化是人类的，是一个民族、一个人群共同具有的符号、价值观及其规范。符号是文化的基础，价值观是文化的核心，而原则、规范则是文化的主要内容。各种文化现象，显然包括先进的和落后的，科学的和愚昧的，优秀的和低劣的，健康的和病态的。医学科学有着显著的人文色彩，是一种由自然知识、社会知识和人道主义高度结合的人文学科。中医学的人文价值是指医学对人、文化和社会的全面发展，特别是对于人的生存、发展、自由和解放等方面的需要。中医学诸多概念的产生无不显示着人文哲学特征，如作为中医理论体系"基石"的气与阴阳五行等，就是直接从中国古代自然哲学中移植过来的。此外，中医学中还借助政治文化概念来阐述人的生理、病理现象，呈现出社会特色。从本质上说，中医学的许多理论概念，其特征是属于人文文化内容的。[①]

（一）中医学的文化价值

中医学与中华文化有着特殊的历史渊源。从某种意义上说，中医学本身就是传统文化，传统文化不仅渗透和表现中医学，还直接参与了中医学有关概念、范畴乃至整个理论的生成构建。中医用"阴阳"来解释人体的组织、结构、生理、病理变化，指导对疾病的诊断、治疗，用"五行"特性来分析五脏之间的生理联系。传统文化中有关天文、历法等方面的知识被广泛引入中医学"五运六气""子午流注"等学说中。

---

① 刘虹. 论医学人文价值［J］. 医学与哲学杂志，2005，26（4）：29-31.

人文精神是一种普遍的人类自我关怀，表现为对人的尊严、价值和命运的维护、追求和关切，对人类遗留下来的各种精神文化现象的高度珍视，对全面发展的理想人格的肯定和塑造。人文精神是指向人的主体生命层面的终极关怀，指的是人类创造的价值和理想，是一种以人为主体的全面关怀。随着"生物—心理—社会医学"模式的建立，人文精神把人的健康问题置于所处社会关系中去理解，强调尊重患者的情感世界、尊重患者意愿、依循整体观念、遵照仁术信条，强调临床的客观感受，追求医学的人性化，重视情感因素的注入，生命价值和人的感受被置于一个重要地位。①

1. 哲学底蕴

医学思维需要哲学指导，医学理论包含厚重的哲学理念。阴阳是朴素的辩证法，出自《周易》。五行是朴素的唯物论，出自《尚书》。阴阳五行渗透于中医学各个领域中，形成认识生理病理、指导预防治疗的特殊思维模式。天人合一是古典哲学的思想精华，指天道与人道一统，即自然和人合一。天人合一观是《黄帝内经》的基本理念，后来被中医学家视为中医世界观和方法论，用以著书立说，指导临床和养生。宋代以后，儒学融入医学，医学的哲学内蕴更为丰富，中医学得到长足发展，理学、心学思想将中医理论研究引向深入。中医运气学说在宋代流行，使中医理论系统化达到了新的高度。金元四大家对中医理论的创新都受益于他们的儒学功底，儒学对医学的改造和提升有力地推进了中医学对生命规律的认识。

2. 文学修养

医学不但要靠哲学思维进行科学发现，形成概念，创立学说，还要把学说表述为易于理解、掌握和学习的医学文献。大家都知道《黄帝内经》语言朴实、精练，逻辑严谨，论述有据，被视为医学经

---

① 赵美娟. 现代医学人文回归的学术性与现实性 [J]. 医学与哲学杂志，2004，25（8）：25－27.

典。孙思邈所著的《千金要方》，其中的《大医精诚》被誉为千古医德名篇，不但内容感人，强调了医者的使命与责任，而且语言表达精准，言简意赅。中医著作不但是学术论著，而且是中医学习者的教科书，既要满足理论研究的需要，又要为中医学习者提供方便。所以，历史上的中医学者既要看病治病，又要教徒弟学习医学知识。这就要求他们给初学者提供通俗读本，语言文学修养成为他们的必修功课。历史上有许多医学家，如张仲景、陶弘景、葛洪、孙思邈、许叔微、李时珍等，都有极好的语言文学功底。

3. 仁学思维

医乃仁术，医生为人之司命，没有高尚的道德情操和责任感是不能为医的。《中庸》说："仁者人也，亲亲为大。"意思是仁是指人与人之间相互亲爱。仁爱融于医学则成为医疗道德的根本。医术合乎仁道，故称为仁术。医师是"以术仁其民"。孙思邈从仁爱观出发写了《大医精诚》，给医学或医者提出根本道德要求，为历代医家所尊崇。医学之术业要求医生敬业，顾及人情。"敬业"一词出自《礼记·学记》，与"乐群"并提。宋代朱熹进行注解时说："敬业者，专心致志以事其业也。"可见，业之有成，关键是要"敬"。张仲景"精究方术""勤求古训""博采众方"，完成《伤寒杂病论》巨著，反对"驰竞浮华，不固根本""唯名利是务"，正是敬业精神的体现。

4. 概念和范畴的人文气息

中医理论体系中"硬核"的气与阴阳五行就是直接从中国古代自然哲学中移植过来的，有些概念是从哲学中演绎出来的，如"命门""左肝右肺"说等。中医除了应用气、阴阳、五行等自然哲学理论来建构理论体系之外，还借助政治文化概念来说明人的生理、病理现象，如君、臣、佐、使的中药配伍原则。阴阳的相辅相成，五行的相生相克、相乘相侮，表示情志的怒、喜、忧、思、悲、恐，表示精神的神、魂、魄、意、志……都属于人文文化的内容。有人根据中医学这一特点，将中医学定位为"理论形式的人文哲学性质和实践内容的自然科学性质"，可见不无道理。

（二）中医学的道德取向

中国医学哲学中有"医乃道之绪余"之论。实际上，古代医家的"医道通仙道""阳中之阳为高真""阳中之阳，天仙赐号"等论述，表达出了医道相通的哲学思想。中医学发展表明，医道相通不但是哲学推定的结果，历史表明在中医学发展的实践中，道学（道家及道教）学者也做出了划时代的贡献。

中医学是主体存在价值关系的主体自为学问，而道教则是超越主体存在的自为的价值从而达到自在的学问。具体而言，中医学在道教哲学的影响下，以老子"人法地，地法天，天法道，道法自然"的哲学观制定了中医学的医学模式，而道教则具体地应用了中医学对人体理论的认识，尤其是唐宋以后道教内丹理论的成熟，更是大量借鉴了中医学有关精气神理论的结果。这些都表明了中国哲学形而中论的对应和统一。以西方哲学而言，即哲学本体论、认识论和方法论的统一。在对道学哲学终极关怀所能实现的道路中，反思中医学理论和实现其在当代社会中的科学合理定位，以发现西方医学模式中的问题，并在人类存在形式中发现其本质性问题，以此体现出道学本体论哲学的重要性。在这一共识基础上，使人类的存在方式和所实现的价值与自然之道真正统一起来，使人类社会发展从自为转向自在。因此，古代的"儒必通医"的主张在当代也不失其重要的社会和历史意义。

道教哲学以"道"的本体论规范主体修为与"道"合一，这一哲学思想始终影响着中国文化的发展。源于道家的"道"哲学，以"道"规范主体修为而成道教的形式，其本质上是为了实现"道"哲学的统一性。因为主体的存在本质及其自为的实现本体所限定的自在是人类的终极关怀，这一点是道学在历史实践中不断加以解决的问题。显然，如上所论，道学哲学与《周易》中的形而中论的统一性，在一方面说明了中国文化的整体性，另一方面也反映了中医学不仅是医学，而且是关于人的完善自身存在的学问。中医学所包含的道德和伦理的思想，以及对道本体论的承诺，都表明了中医学被形而中论的中国哲学所承诺和推定。

（三）中医"天人合一"思维

1. 中医"天人合一"的自然观内涵

"天人合一"是中国古人自然观的基本面，也是中国哲学本体论的核心价值。中医经典《黄帝内经》成书时，正处于中国传统哲学儒学、道学的形成期。不论道家还是儒家都认同天人合一的自然观，道家讲道法自然，人道合于天道；儒家讲天人相应，人生有命，富贵在天。他们都不同程度地认同人与天的一体关系。《黄帝内经》吸收这些思想，提出了中医人体自然观，进而形成疾病观。"人生于地，悬命于天，天地合气，命之曰人""人以天地之气生，四时之法成""天食人以五气，地食人以五味。五气入鼻，藏于心肺，上使五色修明，音声能彰；五味入口，藏于肠胃，味有所藏，以养五气。气和而生，津液相成，神乃自生"。中医把人视为一个小宇宙，"有下部、有中部、有上部，部各有三候。三候者，有天、有地、有人也"。天、地、人一体，人赖于天地，受天地滋养，受天地影响，天、地、人结构相似，作用规律相同，三者协同成长。

人体疾病和自然、社会环境息息相关，中医四诊八纲和辨证施治把外部时空变化纳入人体结构之中，视为导致人体疾病的因素。中医始祖之一医和最早提出"六气致病说"，即阴、阳、风、雨、晦、明。作为主体的人，是形与神的统一，神是人的根本，但精神不仅受肉体影响，而且受外部世界物体的作用，内外形体与精神的统一是人体健康的标志。中医学自古以来秉承天人合一、形神合一的健康观。中医的对象是失去天人、形神统一状态的人，防治疾病一贯重视人的精神、心理状态和外部的自然、社会因素。中医学把人体放到自然、社会中研究，认为人与自然界不仅同源同理，而且其形象、内涵、变化相互对应，息息相关。"万物之外，六合之内，天地之变，阴阳之应，彼春之暖，为夏之暑，彼秋之忿，为冬之怒，四变之动，脉与之上下，以春应中规，夏应中矩，秋应中衡，冬应中权。"[①] 这种脉象的沉浮变化，就是机体受四时气候影响，在气血方面所引起的适应性调节的反映。中医治疗疾病，提出因时因地的重要治疗原则。中医学强调精神对生命的特殊意义和关键作用，它所要把握的不是机体的器官实体，而是人体作为活的整体功能结构关系，这种整体功能结构关系又表现为与日月天时的相应。从本质上说，医学不是治病而是助人，是"赞天地之化育"。它不是直接针对病之所在，而是穷理尽性，即帮助人恢复和提高人自身具有的调节能力，调动和激发人的生命潜能，从而实现祛病健身。

2. "天人合一"疾病观体现以人为本的理念

中医理论强调"精气神"，精是物质，气是功能，神是表达，神是中医对精、气的高度概括，源于物质又高于物质，是对人价值认识的升华。"六淫七情"致病，是中医理论的特色，中医将人与疾病、疾病与情志状态及环境看作一个整体，即著名的"天人相应"学说（天人合一）。中医重视环境对人体疾病的作用，又重视人体生态内环境对人体疾病的作用，提出三分服药，七分适养、保健及保持良好的心态是人体康复的关键。中医处处讲的是人体而不是疾病，注意的是全面的人。

中医病因学说强调人体疾病生成的环境因素，认识到人存在于自然社会环境之中，不像西医病因学说更多把疾病归因于生物学范畴。中医病因学说最早提出"三因学说"。六淫为外因；七情为内因；饮食所伤、劳倦过度、外伤、虫兽伤、溺水等为不内外因。中

---

① 转引自王小平. 内经选读 [M]. 济南：山东科学技术出版社，2020：60.

医认为各种致病因素是致病条件，疾病康复过程是致病环境条件改善的过程。环境条件包括患者内环境和外环境，内环境主要指患者的精神、心理因素，外环境包括自然生态和社会生态两方面，自然生态主要指饮食、气候、卫生条件等因素，社会生态主要指人际关系、社会地位和思想文化氛围等。

中医是环境医学，环境不同，医学理论也有差别。中医存在地域性流派，如宫廷医学流派、岭南医学流派、新安医学流派、孟河医学流派等。在中医历史上，自金元四大家以来，各家学说不断出现，形成了中医发展的繁荣景象。中医学派林立不但不会影响中医发展，而且体现了中医学的人本特质，更有利于中医学的昌盛。任何流派的中医都是在中医核心价值指导下对特定自然、社会环境下的医疗经验及理论的总结，离开了特定的自然、社会环境，中医就失去了发展基础，也就难以体现其人本价值。

中医强调治未病，提倡"预测疾病和早期预防和治疗"，具有时间医学特质。人是历史的人，人的一生不断重复着前人的自然发展过程。作为主体的人，不愿意重演前人疾病发生时的痛苦和衰老给生命带来的不便。中医学最早注意到人的生命是有限的，人不可能不死，也不可能不生病，只有在观察环境中其他生命的过程中，发现延长生命的规律，做到提前防备。中医学对养生学极为关注，有关理论和技术有很多，但有一个理念非常明确，那就是追求自然、和谐和中庸。

随着 21 世纪医学科学技术的迅速发展，医学的社会性、综合性日益对生命和生存产生重要影响。健康的新内涵扩展至"身体上、精神上和社会上的完满状态"[①]，而不是单单没有疾病和虚弱的现象。以上因素使得医学的人文属性日益显现，使得医学以人为本，向实现人全面发展的目标不断迈进。医学是人的科学，它对百姓的

① 王国华. 医学发展与人文关怀 [J]. 医学与社会，2004，17（2）：24 - 26.

健康、社会的稳定发展起着不可替代的保障作用。

3. "天人合一"治疗观体现人的主体性

在临床诊断中，中医力求选择最佳靶点，但不是静态选择，而是在动态中选择，并区分和选择主要靶点和次要靶点。而在治疗方面，中医却采用"君、臣、佐、使"的综合性多靶点疗法，复方及鸡尾酒疗法。医者在"为"与"无为"之间体现其水平，体现"悟"和"雅"的综合素质。在中医诊疗中，突出了医生的主体地位。

人类在追求物质文明与精神文明的同时，健康状况的可识别表达为"精气神"，尤其是"神"，它成为诊断的主要依据，"神"即人体生命状态的外在表达，具有物质性外延状态。"天人合一"反映了人类自然、社会生态环境与自身健康状态的综合指数，系统分析判别"天人合一"的各项内涵及综合指数，是中医"辨证施治"的关键。"天人合一"是医学模式的主要参照体系，"生物—社会—心理—环境"是"天人合一"的延伸，外部环境对生命健康的影响，人类活动与外部环境的良性互动，将直接影响生命的健康及保健状态。中医强调"整体互动，平衡共存"，强调"精气神"，"天人合一"的核心是物质与精神状态的互动，是对功能外在表达的重视，即对"神态"的辨证。形神一体，是对生命的完美注解，思想和情志是心理活动及生命的功能表达，"得神者昌，失神者亡"。生命的可知性功能表达，包括内在的和外在的以及宏观的和微观的多靶点表现，是中医辨证求因的核心要素。中医谓之"神"，形神合一，天人合一，这就是中医的核心理论。中医"神"，是生命的外在表达，是生命的功能态，是形体的最高表达形式，是"形"与"神"的高度统一，"精气神"不得不辨，而又重在辨神态，即生命的功能态及外在表达。中医重视对神的功能表达，突出了患者的主体地位。

"天人相应"从广义上讲，是指宇宙与人息息相关，天、地、人共生共存，互为影响。天、地、人构成人类生存的环境，自然和社会环境及自然生物多样性从不同方面影响着人类健康。环境与人体自身的因素是构成疾病的原因，"天人相应"将"天地人"病因对健康的影响放在"整体互动，动态平衡"的框架中。系统分析，整体辨证，多靶点辨证，多靶点治疗，强调"以人为本"，扶正祛邪。"天人相应"强调人的能动性，强调"精气神"一体，注重"神态"辨证，并重视"扶正"即修身养性，重视情志及身心状态的调整。中医强调患者的内在因素，并运用环境的关联作用调动内在因素来抗御疾病，尊重了患者的主体性。

中医理论强调"天人合一"思想，强调"精气神"在生命及疾病辨证中的作用，更强调精神因素是生命的核心要素，即第一生命力。"人之初，性本善，性相近，习相远"对"人性"的研究，重视精神因素对生命的作用力，这是中医理论的精华，彰显了中医"天人合一"思想中人的主体性。

三、中医学科学精神与人文价值的关系

（一）中医学科学精神与人文价值在认识层面的结合

中医学具备人文精神和科学精神，并在中医学的形成与发展中做到有机结合，这对人们有效认识生命世界发挥了重要作用。"观念引导方法，方法引导观察"，观察建构起我们研究视野中的生命世界图景。医学人文价值以人为中心，追求真善美，认为医学认识有禁忌，医学研究有禁区，推崇的不仅仅是理性还有感性冲动。医学科学精神以物为尺度，追求真实，推崇理性至上，强调客观性、精确性和效用性，认为医学认识无禁忌、医学研究无禁区，医学排斥非理性情感。在认识层面上，人文价值侧重于综合性思维，把与生命有关的多种因素、多重属性、多种关系都纳入研究视野，在理性得不到诉诸的时候付诸感性，甚至感性多于理性。而科学精神则侧重于进行实证性、客观性研究，讲究实证，推崇理性至上，注重运用

逻辑演绎和数理，甚至发展为医学科学主义和技术主义至上。

中医学人文价值追求的目标是"求善"，是对人类生存状态及未来的普遍关注，以实现对人类自我关怀为终极目标，要求关爱患者的生命与身心健康，关心和维护患者的尊严、情感和价值，为人类全面健康的可持续发展创造良好的生态环境。人文价值的实质是价值理性，表现为只问善恶，不讲利害，追求人类长远和根本的利益，其重心是对人类生命的终极关怀。中医学在追求人文价值的同时，并不排除对科学精神，也就是对客观真实性的把握和对规律性的认知，而且这种把握和认知是建立在更全面、更系统和更客观的角度上的。可以说，中医学人文价值取向把科学精神融入其中，实现了二者的有效结合。中医学自诞生以来，与时俱进，不断在人文价值的引导下吸收新知识、新技术和新方法来进行自我创新。如本草学自《神农本草经》成书以来，不论在民间还是官方，不同时期都有本草书问世，中药类别从植物药、动物药到矿物药，剂型从汤剂、散剂到露剂、丸剂，药物种类由 365 种发展到上千种。中医学倡导科学精神和工具理性，在医学研究和临床实践中求真、求实、探索、创新的同时，把求真、崇善、尚美统一起来。《黄帝内经》被推为求真、崇善、尚美之经典。

（二）中医学科学精神与人文价值的互补性

作为医学精神的双翼，科学精神和人文价值具有互补性。这在西医中很难做到，因为西医思维方式已经把科学理性放在核心地位。事实上，作为医学对象，人的自然和社会属性已决定了医学的科学精神和人文价值，而且两者有机统一。

第一，两者可以互相启发、互相补充、互相渗透，相得益彰。中医学科学精神的实质是求真，强调客观性、精确性和效用性，推崇理性，要求通过不断进行理论创新、技术创新来实现目标。中医学人文价值的实质是至善，强调对生命的价值和意义的关怀与呵护，以及对生态的保护，对精神世界、理想世界的追求，两者有着非常强的借鉴性和补充性。第二，中医学要大量吸收人文科学的研究方法。医学是科学也是人学，医学的研究对象是人，作为具有意识能动性的主体，医学是与其他自然科学不同的科学体系，医学中的人文精神体现在其科学素养之中，并且这种人文精神作为实践主体的精神支柱、动力源泉，与科学素质、科学精神融为一体，对中医学向深度和广度探究发挥着重要作用。纵观中医学发展，无不渗透着科学精神与人文精神的融合。中医传统理论特别主张人的精神活动与社会家庭环境因素的关系，认为社会环境的变化对人的精神因素、精神状况有影响，而人的精神因素的变化又会导致人体内脏功能的改变，人的情绪变化过程既能致病也能治病，故主张"治病先治人"。

由于中医学是科学精神与人文方法的有机结合，所以对中医基础的现代研究必须将科学理性与人文精神相结合。中医学基本概念与现代医学概念在内涵与外延上都有相当大的差异是不争的事实，中医学概念具有人文精神特质，现代医学概念更多有实证内涵。所以在中医现代化进程中，进行中医基础研究首先必须弄清楚中医学概念与现代医学概念的差别。中医概念指的是什么？是实体概念还是属性概念？是单独概念还是普遍概念？如"阴阳"概念为一个无限普遍概念，可按照不同的语境指天地间与人体发生的任何事物和现象，它本身并不是一个独立的和唯一的实体或过程。所以，阴阳并不是一个实体或过程的证明问题，而是一种思维模式或逻辑问题。中医认为事物总是一分为二的，并且用阴阳互根互用、消长平衡、相互转化、对立统一的运动来解释人的一切生命现象，说到底，阴阳学说是一种解析事物的哲学。对中医学的科学精神与人文价值的把握有利于医者正确认识中医，分清中医理论中的科学因素和人文哲学因素。在中医现代化进程中，对中医科学精神因素以现代科学的形式去表述和创新。对中医学的人文价值进行系统挖掘，以现代可以接受的形式去弘扬和发展。

中医学科学精神与人文价值的统一是中医学的基本特质，也是中医能从传统走向未来的关键所在。今天西医科学在面临疾病谱变化下遇到困境，倡导吸收中医思想，再次证明了中医学兼顾科学精神和人文价值个性特质的优势所在。但是，我们一定要知道，中医学科学精神和人文价值的兼顾是一种较低科学水平下的状态，中医要走向现代化，为人类做出更大贡献，还需要在现代科学技术下实现科学精神与人文价值的再统一。目前，人类医学模式由生物医学模式向"生物—人文—社会医学"模式转变，已成为医学界的共识。借此东风，加速中医现代化进程，捍卫中医学科学精神与人文价值，统一传统，才能"消除对医学人文精神的片面理解，重塑当代医学人文精神"①。

四、发展中医学要坚持科学精神与人文价值统一

医学的发展经过"肯定—否定—否定之否定"的螺旋式上升、波浪式前进后，似乎又回到了中医学的初始——医学不仅仅要把患者当作一个生物体来治疗，更重要的是把患者当作一个社会的人进行治疗，既要从人与环境的关系中把握思考病因，又要从人的精神因素和生理因素两方面的联系中把握病因，体现了现代"生物—心理—社会医学"模式的精神。

（一）正确认识中医学的发展过程

1. 中医学经历着不断创新发展的历程

创新贯穿于中医学的整个过程。从"治病必求于本"这一思想起源开始，到"治病求本当求各病专本"思想，中医从宏观辨证逐步引入微观分析方法，微观求本思想渐趋成熟，"微观各病专本假

---

① 刁宗广. 医学人文精神和医学科学精神的融通 [J]. 医学与哲学，2001，22
(8)：21－22.

说"产生。

2. 中医学创新发展的全面性

中医学创新发展的全面性体现在发展的多方面和全方位，如概念形式的创新表述、辨证论治的数理化、理论形式的模型化等方面。基础理论研究方面需要开发中医基础医学的内容，建立有关生理、病理、解剖等方面的内容。临床研究则需要机器化、大数据化和网络化等方面的内容。探究个体生命原理而非现象的感性表达将加强学术的有效性，原理性认识的突破带来的学术进步往往给中医学带来加速型而非积累型发展。所有的基础理论和临床研究要与现代实验科学接轨，遵循严谨的科研设计与数理统计，这样才能使中医学理论成果走向世界。

3. 中医学创新发展的飞跃性

中医学创新发展的飞跃性主要是指中医学发展的创新高度或跨度，是指事物波浪式向前发展的浪距或螺旋式向上发展的螺距。中医辨证理论的发展从宏观辨证的产生到微观辨证的形成，是经过二次否定的一个周期，从各病宏观辨证到专病微观辨证也是经过二次否定的一个周期。在中医辨证发展周期中，虽然有某些特征重复出现（如辨证、辨病等），但不同于循环，它们是在更高层次上的重复。从宏观治病求本思想的形成到发展，从微观治病求本思想的建立到假说的产生，整个过程是一个不断创新发展的过程。认识和强调中医学创新发展的飞跃性，目的是启示人们认识中医学自我完善与发展十分需要创新突破及发展的速度，把握这一点对加快中医现代化发展具有十分重要的意义。

4. 中医学发展要与时俱进

中西医结合医学是研究中医和西医在形成和发展过程中的思维方式、对象、内容以及观察方法，比较两者的异同点，汲取两者之长，融会贯通而创建的医学理论新体系。中西医结合医学是服务于人类健康和疾病防治的整体医学，其所产生的时代为整体医学时代，辨证思维为其主要思维方式，具有"生物—社会—心理"的医学模式。

研究中医、西医对人体和疾病的认识，并进行比较，主要采用分析与综合统一的认识方法来进行，其特点为宏观整体与微观分析相结合。中医学应该且必须"与时俱进"，使之在不失原本优势的前提下具有浓厚的"时代气息"。因此，"中医现代化"是发展而不是改造，是整体（系统）进步而不是主体沦丧。中医现代化的核心表现为在守住有价值的核心内容基础上进行开放性、扬与弃并存发展，同时在弘扬、吸收和创新过程中进步与发展①。

（二）坚持走中医现代化道路

1. 中医现代化的必要性

随着社会实践深入，人类诸多观念都在发生变化。现代人的疾病观念和健康意识与过去有很大的不同，当然医学理论也发生了很大变化。人们在与疾病的斗争中获得诸多新发现、新理论和新方法，它们都是人类在实践中经过反复验证的医学成果。"中医无法现代化"的观点是错误的，是站不住脚的，也违背唯物辩证法。从历史来看，中医学理论不断生成，两千年来经久不衰，从弱到强，恰恰说明了中医学有与时俱进的特质。六经辨证理论、金元各家学说、温热疾病学说的不断形成，以及各中医名家在不同时代充分利用该时代的科学文化资源创立新学说，解决了不同时代产生的新医学问题，中医学参天大树不断吐故纳新、根深叶茂。

中医学吸收现代科学技术成就，并利用现代各种文化资源实现中医现代化已刻不容缓。传统中医学只有置身于现代科学文化之中才会获得无穷的生命力。中医学源远流长，历经风霜，作为农业文明的优秀成果会存在不足，这才符合逻辑。中医只有经过现代化洗礼，才能超凡脱俗，焕发生机。

---

① 陈宏凯. 当代医学人文精神建构的思考 [D]. 南京：南京师范大学，2004.

2. 中医现代化的可行性

中医非但需要现代化，而且能实现现代化。

（1）中医现代化的关键是思想现代化。

中医现代化的关键是思想现代化。中医现代化成为时代召唤，成为中华文化复兴内涵之一，但中医现代化绝不是简单地照搬和模仿西方医学，而是在认真学习、吸收现代科学思维方式的基础上，重构中医核心价值和现代科学思维，进而形成既符合现代科学思维，又突出中医核心价值的基础理念。中医现代化要有根，不能丢掉自身价值来谈变、谈新。没有根基谈变，只有变质，更谈不上超越。总之，当今中医学人要熟知中医现代化思想的精髓，抛除成见，用唯物辩证法引领思想，既要认清现实，又要敢于创新。

（2）中医现代化必须尊重传统。

现代化是自然演进，并非无中生有。中医学"赞天地之化育，远取诸物，近取诸身"，形成了自己独特而完善的医学体系。气化理论、藏象理论和经络学说作为中医理论之核心，成就了中医阴阳、五行、中庸、隐喻之体系。"善言天者，必有验于人。"中医学又以"天人合一""天人同构"的整体观和生成观，形成了其独特的认识论和方法论传统。中医现代化发展要在充分把握中医核心价值的基础上，开放视野，借鉴其他学科成果建构自己，不失其根。

（3）社会化是中医现代化的重要内涵。

现代化要通过社会化，社会化是现代化的前提和基础。中医要现代化，必须走群众路线，首先为群众所掌握。马克思说过："社会的需要比任何一所大学都更能创造财富。"中医现代化就是要使中医理论与现代医疗、卫生实践相结合，让中医理念与现代社会价值观相碰撞与磨合。中医面临的问题已经不再是"如何向世人讨一个公道的说法"，而是如何多快好省地让传统医学更方便地造福老百姓。"不治已病治未病""情志疗法""同病异治""异病同治"等充满智慧又体贴入微的中医思维特色已深入民心。中医现代化要吸收和发扬这些早已深入人心的内容，再也不可在无谓的争执中错失良机。

3. 中医现代化应坚持的基本原则

（1）以传统中医学基本理论和方法为基础。

中医学理论的科学性使我们看到传统中医学的基本理论和方法在中医现代化进程中仍具有不可取代的价值。中医学的基本理论和方法仍应是中医现代化的基础，但关键是如何将它们与现代科学思维接轨，翻译和发现它们的现代科学思维的表达形式，从而纳入现代医学话语体系中。

（2）借鉴和吸收现代科学成果。

中医现代化不能脱离当代自然科学（包括西医学），必须借鉴和吸收当代自然科学的各种理论和方法。但是中医学又有人文价值，这就使我们可以在中医现代化思维中更深地发掘人文价值，把人文精神融入临床研究的方案设计中，或者通过建立人文医学分支来推进中医现代化进程，弥补现代医学的人文精神缺陷。

（3）必须把中医学传统创造性转化为根本方法。

中医现代化而不是中医科学化，中医仅按现代科学方法来实现现代化是不行的，那样会导致中医西化，中医的核心价值就会丢失。中医现代化的唯一正确方法是中医学传统的创造性转化，即在传统中医学理论和方法中寻找其现代化的生长点，把传统中医学理论和方法中与现代科学观念和科学方法更接近、更能联系起来的因素统筹起来，在现代科学技术条件下进行培育，使其发芽结果，以点带面，最终带动整个中医学的发展。

4. 中医现代化途径

从具体方法来看，实现中医现代化有两个基本途径：一是传统理论和方法的现代转化，包括概念的现代转化、命题的现代转化、理念范式的现代转化以及研究方法和程序的现代转化等；二是对现代科学理论和方法的有机吸收，包括对现代哲学观念和科学观念、现代科学方法的有机吸收等。

（1）中医继承是基础。

中医现代化首先要做的是对传统中医学的继承，尤其是对其基本理论和方法的继承。这个继承有很大难度，需要进行系统研究，大量研读理论经典，而不是一知半解地学习。近年来，提到"中医现代化"的人很多，成为时髦语言，但是他们对中医本身却了解甚少，对中医精髓根本无知。如果让他们参与中医现代化的发展中，也许就会把中医的优秀内容丢弃，而去抓细枝末节的东西。精华的东西不能被继承在新中医理论中，那就无从谈中医现代化。

（2）学习现代科学技术是原则。

中医现代化的目的是把中医融入现代医学体系，并弘扬中医科学精神与人文价值统一的特质。参与中医现代化发展的人才一定要有现代科学技术的功底，并有较高的人文素养，了解现代科学思维方式。所以，中医现代化是系统工程，要有不同学科背景的人才参与，并有效合作。不仅要有中医学者、生命科学学者、系统科学学者和信息科学工作者的参与，还要有哲学学者、伦理学学者和文化学者的参与。

（3）中医创新是目的。

实现现代化后的中医更适合现实需要，中医的基本概念和基本理论通过现代信息处理得到了更准确的表达，能使人更容易地学习和传播。其思维方法和临床诊疗方法也能很容易地通过现代科学技术表现出来。人们可以用全新的中医方法研究人体生理、病理和诊疗、养生中存在的问题。传统中医中的各家各说都能实现符合现代科学思维的表达方式，传统中医病案都可以通过现代信息技术手段进行分析，诸多历史上的成功病案都可以通过现代信息进行解读。实现了中医现代化，传统中医的价值才能得到显现、应用和开发。

第九章　建构主义学习理论与中医教育问题

　　21 世纪以来，我国中医院校兴起教育教学改革热潮，诸多新的教育教学形式不断涌现。如湖北中医药大学的教改试点班、成都中医药大学和山东中医药大学的传统中医班、广州中医药大学的 7 年制长学历班等。从历史来看，这一轮中医院校教育改革实际是始于 20 世纪初的中医教育现代化运动的延续。20 世纪初，中医迫于时代压力，参照西医院校教育模式建立起自己的学科架构、课程体系和教学制度，以使中医教育得到现代社会的认可，纳入正规的教育体系。然而，经过几十年的实践，尽管取得了一些成就，但中医院校教育并未达到中医人和社会的目标要求。新一轮中医院校教育改革多倡导重拾传统，而这能解决中医教育现代化所遭遇的困境吗？要使中医教育现代化有实效，中医院校教育务必向符合中医人才培养规律的教育理念、教学手段转化。建构主义学习理论是基于现代哲学基础上的知识继承和创新，借用这一思想分析新一轮教育改革中重新被重视的那些中医教育传统，对其合理性进行阐释，同时可以揭示传统中医教育之局限，赋予中医院校教育以新的教育策略，为中医教育现代化提供新思路。

一、近代以来的中医教育概况

　　近代中医院校教育始于"西学东渐"浪潮。那个时代，中国传统文化经历着危机，社会弥漫着救亡图存的氛围。自强与复兴是整个民族的追求，"崇尚科学"是社会和知识界的共识，"是否科学"几乎成为衡量一切的"价值尺度"。近代中医教育界为沟通中西，适应时代潮流，以近代科学教育制度为模板整理和传承中医学术。近代科学教育的特点是教育社会化、规模化和产业化，学校组织严密，分工精细，教学内容要求统一、条理清晰和循序渐进，中医院校仿照西医学校教育模式开办，西医教育规范成为各层次中医院校办学的宗旨和基本方针①。

近代以来，中国社会围绕中医医药卫生地位历经了很久的"存废之争"。为顺应社会现代化需要，为能被政府和社会舆论所承认与接受，亦为自身的生存与发展，中医界有识之士开启了中医教育现代化的探索历程，踏上了面对"现代性"不断抗争与探索的征途。

中医教育面对"现代性"的最大妥协是，为使中医院校可在官方教育系统内注册，不得不以西医院校教育模式为模板，改造中医传统教育模式。在这一改造过程中，其价值取向不是关注这种教育模式是否符合中医教育自身的规律，而是关注其形式是否与近现代科学形态相符。中华人民共和国成立后，这种改造并没有太大改变，国人仍以是否符合科学范式作为判断标准，中医发展仍然未得到应有的重视。后来，在毛泽东主席的亲自关怀下，提出团结中西医和发展中医药的政策，中医教育被纳入正规高等教育，中医教育现代化才开始"名正言顺"。遗憾的是，发展起来的中医院校教育，因长期以来仍未按照中医药学科自身特点以及规律来建设，致使中医人才培养出现不少问题，中医教育界对这些问题一直有不同的声音，也有过一些实践探索。国家中医药局、教育部于 1999 年联合印发《关于加强高等中医教育临床教学工作的意见》，为新时期中医院校

---

① 李磊，陈仕杰. 论中医师承教育研究进展 [J]. 中医药管理杂志，2009，17（10）：894 – 899.

开展中医教育改革实验探讨提供了政策支持。2000年以来，全国各高等中医院校纷纷开展新的教育教学改革探索，同时关于中医教育改革的研究论文大量增加，新观点、新理念层出不穷。有人强调让学生早接触临床，有人强调传统中医教学模式——"师承"的意义，有人强调学习中医经典的重要性。所有这些被强调的内容恰是中医教育现代化进程中被丢掉的东西，可以说，近年的中医教育改革有着回归传统的倾向。

这个时代毕竟是具有"现代性"的时代，充满"现代性"的世界是中医发展必须面对的。虽然在现代化道路上中医教育走得坎坷，但是顺应时代、继续推进中医教育现代化改革是必要的选择。在新一轮改革中，中医教育中的诸多传统方法受到普遍重视，中医教育界努力把这些传统纳入现代中医教育模式中。我们用现代学习理论认真分析传统教育为什么对于中医教育是重要的。在这个时代，我们需要把重新拾起的传统赋予其新的现代化内涵，否则中医仍将无法在这个"现代社会"中真正立足①。

二、建构主义学习理论的基本思想

学习理论是各种教育技术与手段的源头，并且是教学策略选择的基础。每一种教学模式和教学策略背后都有相应的学习理论做支撑。古代中医师承教学用"意会"以及"领悟"的方式来描述和分析学习过程，那时的教学模式和策略也是依靠这样的学习理论来设计的。近代西方产生的院校教育模式也有其学习理论基础，这个基础就是行为主义和认知主义学习理论。在行为主义和认知主义学习理论的支撑下逐步发展起来的院校教育模式，在实践过程中逐渐暴露出一些在原有理论框架内难以解决的问题。这些问题集中反映在

① 曹丽娟. 近年高等中医院校师承教育试点班研究 [J]. 医学与哲学，2008 (7)：59 - 61.

处理一些抽象概念和对结构不良领域的知识学习两个方面，对中医学知识的学习更是典型。理性地分析思考和解决问题离不开理论的指导，逐步发展成熟的建构主义学习理论为中医教育改革提供了思路，很多相应的教学策略和技术在此基础上被逐渐发展出来。目前，轰轰烈烈进行着的中医教育改革，必然需要现代学习理论的支撑，同时对自身知识和学习特点进行深入分析，以使这场教育改革更合理和更富有成效。

（一）建构主义学习理论的诞生

近代院校教育模式的理论支撑主要来自行为主义和认知主义学习理论，相对而言，建构主义学习理论是从行为主义到认知主义之后的进一步发展，即向与客观主义更为对立的另一方向发展。学习理论都有其历史渊源，每个理论要回答的问题都是一个古老话题的简单变式：知识从哪里来？人是如何学会知识的？经验主义和理性主义哲学对知识起源的争论已历经数个世纪，在现代学习理论中还能看到其改头换面的身影。我们先简要概述一下这两种哲学观点，以帮助我们理解行为主义、认知主义和建构主义。

经验主义认为，经验是知识的主要来源，这就是说人生来好比是一张白纸，任何知识都来自它同环境的互动及联系，从亚里士多德开始，经验论者信奉知识来源于感觉印象，随着这些印象在时间和空间上不断联系，能够结合成复杂的观念。例如，关于一棵树的复杂观念，来自树枝和树叶这些较简单的观念，又基于树干和树根等观念，又来自绿色和树的香气等感觉……从这一视角看，教学设计的关键特征是如何设置环境因素以确保产生适当联系。

理性主义认为，知识来自推理，根本不需要借助于感觉。将心灵和实在进行区分这一信条开始于柏拉图，反映在人类学习观上就是通过回忆或"发现"已经存在于心灵中的东西。例如，在一个人的生活中，关于"树"的直接经验主要是起到呼唤出心灵中已经存在的东西的作用。树的真实性质在心灵中都是已知的，不是通过经验，而是通过对某一棵树的观念反思得到的。虽然这与柏拉图的观点不完全一样，但是其核心思想是一致的，即知识来自心灵。从这一视角看，教学设计的焦点是如何最佳地提供新信息以促进学习者对新信息进行编码并回忆已经存在的信息。

1. 行为主义

经验论者和理性主义者的认识论为二十世纪前五十年的学习理论提供了框架，这也是行为主义成为心理学主流学派的基础。[①] 在行为主义理论看来，一切学习都是通过条件作用，以刺激 S 和反应 R 之间建立直接联系的过程，"强化"在刺激—反应联系的建立中起着重要作用。在刺激—反应联系中，学习主体所获得的是习惯，而习惯是靠反复练习和强化所形成的。习惯一旦形成之后，只要原来的或类似的刺激情境出现，个体所习得的习惯反应就会自动出现。这种理论建立在近代一系列的认识论和心理学研究之上，例如，桑代克的尝试—错误学说、巴甫洛夫的经典条件反射学说、斯金纳的强化学说、加涅的信息加工理论等。在行为主义学习理论认识中，学习就是建立并强化外界刺激与反应之间的联系，教育者的作用在于传递客观世界知识，学习者的任务是在这种过程中达到教育者所确定的目标，并得到与教育者完全相同的对客观世界的理解。

2. 认知主义

二十世纪五十年代后期，学习理论开始从行为主义模式转向依赖于认知科学的理论模式。心理学家和教育学家开始不再强调外显的、可观察的行为，而是代之以突出更复杂的认知过程，如思维、问题解决、语言、概念形成和信息加工等。在十年左右的时间里，教学技术设计领域的众多研究者都开始放弃行为主义的教学设计理

---

① Peggy A. Ertmer, Timothy J. Newby, 盛群力. 行为主义、认知主义和建构主义（上）——从教学设计的视角比较其关键特征 [J]. 电化教育研究, 2004（3）：34-37.

论，开始使用从认知科学研究中得出的信息。不过，认知主义学习理论基本上还是采取客观主义的传统，同样认为世界是由客观实体及其特征以及客观事物之间的关系所构成的。认知主义与行为主义的不同之处在于更强调学习者内部的认知结构，故而认知主义的教学策略更注重通过分析学习者的认知能力来帮助学习者认知这些客观事物及其特性，使外界客观事物转化为其内部的客观知识。现有的院校教育模式中，所使用的教学手段大多是依据这些原则来设计的。

3. 建构主义

建构主义学习理论的基础是建构主义认识论，它初步形成于二十世纪八十年代，其基础是瑞士教育心理学家皮亚杰的"发生认识论"、苏联心理学家维果斯基的"心理发展理论"和美国教育心理学家布鲁纳的"认识结构理论"等。建构主义认识论主张"世界是客观存在的，但是对于世界的理解和赋予意义却是由每个人自己决定。我们是以自己的经验为基础来建构现实，或者至少说是在解释现实，我们个人的世界是用我们自己的头脑创建的，由于我们的经验以及对经验的信念不同，于是我们对外部世界的理解便也迥异"①。在建构主义者看来，学习是学习者通过原有的认知结构，与从环境中接受的感觉信息相互作用来生成信息的意义的过程。人脑并不是被动地学习和记录外界输入的信息，而是主动地建构对输入信息的解释，主动地选择一些信息，忽视一些信息，并从中得出推论。建构主义认为学习过程不是先从感觉经验本身开始，而是从对感觉经验的选择性开始，经过选择性知觉获取感觉信息，然后再进行意义建构，在建构过程中新的经验与过去的经验相结合，相互作用，通过建构理解新信息的意义。在理解的过程中，不断与感觉经

---

① 张建伟，陈琦. 从认知主义到建构主义 [J]. 北京师范大学学报（社会科学版），1996（4）：21.

验和记忆经验做对照，获得真正意义上的理解。如果与原有经验发生冲突，则会导致长时记忆中认知结构的改变或重组，以适应新的经验。

可见，建构主义学习理论更强调如何以原有的经验、心理结构和信念作为基础来建构知识，它强调学习的主动性、社会性和情景性，对学习和教学提出了许多新的见解。以建构主义学习理论指导教学改革已经成为当下教育界发展的大趋势。

（二）建构主义学习理论对学习的解释

相对于行为主义和认知主义，基于建构主义学习理论之上的教学策略和技术对于进行复杂知识的学习具有很大的优势。这些复杂知识包括相对抽象的概念以及系统性和逻辑性差的结构不良领域的知识等，而这正是中医学知识所具有的典型特点。建构主义学习理论之所以具有这些优势，源于它对学习过程的更深入认识。下面就以中医学知识的学习为例说明建构主义学习理论对学习过程的解释。

1. 对新知识的理解需要背景经验参与

建构主义学习理论认为，大脑在学习过程中并不是被动地学习和记录输入大脑的信息，而是主动地建构进入大脑的信息并加以解释，对输入的信息进行主动选择和加工，学习者对事物意义的理解需要与已有经验、知识整合。学习者并不是把知识从外界搬到记忆中，而是将已有的经验、知识作为基础，通过与外界事物的相互作用来建构起对外界新事物的理解。这一过程一方面是对新信息意义的建构，另一方面包含对原有经验的改造和重构。

举例如，中医学常用到的一些现象和概念，对熟悉中医学的人是十分自然的，如胃火上炎之后出现牙痛或者阴虚导致盗汗等情况，对于一个只了解现代科学的西方人来讲，如用上火和阴虚之类的概念就不能那么自然地解释清楚牙痛或盗汗了。现在假设我们要教一个只具有现代西方科学技术知识的西方人去理解以上两个概念和事实，那么我们首先要为其提供直观经验，当然对牙痛和盗汗这种纯粹现象，经验比较容易传递。但一个西方人会很自然地把牙痛和炎症反应联系起来，把盗汗和植物神经失调联系起来，之所以会有这种自然的理解，是因为这个人具有现代医学知识背景，人们通常是通过已有的经验作为基础与外界信息相互作用的。假如我们让其使用胃火上炎和阴虚来分别理解这两种现象，便先要引入"气""经络""阴阳"和中医学中的"胃"等基础概念，但这些概念的理解又需要更多的直观经验。当这个西方人理解了"气""经络""阴阳"等概念，又知道用上火和阴虚来解释牙痛和盗汗时，其便可以从牙痛和盗汗中看出新的意义，也就是对他的原有经验进行了改造和重组。然而这整个学习过程实现的前提，是对"气""经络""阴阳"等基础概念的理解，但这并不是通过言语对概念的描述就可以实现的，而必须依赖这些概念所存在的具体情境的背景经验。

对于背景经验的作用也可以这样解释，学生在学习过程中并不形成供日后提取出来用以指导实践活动的图式或命题网络，相反，学生对概念的理解是丰富的，是有着背景经验的，从而在面临新的情境时，能够灵活地建构起用于指导活动的图式①。也就是说，并不是通过言语就可以将观念、概念或者整个知识体系由教师传递给学生。学生要想真正掌握一种理论知识，并能够在实践中灵活地运用，就必须在学习这种理论知识的过程中获得其所存在情境的背景经验。

2. 结构不良领域知识需要"高级学习"

建构主义学习理论将知识划分为结构良好领域和结构不良领域。在我们所接触的知识中，有规律可循，可直接套用的那些知识就属于结构良好领域知识，如用乘法口诀解数学题。但是，在现实生活中，大多数问题都是没有确定规律的，这就要求我们利用所学知识，

① 张建伟、陈琦. 从认知主义到建构主义［J］. 北京师范大学学报（社会科学版），1996（4）：75－82.

结合问题情境建构新的理解方式和解决方案，这就涉及结构不良领域的知识。所谓知识的结构不良领域具有一个根本特征，即在每个应用知识的实例中，都包含着许多概念的相互作用，并且同类各个具体实例之间所涉及的概念及其相互作用方式有很大的差异。中医学的知识便具有典型的结构不良领域特征，每一个患者的体质和环境都是独特的，即使是相似的病症也需要根据不同的时间和地理环境区别对待，病症通常也不是单一的，是各种正邪虚实等因素相互作用的结果。面对结构不良领域，我们无法将已有的知识简单地提取出来去解决实际问题。我们必须以原有知识为基础，根据具体情境去建构用于解决问题的图式，而且通常不能以单一概念为基础，而是需要通过多个概念以及大量经验背景的共同作用来实现。

根据对于知识的结构良好领域和结构不良领域进行划分，建构主义学习理论将学习区别为"初级学习"和"高级学习"。在初级学习中，学生被要求知道重要的概念以及事实，并且能够在测试中把它们按照原样再现出来。建构主义主张初级学习主要适用于结构良好领域的知识，而高级学习则要求学习者把握概念的复杂性，进而能够灵活地应用到具体的情境中。"简单化"是使学生对概念的理解简单片面的主要原因，如将中医理论用具体且逻辑分明的语言呈现给学生，这种呈现方式正是目前医学院校教育所追求的。在中医的经典著作里，概念都不是简单化呈现的。中医理论在经典中有避免被简单化呈现的传统，然而目前医学院校教育模式试图用最简单清晰的方式呈现中医理论，逻辑分明、体系简洁是现代科学理论陈述的价值取向，却不符合中医理论自身的语言情境。这种简单化的知识处理方式妨碍了中医学习者在具体情境中广泛而灵活地迁移应用知识，而建构主义就是要寻求适合于高级学习的教学途径。在涉及大量结构不良领域知识的高级学习阶段，以对知识的理解为基础，通过师徒式引导进行学习则是更为合理的方式。

（三）建构主义学习理论可以很好地解释中医知识特点

中医学源于中国传统文化，其知识体系中的基本概念都来自中国古代哲学，而中国古代哲学对世界的解读方式同现代科学有明显差别。现代科学理论追求经验证据的实证性，在理论说明方面要求量化，其理论中概念之间的关系需要符合逻辑，故而现代科学理论陈述大多属于结构良好领域知识。但是中医学中的基本概念"气""阴阳"等无法实证、无法量化，而且这些概念的产生也不是基于追求实证或量化价值取向的。对这些概念的界定和理解都需要依赖于人的自身感受，如中医学的基础概念"气"，其最直观的经验显现在中医的气功或导引之中，这依赖于人体自身的感受；又如"阴阳"在传统哲学中的定义是使用类比和比喻的语言，理解这种语言界定概念，必须拥有相应的直观经验基础。这些中医概念间的相互作用关系通常用"动作"来比拟。中医思维方式通常被概括为"取象比类"，"取"和"比"都是由个体发出的动作，必然是存在于特定情境之中，换句话说，依赖于特定情境才能真实地理解动作的意义。这些特点决定了对"取象比类"式思维的理解和把握依赖于特定情境，必须创造出特定情境，给予学生直观的经验，才能够让学生掌握中医思维方式的"取象比类"。故而中医学理论知识都无法直接套用于现实情境中，理论体系的逻辑不分明，离开具体情境就难以理解，中医学经典著作在构建中医理论体系时也没有试图使其逻辑分明、体系简单明确，大多使用具体情境作为呈现理论知识的载体，这使得中医知识具有典型的结构不良领域知识的特点。通过以上讨论，我们可以看出强调背景经验和特定情境的建构主义学习理论对更好地解读和掌握中医学知识很有帮助。

三、基于建构主义学习理论的中医学教学分析

学习理论是各种教育教学策略、手段与技术的源头，学习理论

为理性选择教学策略提供了依据。中医学是源于中国古代哲学的经验医学，与追求实证、注重逻辑的现代医学有着明显不同。所以，以中医学知识传承为目标的中医院校教育与以现代医学知识传承为目标的现代西方医学院校教育相比，应具有鲜明的个性特色。

（一）理解中医学知识需要充足的背景经验

1. 中医学知识抽象性对学习的影响

相对于现代西方科学而言，中医学知识具有其自身的独特性，中医学的基本概念源自我国古代哲学，如最基本的"气""阴阳""五行"等。而现代医学中所使用的概念大多可以实证，可以量化，如西医中的"血压""心率"等。中医学概念本身十分抽象，其表述多是通过类比方式。这些概念难以找到具体客观的对象与之对应，更难以量化研究。甚至在中医学理论中的具体概念，如心、肝、脾、肺、肾等的含义，也不是指那些可以看得见、摸得到的器官，这些概念对于实践指导是模糊和不确定的。可以说，中医学理论是由抽象哲学意蕴和大量主观体验的概念构建起来的。

中医学理论这种由哲学语言构建的概念体系，相对于由实证概念构建的现代医学概念体系，在理解上更难以取得主体间的一致性。通俗地讲，就是中医学理论的客观性较差、主观性意蕴较浓。一方面，这些特点提高了中医学理论对医学解释的包容能力，很多现象都可以被纳入这个理论的解释框架中，很多问题可以通过这种理论找到解决方案；另一方面，这使得中医学理论难以使用逻辑语言对其进行充分表达，学生难以将具体事物与中医学概念对应起来。要理解中医学概念，学生必须拥有充足的基于具体情境的背景经验。

2. 中医院校大学生缺乏建构中医学知识的背景经验

目前，中医院校招收学生的基本渠道是高考，高考所考查的物理、化学、生物等科目全部都是现代科学理论范式的知识。学生从小学到中学接触和学习的都是现代科学理论范式知识，接受的全部是现代科学思维训练方式，在绝大多数学生的头脑中，以现代科学方式的认识思维来研究客观世界是自然而然的事情，是正统和"合法"的方式。在这些接受了系统现代科学训练的学生头脑中存在着这样一些知识，作为他们认识和理解世界的模式：所有概念都是包含量纲的，所有现象都是可以进行数学化处理的。这种现代科学语言是一种追求本质的清晰语言，词与物的明确对应是这种语言的内在价值取向。现代科学所使用语言的这种倾向，使得现代科学知识更容易与客观世界中的具体事物相对应，使得学生对这种知识的理解更具普遍性和客观性，从而认为对这种知识的学习可以较少地依赖具体情境中的背景经验。

当接受了较为系统的近现代科学范式训练的中学生步入中医院校时，一开始他们所接受的大部分信息都来自教材上的定义、说明以及多媒体的图像展示，他们会发现这些中医知识与之前在中学里学习了数年的近现代科学知识是如此不同，他们所习惯的理解知识的方式在这里也不再适用了。在这里，现象不再是可以被清晰实证的了，概念之间不再具有清晰逻辑化和数量化的关系。在这里，重要的概念大都需要通过类比来理解，那些曾经熟悉的词语都被重新赋予了含义，同时"气虚""血虚"等概念无法像"低血糖"或"高血脂"一样被直观地理解。中医学理论使现代学习者误解与怀疑，究其根本原因，亦是因为学习者缺乏对这些概念具体应用情境的生活体验。由于背景经验的缺乏，他们对这些概念的认识大多是机械的、抽象的，在这种背景经验中的中医概念，如"阴阳""气""木火土金水"等难以被建构出生动、鲜活的理解。而在建构主义学习理论看来，这种生动的、有着经验背景的认识，正是学生在面对新的情境时可以灵活运用这些概念的基础。

由于学生难以在中医院校教育过程中建构出对于中医学理论的生动而有着背景经验的理解，这就导致大量中医学专业的毕业生在工作时更喜欢用西医知识处理临床问题。于是，当一个从中医院校毕业的学生在临床上遇见一个具体情境中的现象时，其更容易自然而然地去使用自己所熟悉的解释客观经验的思维方式和理论，那些存在于其头脑中的中医知识显得那么机械和抽象，只是有待进行生动建构的半成品，很难用得上。

（二）灵活掌握中医学知识需要的"高级学习"

1. 中医院校处理中医知识的态度和方式

目前，在中医院校教育模式中，仍在采用初级学习方式处理中医知识。"初级学习"的特点，简单来说，就是要求学习者能够把所学知识与客观事物相对应起来，能够直接运用所学知识处理问题，如同通过背乘法口诀来处理四则运算。在现有高等中医院校教育中，大多数课程采取的是配合多媒体展示的讲授式授课方式，教学的思路依旧是由教师把教材上的知识传授给学生，评价教学成果的主要方式依旧是考查学生对教材知识的记忆程度，学生只要熟记教材内容，肯定可以在期末考试中取得好成绩，即使考卷中有一定比例的自由发挥题目，但这部分题目与教材或讲义中所提过的例子类似，对学生理解运用知识的能力要求并不高。

根据建构主义学习理论，大多数情况下，之所以会把初级学习阶段的教学方法不合理地应用到高级学习阶段的教学中，主要是由于以下三种对待知识的偏向：一是附加性偏向，将事物从复杂的背景中隔离出来进行学习，误认为对事物的孤立认识可以推及更大的背景中，忽视具体条件的限制；二是离散化偏向，即将本来连续的过程简单地当成单个阶段分开处理；三是将整体分割为部分，忽视各部分之间的相互联系。这些在教学过程中对待知识的偏向情况，使得学生获得的理解简单片面，而这正是妨碍学生在具体情境中灵活迁移和运用知识的主要原因。

2. 灵活运用中医知识需要高级学习式训练

建构主义学习理论将知识划分为两个领域，结构良好领域和结构不良领域。结构良好领域的知识具有逻辑清楚、关系明晰的特点，结构不良领域在每个应用知识的实例中，都包含着许多概念的相互作用，并且同类的各个具体实例之间所涉及的概念及其相互作用的方式都有很大的差异。

在临床实践中每个病例都不可能是单纯的，每个具体患者在没有生病之前就是特殊而具体的。中医学理论尤其注重区别患者的个体性，而且反对把患者统一化、普遍化。根据具体患者，或男或女、或老或幼、或强或弱、或实或虚，通常会采用个体化治疗方案。不仅如此，生病的不同季节以及患者所处的地理环境也是影响病机的重要因素，中医学因此建立起五运六气学说。每个患者所处时空点必然是独特的、不可重复的，中医学理论对此强调每个中医临床实例都需要考虑其差异性。中医临床理论包含着几种互相交叉融合的诊断方式，如八纲辨证、脏腑辨证或伤寒学说中的六经辨证和温病学说中的卫气营血辨证等。这些诊断方法各有其擅长的疾病范围，又具有很强的通用性。对于同一个临床实例，同属于中医学理论的这些诊断方法有时可能会得出不一样的结果，并且看上去都合理。即便对于同一临床实例，应用同一种诊断思路，但是由于中医诊断只能依靠人的判断，由于个人经验和信念的不同，不同的医生有时会做出完全不同的判断，但由于中医概念是难以进行量化测量和评估的，因而对不同医生的不同判断很难做出客观选择。不仅仅在具体的实例中概念及其相互作用的方式有着很大差异，而且由于诊断过程对于个人因素的绝对依赖，使得在中医临床实例中应用理论的实践行为差异性更为显著。通过以上讨论可以发现，中医知识具有十分典型的知识结构不良特征，而现有高等中医院校使用初级学习方式处理这些知识是十分不恰当的，要使学生真正能够掌握，并灵活运用中医知识，必须采取建构主义学习理论所倡导的高级学习的教学方式，以帮助学生正确掌握具有结构不良领域特征的中医知识。

（三）中医院校教育范式迫切需要改革

利用建构主义学习理论，分析中医教育具有的特点，制定相应的教育教学策略。首先要解决如下两个问题：一是如何使学生很好地理解中医学理论；二是如何使学生在具体情境中灵活运用中医学理论。

对于第一个问题，前面讨论了中医学知识本身的特点，认识到了中医学的基本概念是哲学语言构建的，相对近现代科学大多可以实证和量化处理的概念，其抽象性十分明显。中医概念之间的相互作用关系逻辑并不清晰，而且这些关系很难进行数学化描述。中医学认识和理解客观世界的主要思维方式是类比，也就是"取象比类"。由于中医学知识的这些特点，依据建构主义学习理论，中医知识的学习过程更依赖具体情境中的背景经验，也就是说，需要学生拥有大量对于中医临床情境的直观经验才可以掌握好中医学知识。然而，在目前的中医院校中，那些正在学习中医学理论的低年级学生，他们的背景经验十分缺乏，这正是学生难以对中医学理论生动理解的原因。

对于第二个问题，前面根据建构主义学习理论对于知识的划分，讨论了中医学知识的实践运用特点。知识结构良好领域的知识逻辑清晰，应用时可以直接套用，如用乘法口诀解决算术问题；而知识结构不良领域，在每个应用知识实例中都包含着许多概念的相互作用，并且同类各个具体实例之间所涉及的概念及其相互作用的方式也有很大的差异，不能直接套用。中医学理论知识具有典型的结构不良领域特征。但是，目前中医院校基本上是在使用初级学习方式对待结构不良性显著的中医学理论，这种教学思路的典型表现是，依旧把考查学生对教材知识的记忆程度作为评价教学成果的主要方式。对于结构不良领域的知识，建构主义学习理论提倡采取师徒式的具有引导性的高级学习方式，一些中医院校已经开始了大胆尝试，提出了一些可操作的原则和对策，总结出了一些较为成熟的教学手段。

四、关于中医教育教学改革的思考

始于近代的中医院校教育教学制度，在创立之初为顺应时代与社会要求，半自觉、半无奈地选择西医院校教育教学制度为模板。在之后整个二十世纪，中医院校教育教学取代了传统中医师承教育模式，成为中医教育教学的主流形式，在为中医学发展做出不可替代的贡献的同时，这种参照西医建立起来的院校教育教学制度也暴露出了不少问题，这些问题与中医教育教学规律相矛盾。1999 年，国家中医药局、教育部联合印发《关于加强高等中医教育临床教学工作的意见》，为中医教育教学改革提供政策和舆论支持。近年来，多所高等中医院校纷纷开设了中医教学改革实验班，进行中医教育教学改革实验，积极探寻适应中医教育教学自身规律的模式。

（一）回归传统的中医教育教学改革需要现代教育理论指导

近年来，多所高等中医院校进行的改革在内容和形式上都有向传统回归的倾向，在中医院校教育制度创立之初，没有经过科学理性之分析，就照搬西医院校教育制度。这一轮改革应利用现代学习理论对中医教育教学做理性分析，用新教育理念进行顶层设计指导，才能使中医学在现代社会重获生机。

1. 中医院校教育教学改革向传统回归的历史原因

基于 1999 年印发的《关于加强高等中医教育临床教学工作的意见》，各高等中医院校纷纷开设了各具特色的中医教育教学改革实验班。仅从"开设教学改革实验班"这句话来看，就可以清楚这次教育教学改革的价值取向。例如，广西中医药大学开办的本科生传统班、山东中医药大学以及成都中医药大学开办的七年制中医传统班等，从高等中医院校对这些改革实验班的命名上，我们可以清楚地看出中医教育回归传统是大家的共识。那些在命名中没有显示出明显传统价值倾向的改革实验班大多叫作"临床方向试点班"，或直接叫作"教改试点班"。

在教学改革内容上，这些改革实验班有着明显的共性，所有实验班都强调"跟师、读经典、早临床"。

"跟师"是古代中医教育的基本形式。在近代之前，虽然历朝历代都办有一些官办的医学教育机构，但民间家传和师承一直是中医传承的主流模式。这些中医教学改革实验班，有些直接命名为"师承班"，如长春中医药大学开办的研究生师承班和福建中医药大学开办的本科生师承班等，其他未命名为师承班的教改实验班中，也为学生指定了师父，甚至举行了拜师仪式。而那些未明确提出采取师徒式学习方式的实验班，也全部采取了导师制，以一定比例的学生配备一名导师，指导学生的课程学习。

"读经典"，重视对中医经典文本的学习也是这些中医教学改革实验班的共同之处。现代中医教材是随中医院校教育兴办而编制起来的。在民国时期，中医院校教育初期，没有系统、统一的分科教材，成为国民政府教育部禁止中医院校备案的理由之一。迫于压力，中医教育界不得不召开全国中医教材编辑会议，商讨中医教材的出版。于是，中医院校教育开始参照西医学的学科设置编制了首批中医教材。中华人民共和国成立后，中医院校的教材基本上采用了民国时期中医教材的编辑理念。这些教材所构建的课程体系是西医式的，所使用的语言和表述方式具有十分明显的现代科学教育风格。这样的教材制约了学生生动而灵活地理解中医知识，中医教育界人士也逐步认识到了这一问题，重新认识对中医经典文本学习的意义。

"早临床"是古代中医师承教育的基本理念。古代初学中医的学生大多白天随师侍诊，晚上或是空闲时间读中医入门书籍，如《医宗必读》等，并背诵中医的入门歌诀如《汤头歌诀》《濒湖脉学》《药性赋》等。初步了解了中医学理论和掌握了基本诊疗技术之后，在师父带领下再研读经典，提升中医学理论的认知水平和临床诊疗能力。目前中医院校人为地将中医课程分为基础学科和应用学科，低年级学生学习基础学科，高年级学生学习应用学科，在学习理论知识的过程中很少有机会进行临床实践。可以说，中医学教材的字数比四大中医经典加起来的字数都要多出好多倍，但学生却缺乏具体临床情境的背景经验，难以建构出对中医知识的生动理解。中医教育界认识到"早临床"对于中医知识的学习具有重要的意义，所以在此轮的教育教学改革实验中格外重视。

"跟师、读经典、早临床"的中医教育模式在中医教育现代化的过程中逐渐被丢弃。因为采取了西医院校教育模式，"跟师"自然而然地被取代了；参照西医学科设置编辑教材，中医经典文本的学习被搁置了；当没了"跟师"和"读经典"，"早临床"也就没有了现实基础。走了几十年弯路后，中医教育界发现离开了这些传统的中医学习方式，"几十年来都没有培养出真正的中医"。于是，兴起于21世纪初的中医院校教育教学改革在内容和形式上都急速向传统靠拢。

2. 此轮中医院校教育教学改革是中医教育现代化的延伸

虽然21世纪初的这一轮中医教育改革在形式和内容上都在向古代传统中医教育靠拢，然而其实质并不是完全回归或复古。其实质上是开始于20世纪的中医教育现代化改革的进一步深化。20世纪的中医教育改革，把传统的中医教育形式改造成了正规的中医院校教育形式，这种改变顺应了时代需要。因为在那个时代，"现代性"借力于现代科学技术的力量向全世界蔓延，"现代性"所到之社会被改造，以使之适应和服从现代世界。假如能够被现代社会所认可的中医院校教育制度没有及时地建立起来，或许中医就彻底消亡或衰落了，其命运如同很多已经消失的传统生活方式一样。和我们拥有相似的传统文化，同样是现代社会的港台地区和东南亚地区就是一面面很好的镜子，中医在这些地区的发展始终比较艰难，融入主流社会的程度也远不如中国内地，其中一个重要原因就是能够被现代社会认可的中医院校教育制度发展得不如内地充分。

20世纪中医教育现代化进程存在着明显失误，那一轮的中医教育现代化进程是迫于时代压力仓促进行的，包含着太多无奈。在那时社会对于中医的认识和态度是有很大偏颇的，中医对于自身在现代社会中扮演什么样的角色也还没有清醒而深刻的认识，于是中医教育界只好照猫画虎，参照西医院校设计了中医院校课程体系和教学方法。基于上述缺失，这一轮的中医院校教育改革的任务，是要探索既符合中医自身人才培养规律，又能够适应现代社会的中医教育模式。显然，这是中医教育现代化进程在21世纪的延续。

3. 现代学习理论可使传统教育模式呈现新内涵

为什么传统中医教育模式在20世纪的中医教育现代化进程中被丢弃了，简单地说，就是因为传统师承教育以及古代经典文本不再符合现代科学教育的规范，而它们被政府教育部门所拒绝等同于被主流的现代社会所拒绝。抛弃传统，另起炉灶，参照西医院校教育模式，采用新编教材，这是中医教育向现代社会做出的妥协。

当这些传统在新一轮的中医教育改革中被拾起，师承教育模式、中医经典文本重新回归，当它们受到热烈欢迎和追捧时，我们必须认识到，中医目前"生活"的世界仍是一个现代社会，我们必须保持清醒的头脑。并且在这个时代，社会所充斥的"现代性"更加强烈和有力，如果我们不给这些传统形式赋予现代化的内涵，那么它们在时代和社会中的角色仍将同百年前一样无法被社会很好地接受。所以必须赋予传统形式现代化的内涵。

当人们指责中医不科学时，其实质是在说中医的思维方式不够"理性"。因为自启蒙运动时代人们开始强调"理性"，它就成为支撑现代科学技术发展的核心价值，同时也是缔造现代社会的基础性力量。在20世纪早期，政府教育部门不接受传统的中医教育模式进入现代社会制度，其实质是传统的中医教育模式不能为那个时代的理性所理解和接受，于是中医教育才转变成为那个时代的理性所能够认可的形式。可以说，是否符合理性认识，是评判中医教育模式是否现代性的标准。学习理论是各种教学技术与手段的源头，并且是理性地选择教学策略的基础，可以说只有当教学模式的设计建立在符合时代的学习理论之上，这种教学策略才可以被认为是现代化的，才能真正融入现代社会。当此轮中医院校教育改革兴起，传统教学方法回归中医教育，如果仍然缺乏先进的学习理论深刻分析中医知识特点，在教学技术和手段设计上缺乏先进学习理论的支撑，仅仅是对传统照猫画虎的话，那或许会带来中医教育现代化进程中的又一次失误。

（二）传统中医教育模式的现代化

中医院校教育改革的合理路径是，通过使用先进的学习理论对中医知识做出深刻分析，进而基于理性判断来选择或设计合理的教学技术与手段，从而形成现代化的并且符合中医教育自身规律的教育模式。在此过程中，作为具有时代先进性的建构主义学习理论具有不可替代的作用。

1. 中医教育传统模式的合理性分析

在这一轮高等中医院校教育改革中，被重视的中医教育传统主要是"师承、读经典、早临床"。通过建构主义学习理论分析，这些中医教育传统其实具有深刻的合理性，并且通过学习理论的阐释把这些合理性变为其现代化内涵，进而在此基础上使用现代教育技术对其进行重构和改造，这些传统的教育模式就可以自然转变为现代教育模式。

"师承"这种教学方式之所以适用于对中医知识的学习，主要是由于中医知识属于知识的结构不良领域，其典型特征是在每个应用知识的实例中都包含着许多概念的相互作用，并且同类的各个具体实例之间所涉及的概念及其相互作用的方式有着很大的差异。中医知识的结构不良领域特点决定了对中医知识不能采用初级学习方式进行教学设计，而应该采用建构主义学习理论所提倡的高级学习方式进行教学设计。师徒引导式的教学理念正反映了高级学习理论的要求。

中医经典文本的学习对于中医教育具有不可替代的意义，是由中医学理论中概念以及概念之间相互关系的特点和中医传统思维的特点所决定的。中医知识中的基本概念大都来源于中国传统哲学，这些概念都比较抽象，它们所具有的内涵难以与客观存在的事物相对应。中医知识的某些概念即使不是来自于哲学中的概念，其功能性抽象且具有隐喻特征，如心的概念是智慧之官，心主神明，人们始终不能知晓它外部的样子。现代科学所使用的语言是追求逻辑清晰，讲求实证的，现有中医教材基本采用现代科学的语言风格，而这种形式的语言是不擅长传递中医知识的，所以中医经典文本的作用是难以替代的。

早接触临床的作用主要是为中医学生提供充足的背景经验，以使学生可以对中医知识建构进行生动理解。前面通过分析中医知识的特点，得出中医知识相对典型的现代科学知识而言需要更多的背景经验以支撑其理解的结论。现有中医院校教育模式中，学生学习中医知识的过程极其缺乏具体情境中背景经验的支撑，这是学生对中医知识理解机械、生硬的重要原因。使学生尽早接触临床最合适、最方便的途径莫过于跟师侍诊，这轮中医教育改革对于师承的强调为学生能够尽早接触临床提供创造了有利条件。

2. 在传统中医教育模式中合理运用现代教育技术

传统中医教学方法符合中医教育自身规律，而且其合理性可以通过建构主义学习理论的分析得到很好的解释。但这些传统中医教育形式在形成和发展的过程中毕竟缺乏科学有效的学习理论指导，它的合理性和有效性仍存在局限。最近二三十年来，教育界在建构主义学习理论研究的基础上提出了诸多成熟有效的教学策略和教学技术手段，如果能够参考这些研究成果来充实和改造那些被这轮中医院校教育改革所强调的传统教学方法，那么这些传统教学方法的有效性必然会得到很大提升，也必然能够更加适应现代社会的发展要求。

　　基于建构主义学习理论的教学策略首先强调以学生为中心，明确以学生为中心这一点对于教学设计有至关重要的指导意义，因为以学生为中心出发还是以教师为中心出发将得出两种全然不同的设计结果。至于如何体现以学生为中心，建构主义学习理论认为可以从以下三个方面做工作：第一，在教学过程中充分发挥学生主动性，要体现出学生的首创精神；第二，让学生有多种机会在不同的情境下运用他们所学的知识，给学生提供将知识外化，与客观世界相互作用的机会；第三，让学生能根据自身行动的反馈信息来形成对客观事物的认识和解决实际问题的方案。强调"情境"对意义建构的重要作用。建构主义学习理论认为，学习总是与一定背景即"情境"相联系的，在实际情境下进行学习，使学习者能利用自己原有认知结构中的有关经验去同化和索引当前学习到的新知识，从而赋予新知识以某种意义。如果原有经验不能同化新知识，则要引起"顺应过程"，即对原有认知结构进行改造与重组。总之，通过"同化"与"顺应"才能达到对新知识意义的建构。在传统教学课堂上，由于不能提供实际情境所具有的生动性、丰富性，同化与顺应过程较难发生，因而使学习者难以对知识的意义进行建构。强调教学过程的最终目的是完成意义建构而非完成教学目标。在传统教学设计中，教学目标是高于一切的，它既是教学过程的出发点，又是教学过程的归宿。通过分析教学目标可以确定所需的教学内容和教学内容的安排次序。教学目标还是检查最终教学效果和进行教学评估的依据。但是在建构主义学习环境中，由于强调学生是认知主体，是意义的主动建构者，所以把学生对知识的意义建构作为整个学习过程的最终目的。在这样的学习环境中，教学设计通常不是从分析教学目标开始，而是从如何创设有利于学生意义建构的情境开始，整个教学设计过程紧紧围绕意义建构这个中心而展开，不论是学生的独立探索和协作学习还是教师辅导，总之，学习过程中的一切活动都要从属于这一中心，都要有利于完成和深化对所学知识的意义建构。

针对典型的结构不良领域知识，在建构主义学习理论基础之上所发展出的一种教学技术手段是"随机通达教学"。由于在学习过程中对于信息的意义建构可以从不同的角度入手，从而可以获得不同方面的理解。同时，在运用已有知识解决实际问题时，存在着概念的复杂性和实例间的差异性，任何对事物的简单理解都会漏掉事物的某些方面，而这些方面在另一个情境中，从另一个角度看时可能是非常重要的。所以建构主义者提出的"随机通达教学"认为，对同一内容的学习要在不同时间多次进行，每次的情境都是经过改组的，而且目的不同，分别着眼于问题的不同侧面。这种反复绝非为巩固知识技能而进行的简单重复，因为在各次学习情境方面会有互不重合的地方，这将会使学习者对概念知识获得新的理解。这种教学避免抽象地谈概念如何运用，而是把概念具体到一定的实例中，并与具体情境联系起来。每个概念的教学都要包含充分的实例之变式，分别用于说明不同方面的含义，而且各实例都可能同时涉及其他概念。在这种学习中，学习者可以形成对概念的多角度理解，并与具体情境联系起来形成背景性经验。这种教学有利于学习者针对具体情境建构用于指引问题解决的图式。

另一种建构主义教学技术手段是"支架式教学"。这里所说的支架原本是指建筑行业中使用的脚手架，这里用来形象地说明一种教学模式：教师引导着教学的进行，使学生掌握、建构和内化所学的知识技能，从而使他们实现更高水平的认知活动。简言之，是通过支架（教师的帮助）把管理调控学习的任务逐渐由教师转移给学生自己，最后撤去支架。这是以维果斯基的辅助学习理论为基础的。维果斯基认为，人的高级心理机能，如对于注意力的调节以及符号思维等，在最初往往受外在文化调节，而后才逐渐内化为学习者头脑中的心理工具。在支架式教学中，教师作为文化的代表引导着教学，使学生掌握和内化那些能使其从事更高认知活动的技能，这种掌握和内化是与其认知水平相一致的，一旦学生获得了这些技能，便可以对学习不断进行自我调节。

支架式教学包括以下几个环节，首先是预热。这是教学的开始阶段，将学生引入一定的问题情境并提供可能获得的工具。其次是探索，先由教师为学生确立目标，用以引发和展开情境的各种可能性，让学生进行探索尝试，这时的目标可能是开放的，但教师的参与会对探索的方向有很大影响。在此过程中教师可以予以启发引导，可以做演示，提供问题解决的原型，也可以给学生以反馈等，但要逐渐提升问题的探索性，逐步让学生自己探索。最后是独立探索，这时教师应放手让学生自己决定探索的方向和问题，选择自己的方法，独立地进行探索。不同的学生可能会探索不同的问题。可以看出支架式教学与上文所谈的"随机通达教学"相似，都强调在有教师指导情况下的发现，但支架式教学则同时强调教师指导部分的逐渐减少，最终要使学生实现独立探索和发现。将监控学习和探索的责任由教师为主向学生为主转移。它强调教师与学生的地位在教学中的动态变化，而不是按某种比例做静态组合。

在传统师承教学方法中，教师的教学策略是没有明确说明的，而根据建构主义学习理论教学策略，教师需要以学生为教学活动中心，充分发挥学生的主动性，引导学生在不同的具体情境中应用所学知识，从而实现自我反馈，加深对知识的理解，而且教师需要更加自觉地为学生提供不同的具体情境。随机通达教学在形式上和师承的跟诊学习具有很大的相似性，应用这种教学技术手段与师承跟诊的学习相对照和修正，可以使教与学的双方更加明确处理具体情境中实例的态度和方法。支架式教学法则为如何使学生在临床的具体情境里逐渐学习中医理论知识提供了很好的思路。

（三）填平"理性"与"传统"的鸿沟是中医教育现代化的基础

当前的中医院校教育教学改革在形式和内容上都有向传统中医教育回归的倾向，这一现象有深刻的历史原因。因为早期中医教育的现代化不是自然而然开始的，它的开始来源于时代逼迫。由于这种逼迫，中医教育仓促地走上了现代化的道路，并且试图照搬西医院校教育模式进行发展。这种生硬的对中医教育的现代化改造最终被现代社会接受了，并且成为中医教育的主流。然而，这种改造并不是十分成功，在一定程度上违背了中医人才培养规律。恰如中医界泰斗邓铁涛教授所说："把对中医药的学习通过学校的形式实现，应该承认是一个进步，可怎么改？按照西医的模式改还是按照中医自身的文化传统改？这是不一样的。但是现在，中医药院校改是改了，却是按照西医院校的模式改的。"①

兴起于21世纪初的高等中医院校教育改革，最主要的任务就是纠正中医教育现代化进程中的偏差，探索既能体现现代性又符合中医教育规律的教育教学模式，这是"时代"和"中医"两者的共同要求。此轮改革可以看作中医教育现代化进程中的一个高潮。然而单纯地向传统靠拢，忽视了现代理论的指导作用，仍有可能导致改革成果不能很好地被现代社会所理解和接受。那么，如何使传统的形式拥有现代化内涵，并通过改革使其完美地成为现代社会的有机组成呢？笔者认为合理的途径应该是用现代学习理论理性分析中医知识本身的特点，进而解释传统的中医教学方法合理的原因。在此基础上，再应用现代学习理论改造和完善传统的教学方法，使其更好地适应现代社会。

建构主义学习理论可以很好地适用于对中医知识的分析和对中

---

① 转引自张效霞. 回归中医——对中医基础理论的重新认识 [M]. 青岛：青岛出版社，2006：8.

医教学的指导，可以说建构主义学习理论应是中医院校教育改革理论指导的首选。现代教育界在建构主义学习理论的基础之上发展出了一系列成熟有效的教学策略以及技术，可以很好地适用于中医院校教育改革。例如，强调以学生为中心而不是以教师为中心来进行教学设计。在评价教学效果方面，基于建构主义学习理论的教学策略，强调学习过程的最终目的是完成意义建构而非完成教学目标。在具体教学技术方面，"随机通达法"或"支架式教学"都可以为跟师随诊的教学设计提供很好的参考。

第十章 从科学传播理论看
中医传承问题

近代以来，西医东渐，在经过短期的中西医接触后，西医在中国开始流行起来。对中医的质疑、否定一时猖獗，中医陷入尴尬境地。如何拯救中医成为中医界乃至诸多中华民族优秀分子议论的话题。救木先救根，蓄水先寻源，要改善中医生存现况，务必从中医传承入手。解除中医传承中的疑难，自然能恢复其活力。但不能简单地认为中医传承是中医知识以及技能的传播，而是包括观念、人才和建制等在内的复杂传播工程。应以现代传播学理论分析中医传承问题，发现影响其有效传播的障碍，有针对性地进行处理，将是解决中医传承疑难的有效尝试。

一、科学传播基本理论诠释

（一）科学传播的基本概念和主要模型

科学传播（science communication）一词最早可见于英国科学家贝尔纳的《科学的社会功能》中。他在书中强调，解决科学交流的全盘问题，不仅包括科学家之间的交流问题，而且包括向公众交流的问题，大众理解科学的提前是科学能够为人类带来好处。一个国家的富强、一个民族的复兴，与公众科学文化素养休戚相关，科学传播是一种更深层次的科学家与科学家、科学家与民众之间的科学交流。

学术界对科学传播概念和相关范畴有不少争议，科技传播和科学文化传播的提法也偶有出现。之所以称之为科学传播并非有意忽略技术的重要性，而是即便称之为科技传播也不能全面地反映所涵盖的内容。科学文化传播的事更准确，但这种称谓往往让人们忽略科学知识依然是所传播的重要内容的事实。正如田松博士指出的，"科学传播"并不是字面上简单的"科学"+"传播"的线性组合。"科学传播"更像是一个代号，在一定的语境下可以同"科学技术传播""科学文化传播"等替换使用，其意义是动态发展的，边界和内容均不固定。

科学传播具有促进公众科学素养提升、科学精神弘扬、民主理念启蒙的作用，对科普理论及其实践有拓展和超越、反思和批判的价值。在传播科学知识的同时，能传播科学方法、新科学观念，提高公众对科学的理解深度。关于"科学传播"的定义，国内引用比较多的观点有两种：第一种由翟杰全教授提出，认为科学传播是科技知识信息通过跨越时空的扩散而使不同的个体间实现知识共享的过程，按传播渠道可将科学传播分为四个部分：专业交流、科技教育、科技普及、技术传播①；第二种由吴国盛教授提出，认为科学传播过程是多元、平等、开放和互动的，分为三个层面，即科学界内部的传播、科学与其他文化之间的传播、科学与公众之间的传播。

1. 科学传播的三个阶段以及三个模型

科学传播已经历科学普及、公众理解科学、科学传播三个阶段，与之对应的是三个传播模型：中心广播模型、缺失模型、民主模型。显然，这三个阶段是按照科学史不同时期科学传播的使命和特点来划分的，这三种科学传播状态在同一时期也可共同存在。

科学普及（popularization of science）阶段：科学普及建立在小

---

① 翟杰全. 让科技跨越时空：科技传播与科技传播学［M］. 北京：北京理工大学出版社，2002：13.

科学之上，塑造和传播的是科学的神圣形象，科学家个个都是圣贤：绝对公正、毫无偏见、追求真理、不计个人得失。在科学普及阶段，科学家与公众之间人为地设定了认知与价值鸿沟：公众不但知识储备不如科学家，道德操守和社会贡献也不如科学家。之所以这样来传播科学，是因为在这个时期科学技术还未被公众普遍接受，相对于用科学寻找真理，公众更关心的是科学能不能带来更多的收益。与之对应的中心广播模型代表的就是一种自上而下、自中心而向外的单方面线性灌输的传播模式。

公众理解科学（public understanding of science）阶段：公众所理解的科学的概念最早提出于 1985 年英国皇家学会的一篇名为"公众理解科学"的报告中。该报告指出，科学技术的发展和滥用对生态环境的破坏，使得公众对科学技术产生质疑。在英国社会制度下，公众舆论对决策会产生直接影响。那么站在科学共同体的角度看，就需要公众能够理解科学进而支持科学发展，不单是对科学知识层面的理解，还有科学方法、科学思想和科学应用风险等方面。这篇报告还指出：科学家天然具有使公众理解科学的责任和义务，如果将科学传播的任务全部交给政府和媒体，那么公众所得到的信息未必是科学家想要传达的，科学创新和科学普及是相辅相成的关系，在科学技术如此重要的时代，如果不能够具备一定的科学素养，很容易因为错误地应用科学技术而带来伤害。与此阶段相应的传播模式是杜兰特的缺失模型，科学被假定为绝对正确，之所以产生问题，是因为民众缺乏对科学知识的理解，科学要求参与政治和生产的民众有较高的科学素质。在这个模型中，科学家与普通公众之间开始进行双向交流，科学家开始努力获得公众的理解。

科学传播（science communication）阶段：这个阶段被称为有反思的科学传播阶段，科学传播有双重任务，两者之间有一定张力。准确地说，一方面确实要在公众中树立客观正确的形象，以保证科学技术能够被允许应用在社会发展中；另一方面科学传播还要弘扬真正的科学精神，尽可能全面传播科学技术的知识、历史、思想、技能、方法和社会影响（包括科技的不确定性、有限性、风险和负面影响）。在这个阶段会提到，不能对所有称作科技的东西都加以传播，不但要关注传播手段，而且应该关注传播内容；在传播科学知识的同时，还要积极努力传播新科学观念，并要处理好普遍知识与地方性知识的关系；科学也要对自身有批判精神，科学传播不能是蛊惑人心。与这个阶段相对应的是民主模型，又称对话模型。在大科学时代，科学门类林立，某一专业前沿学者对另一个专业也许一无所知，这极大地模糊了传播者和受众的角色。科学共同体成员与公众合力构建科学传播的公共领域，从理念到实践保障公众理解和参与科学的权利和方式，其核心理念是参与及民主。在这个模型中传播者与受众之间是多向交流的。

2. 第四模型——同行评议

刘华杰教授认为，科学传播的三个典型模型都是针对公众的，应该有第四个模型来面对科学共同体，他称为"同行评议"模型。所谓同行评议，主要指关于某一领域的科学问题，只有相关的同行专家说了算。例如，研究论文是否应当发表，要同行评议后才能决定。同行评议模型已经发展得比较成熟，虽然仍存在一些问题，但目前还看不出有比它更好的替代办法。依据科学的"保守性原则"（牛顿就表述过类似的原则），在无法提出更好的替代理论、办法之前，原来的理论、办法依然有效。这个模型只涉及科学家及相关科研管理部门，公众与此无直接关联。

同行评议是一个个体决策的过程。它建立在科学基础上，用于评价个人或者科研群体的知识产品。同行评议中，专家群体对某一事物做出评价，共同发挥作用，使得评议结果达到全面准确的效果，同行评议实际上是决策民主化的一种手段。同行评议中的专家来自某个相同学科领域，根据同一个标准评价某一个事物，这个专家群体构成了科学共同体。同行评议对科学进步的意义重大。首先，在对科学资源使用、科学发展规划等方面进行决策时可以起到合理配置的作用。其次，科学成果经过同行评议，其价值更容易被社会所认可和接受，对低劣、弄虚作假的包装品可起到有效遏制的作用。再次，同行评议可以最大限度公正地保障优秀人才脱颖而出，形成激励效应。同行评议能避免很多问题，但也有不足之处。如参与评议的专家本身可能存在偏见和认识的不足，专家之间对同一研究成果给出的结果有很大差异。

（二）科学传播的分析理论

1. 科学传播媒介

科学传播的发展状况不但受到科学技术发展阶段的制约，还与媒介发展的演进紧密相关。通过梳理科学技术发展史，以传播媒介的阶段发展为线索，可以将其演进过程分为以下几个阶段：口语传播阶段、书写传播阶段、印刷子媒体传播阶段和网络传播阶段。

早在文字出现之前，人类就已经学会了使用语言来表达自己的喜怒哀乐，交流彼此所掌握的各种信息，而且能够向同伴或晚辈传授生产、生活的技术经验。例如，中国远古流传神话中燧人氏钻木取火、有巢氏构木为巢、神农氏尝百草等这些最早的生存技术，通过口语传播是我国最早的科学传播方式。时至今日，口语传播依然是非常重要的、常用的、灵活的科学传播方式之一，几乎在所有科学传播场合都能见到大量口语传播的影子。口语传播的优势在于其灵活性和创造性，能够令受众最大限度地体会传播内容的内涵，尤其是超逻辑和非线性思维的部分。但是以口语传播为主的科学传播自身有非常大的局限性，这种传播方式速度很慢，普及范围很小。

有了文字，书写传播成为最正规的方式。公元前3 500年，在位于幼发拉底河与底格里斯河的两河流域，苏美尔人创造了楔形文字，同时期的埃及出现了象形文字。据考证，我国的"甲骨文"也出现在3 500多年前。文字的发明刺激了其载体的更新换代，从最早的石、骨、陶瓷逐渐演化为金属、简、版、皮乃至纸。介质加快了文字和其记载内容的传播速度，尤其是纸的发明令人类的书写材料发生了变革。书写传播使科学技术脱离了口传身授的制约，从时间的久远度和空间的广阔度上实现了对口语传播的超越，令地方性知识有成为普遍知识的可能性。但是在印刷术发明之前，书写传播的不足在于抄录中发生错漏的概率相对较大，而且抄录耗费大量的时间和人力。这注定了书写传播是昂贵的商品。

印刷术与造纸术一样，是广为人知的中国四大发明之一。据记载，我国唐朝就已经发明了雕版印刷术。北宋庆历年间发明活字印刷术，之后印刷术传入欧洲，逐渐出现了现代意义上的印刷业。可以说在这个时期才有了真正意义上的科学传播。大批热衷于科学知识普及的科学家和工程师，通过撰写文章、发表演讲等方式向社会普及和宣传科学知识，向公众展示科学美好的愿景。

电子媒体主要指广播、电视、电影和计算机。电子媒体阶段出现在网络传播阶段之前，主要以广播和电视为主导。在 20 世纪 30 年代，广播就已经作为媒介在促进科学传播方面发挥着一定作用，科学家通过广播向公众开展科学题材的讲座，引起公众的广泛兴趣。广播的特点是：覆盖面广泛，在偏远地区广播依然可以被接受，而且不要求听众有很高的文化水平；传播时效迅速，依靠设备广播可以做到现场报道；接受手段方便，听众可以一边做其他的事情，一边收听。除了能够播送科技消息外，广播还可以播放科幻或者科普剧。电视发明于 1926 年，其对科学传播的作用至今是显而易见的。一方面，电视大学可以非常专业地通过电视这个媒介传授生产生活所需要的知识，另一方面，电视中的科普节目能深入浅出、通俗易懂地将趣味性和知识性融合在一起传播。电视、电影、计算机等相似媒介的革新给平面知识赋予了影音动态的直观高效性。

如果说电子媒体阶段依然遵循"播放型传播模式"，为数不多的制作者将信息传递给众多的消费者，那么网络传播阶段则是一种

"双向的去中心化交流"，是一种集制作者、销售者、消费者于一体的新模式。运用互联网进行科学传播有以下四个优势：第一，互联网可以将报刊、广播、电视等传统媒体实用的传播符号进行整合，文字、图片、声音、图表、动态图像等符号都可以综合在一个传播单元中；第二，互联网可以实现即时性和远程化；第三，互联网尤其是云技术的产生，令网络空间具有了无上限存储的可能性，再加上如智能手机等互联网终端的革新，用户可以便捷地存储、检索和浏览需要的信息；第四，互联网是双向乃至多向交互式的传播方式，通过网络，每个人都可以发表自己的看法，从科学家一家之言的科普发展成了科学家与公众之间的平等对话。

2. 科学传播主体

由谁来传播科学仿佛是一件毫无疑问的事情，大多数人肯定要回答：科学家（科学共同体）。但是社会发展到今天，无论从科学传播的目的、内容还是所依托的组织、媒介等，以及公众自身的多元化需求来看，科学家（科学共同体）不再是科学传播的唯一主体，但依然是科学技术知识的重要传播者。科学共同体（scientific community）一词由英国科学家、哲学家波兰尼最早使用，他曾经说："今天的科学家不能孤立地从事其行当。他必须在某个机构框架内占据一个明确的位置。一位化学家成为化学职业中的一员；一位动物学家、数学家或心理学家属于一个由专业科学家构成的特殊群体。这些不同的科学家群体合起来形成'科学共同体'。"不得不承认，让科学共同体与公众平等互动是一种理想与追求，现实中确实存在一个知识下行的通俗化过程。正如科普学者卞毓麟所认为的："关于当代科学技术的前沿知识和最新进展，首先只能由这些科学家来传播，在整个科学传播链中，科学家是无可替代的'第一发球手'。"①

田松博士曾指出，自科学传播概念提出以来，我们一直强调，

---

① 卞毓麟．"科学宣传"六议［J］．科学，1995（1）：23．

科学传播的基础是科学史、科学哲学和科学社会学等科学的文化研究学科群，它们不仅是科学传播得以成立的理念基础，也是科学传播的重要内容。而从中国的现实看，这个学科群已经为科学传播做出了具体贡献，目前国内科普界或者科学传播领域的很多活跃人士都出自这个学科群①。"科学的文化研究学科群"的概念也首次被提出，这个群体中的研究者也被称作"科学文化人"，主要是各高等院校的教师和科研单位的研究人员。"科学的文化研究学科群"作为科学传播的主体之一，重要的职责是构建基于人文批判和人文关怀理念的科学传播，这是由科学传播的目标所决定的，即科学精神的弘扬和民主理念的启蒙。

另一个重要的传播主体是广大科学传播的专职传播者，包括科协、科研基金会、媒体工作者、非政府组织（NGO）、非营利组织（NPO）、编辑、科技馆、图书馆、博物馆等工作人员。这其中既包括了国家专职科学传播机构，也包括了媒体专业传播机构，还包括近现代出现的如科学松鼠会这样的非政府组织。《中华人民共和国科学技术普及法》规定："科学技术协会是科普工作的主要社会力量。"这从法律上规定了政府科普事业发展的主体地位。

现代科学传播中曾提到，要处理好普遍性知识和地方性知识之间的关系。所谓地方性知识（local knowledge）是一种哲学规范性意义上的概念，吴彤教授曾说："地方性知识指的是知识的本性就具有地方性，特别是科学知识，并不是专指产生于非西方的知识。其中的地方性指知识生成和辩护中所形成的特定情境，诸如文化、价值观、利益和由此造成的立场和视域等。"② 地方性知识之于科学重要的意义在于"任何思想，不管多么古旧和荒谬，都有可能改善我们

---

① 田松. 科学传播：一个新兴的学术领域 [J]. 新闻与传播研究，2007（2）：87.

② 吴彤. 两种"地方性知识"——兼评吉尔兹和劳斯的观点 [J]. 自然辩证法研究，2007，23（11）：87–94.

的知识结构。整个思想都已被吸收进科学，用来改善每个单一理论"①。与地方性知识相比，科学理论在解决实际问题时表现出局限性，科学只有置身于具体的语境下，并结合当地的公众知识才能够获得公众的信任和支持。地方性知识是地方公众参与建构的，是公众生活经验和智慧的结晶，传播地方性知识的公众是科学传播实践中不可或缺的主体之一。

3. 科学传播受众

"受众"一词有人认为源于参加古代戏剧或者音乐演出等活动的观众，也有人认为源于牧师布道时接受布道的听众。不难发现，从受众的起源开始就与"看""听""接受"等有着密切关系。由此，可以对科学传播受众做出界定：在科学传播中，对人类在认识自然和社会实践中所产生的科学知识与技术知识有所期望和需要，并通过媒介加以接受和理解的包括科学家在内的社会成员。科学传播受众有三个重要组成部分：

第一部分是普通公众。这部分是科学传播中最大的受众群体，他们不从事科学研究工作、不参与决策，不分年龄、地域、民族。只要对科学知识与技术有所期望与需要，并常通过媒介对其加以接受和理解的公众都可以归入此部分。

第二部分是科学工作者。这部分可以分为三类：第一类是研究机构的研究人员和高校科学教育工作者；第二类是从事科学传播和媒体工作的人员；第三类是在校学生，尤指高校理工科学生。科学分科的加剧必然导致分支之间交流和理解更加困难，科学研究者和高校科学教育者虽然在本专业有丰富的专业知识，但是在其他领域也许只略知一二。科学传播工作者和媒体人员貌似只需要做好传播工作，将公众所需要的知识传达出来就可以了，其实不然，传播工

---

① 法伊尔阿本德. 反对方法：无政府主义知识论纲要 [M]. 周昌忠，译. 上海：上海译文出版社，2007：24.

作需要人来做，那么势必会对认同的观点加以重视，对不认同的观点有意忽略，在传播中不可避免地带有主观偏向性。学生，尤其是高校理工科学生，处于接受科学知识和技能的阶段，未来将走上工作岗位，如果不能正确全面地认知科学价值，提升科学素养和驾驭科学的能力，就会影响其参与社会的深度和广度，给国家发展带来影响。这三类群体，最需要拥有的并非科学知识和技术，而是科学思想、科学方法、科学态度和科学精神。科学传播不仅是科学技术知识的传播，而且要倡导科学思想、科学方法、科学态度和科学精神的传播。

第三部分是政府各级决策者和公务员。普通公众和科学工作群体如果缺乏科学知识和科学精神也许会对具体工作造成一定影响，但如果政府决策者或公务人员缺乏科学知识、科学思想、科学方法和科学精神，就会给全局性工作带来困难，影响社会稳定发展。例如，地方上马何种项目，最终由政府决策者和公务人员决定和实施，一旦造成环境和生态安全问题，将祸及一方。

科学传播受众是全体社会公民，这体现了科学传播主体与客体的辩证统一关系，人作为科学知识的生产者同时也是科学知识的享用者，这就决定了理性的科学传播应该建立在平等、公正和互动的基础上。科学是为全人类服务的，科学主体与科学传播受众是统一的，都是全体社会公民，任何狭隘的民族主义传播理念都有悖科学主体意识和科学精神。

4. 科学传播技术、理论和观念分析

科学传播内容是什么？许多人回答是科学知识，这个回答并没有错，但随着社会发展，科学传播内容也在丰富与发展，并非仅有科学知识。科学观念以及科学理论、技术知识和技术能力都是科学传播不可或缺的因素，当然科学方法、科学态度、科学精神和科学价值也作为科学传播内容不断被纳入科学传播之中。正是传播内容不断与时俱进，才能通过科学传播使公众的科学素养与时俱进，享受不同时代科学技术带给人类的福利。

在科学传播早期，理论和技术是科学传播的重点。技术可以直接促进生产力，如蒸汽机引发了工业革命。技术是当时公众所急需的科学传播内容，公众不懂理论不信仰科学同样可以运用技术来达到自己的目标。技术能使人得到实实在在的好处，所以公众对技术产生极大兴趣，早期科学传播者就是抓住公众对技术的好奇开展科普的。时至今日，传播现代技术，提升公众技术能力仍是科普的重要内容。科学理论是科学传播的另一个内容。随着科学发展，理论技术更加相对独立起来，技术研发需要理论指导，理论对实践经验进行总结。相对于技术，理论不太容易被理解，所以大多数理论传播都在高等院校和各种科学共同体内部进行交流。对于科学家来说，科学理论比技术更重要，科学最终目的并非指导实践，而是追求真理。科学理论则是对事物内在规律的揭示，所以公众对理论的需要并不像对技术的需要那么强烈，但要对理论中所含思想有所了解才能有意识地破除现代迷信，抵御伪科学。作为政府政策决策者，需要科学理论指导，才能从总体上驾驭一些复杂工作，实现科学决策。

观念是科学传播的核心价值所在，科学观念是人蕴含在经验尝试、理论知识中最一般的思想和看法。无论对于公众还是科学共同体成员，科学观念都是需要掌握的，因为它是人们支配行为的指导原则，是人们绘制行动蓝图的依据。科学观念的内核是思维方式和价值导向。思维方式和价值导向决定了人最为基本的活动样式和方向，因此，科学观念正确与否直接影响行为结果。解放思想就是优化思维方式和矫正价值取向，优化的思维方式来自科学理论，正确的价值取向来自于科学实践，二者的直接表现是科学思想、科学方法、科学精神和科学态度。

科学技术、科学理论和科学观念三者是科学传播内容自下而上的三个层面。科学观念相对于理论和技术更为重要，无论是公众还是科学共同体成员都必须具有正确的观念，不断进行思想解放，获取最新的科学观念，向公众传播。科学理论相对于科学技术是较高的一个层面，但是从受众人数的角度来说，其并没有技术那么宽泛。科学技术则是科学传播最基本的内容，从重要性来说是低于观念传播的，但能够直接参与生产实践，改变生活环境和生活模式，对科学观念传播有助推作用。三者作为传播内容又是有机联系、同步进行的，二者缺一不可。如何根据受众对象的不同，采取相应的传播内容组合，实现最佳传播效果，是科学传播重要研究内容。

二、科学传播视域下的中医传承困境分析

（一）中医传承中的观念困境

中医传承之所以陷入困境，原因在于观念。此种观念认为科学是绝对正确的，也是万能的，做一切工作都要以科学规范为行动指南，这也是近代兴起的科学主义核心价值。中医学的思想观念和方法理论都不符合科学主义规范，所以中医不科学，是应被改造和批判的对象。因此，科学主义是中医传承的最大障碍。

1. 近代以来的中医与科学关系认知

表现于政府层面的中医与科学直接冲突发生于 1912 年，当时新成立的北洋政府推行新式学校教育。在拟定学校教育的学科时有意"漏列"中医学科，法规颁布后引发中医界群起反对，向政府抗议请愿。在各方请愿之下，国务院和教育部才通过了全国医药救亡团的请求。1916 年，学者余云岫著《灵素商兑》对中医理论大加诋毁，在中医学术界引起轩然大波。1917 年，余云岫又在《科学的国产药物研究第一步》一文中提出著名的"废医存药"口号。1929 年，余云岫、褚民谊等在蒋介石国民政府第一届中央卫生委员会上提出废止中医的四项提案，其理由是：其一，中医理论皆属荒唐怪诞；其二，中医脉法出自纬候之学，自欺欺人；其三，中医无能力预防疾

病；其四，中医病原学说阻遏科学发展①。并指出了"旧医一日不除，民众思想一日不变，新医事业一日不能向上，卫生行政一日不能进展"。自此之后，中医在反对者的眼里就成了科学大敌，每每反对中医必言中医不科学、伪科学或封建迷信。

总的来讲，有关中医不科学的观点有以下三点证明。第一，科学的就应该是看得见摸得着且能够被感知的；第二，科学的就应该是在实验室中能够被重复的；第三，科学的就应该是能够被证伪的。反观中医好像这三点一样也不符合。阴阳、五行、精、气、神、藏象，看不到、摸不着，让人觉得含糊不清，使人一头雾水；有时同一个药方，感冒的和肚子痛的都可以用，有时同样都是感冒却要用不同的药方；中医理论阴阳独立统一，五行相生相克总无法被证伪。事实上，如上三点"证明"值得讨论。

首先，从后现代科学哲学来看，证伪主义者波普尔的证伪不等同于否定，他认为科学是应付环境的工具，牛顿力学虽被量子力学证伪，但牛顿力学用于经典平直空间依然有效，所以中医理论能否被证伪不重要，能够指导实践就足够了。其次，阴阳、五行等概念本来就是对现象的高度概括与总结，"长方形"这个概念同样也看不到、摸不着，可关于长方形的定律依然能起到作用。最后，"异法方宜"一直是中医治疗的一个优势，所指的类似于个体化治疗，看起来同方不同病、同病不同方，那是因为中医用药依照的是"证"而非"病"，前者是对后者的高度总结，在相同的"证"面前，中医显然是可以被重复的。

2. 传统科普下科学主义对中医传承的束缚

进入 20 世纪后，科学主义开始在中国盛行，词语中前缀"科学"二字保民众万无一失，科学已经不再是简单的一个名词，更多时候，这个词是正确的、高明的、有效的和权威的象征。膜拜科学，

---

① 邓铁涛. 中医近代史 [M]. 广州：广东高等教育出版社，1999：273.

用一个词来代表那就是"唯科学主义"。《西方哲学英汉对照辞典》认为："唯科学主义是一种认为科学是唯一的知识，科学方法是获取知识唯一正确方法的观点。"科学知识社会学（SSK）教父巴恩斯则认为：唯科学主义是把科学权威扩展到人们现在所承认的它的范围以外的尝试，而支持这些尝试的论据被描述为科学主义的论据。唯科学主义在中国地位何等稳固，由以下胡适先生的一段感慨就能看出来："这三十年来，有一个名词在国内几乎做到了无上尊严的地位；无论懂与不懂的人，无论守旧和维新的人，都不敢公然对它表示轻视或者戏侮的态度。那个名词就是'科学'。这样全国一致崇信，究竟有无价值，那是另一问题。"

唯科学主义在中国流行有历史原因，清末的中国社会沦为半殖民地半封建社会，急于为中国寻找出路的先辈，从与西方文明的接触中信手抓来两样东西，"德先生"和"赛先生"——民主和科学，认为中国落后的原因就是缺失二者。当时主张唯科学主义的先辈被大众中大多数认为是站在真理的一边，而且愚昧地认为"我相信科学，我就比你在智力和道德上高一筹"。在与传统文化的争论中，唯科学主义者大有"我还没有跟你论战就已经把你打倒了"的优越感。

传统科普就是在唯科学主义旗帜下展开的。唯科学主义科普理念给中医传承带来了障碍。传统科普更看重科学概念、科学理论和科学方法的传播。近代科学产生于西方文化之中，概念和理论表述与中国传统科学有明显不同，思维方式和方法使用更有明显差异。中医概念、中医理论和中医临床技术在唯科学主义视域中被视为落后低级。所以，清末民国时期，科学主义占据政府卫生领域领导权地位，官方总是在卫生领域中有意地忽视中医的存在，使中医传承濒临断裂，引起一次又一次的中医抗争。

3. 中国传统文化、民族虚无主义和中医传承

中医药和中国传统文化是一体的，可以说中医发展史就是中华人类文明史。中医与中国传统文化互相交织，很难讲是中国传统文

化造就了如艺术般的中医，还是中医潜移默化影响了中国传统文化。

阴阳学说、五行学说源于中国元典之作《易经》和《尚书》，是中国古人认识世界和改造世界的哲学思想。作为一种思维模型，它很快成为古人认识人体生命现象，解读生理和病理的指导思想，演化成中医方法论。《黄帝内经》中提到"阴胜则阳病，阳胜则阴病。阳胜则热，阴胜则寒"，又有"凡阴阳之要，阳密乃固。两者不和，若春无秋，若冬无夏。因而和之，是谓圣度。故阳强不能密，阴气乃绝。阴平阳秘，精神乃治。阴阳离决，精气乃绝"。再有"东方青色，入通于肝，开窍于目，藏精于肝，其病发惊骇……南方赤色，入通于心，开窍于耳，藏精于心，故病在五脏……中央黄色，入通于脾，开窍于口，藏精于脾，故病在舌本……西方白色，入通于肺，开窍于鼻，藏精于肺，故病在背……北方黑色，入通于肾，开窍于二阴，藏精于肾，故病在豁"。可以说，中医从诊断到遣方用药，无一不用阴阳五行的方法来指导。"精""气""神"的思想造就了中医的生命观，但该思想直接源于中国传统道家文化。《庄子·至乐》中说："察其始而本无生，非徒无生也，而本无形；非徒无形也，而本无气。杂乎芒芴之间，变而有气，气变而有形，形变而有生。"《管子·内业》中说"精也者，气之精也"，还说"一物能化谓之神"。中医则认为"精""气""神"是构成人体的物质基础，通过观察三者的盛衰来作为衡量人体健康与否的标准。将三者与阴阳五行等理论结合，通过常养"三宝"达到益寿延年的目的。

范仲淹有言"不为良相便为良医"，这是对中华文化特有人文文化与生命文化二元结构的精妙概括。中医是生命文化的代表，是中华传统文化核心内容，所以中国社会的变革无一不与中医有所关系。五四运动以来，政府主导的科普事业契合政治的需要，在唯科学主义下衍生出民族虚无主义。民族虚无主义者的国民自尊心完全泯灭，看似用科学填补了空虚，实际开始怀疑和反对一切传统的事物，他们不承认那些不具有科学文化特征的非科学文化存在的合法性与认识事物的正当性，否定其独立存在的价值，要求那些非科学文化部门要么被遗弃，要么按照科学标准进行改造。

中国传统文化是中医传承的源泉，全盘否定还是按科学标准改造都将对中医的传承产生影响。"废中医论"以一种西方文化中心论逻辑得出科学是人类文化发展的最后目的，具有终极真理意义，并以此作为标准，贬斥作为东方文化一部分的中医为落后愚昧文化，予以废除而后快。这种直接打压中医的态度遭到各界人士的联合抵制，已不能形成气候。但那种以极其隐蔽的方式阻碍中医传承的中医科学化，却正成为我国影响中医发展的主流意识。中医科学化由于不直接废除中医，因此具有很强的迷惑性。事实上，如果把"废中医论"比作中医快速死亡，那么中医科学化则可能导致中医慢性死亡。中医科学化打着"中医现代化"的旗号，完全不顾中医自身的文化特征，按着科学的思维方式、研究方法和理论形态来改造中医，很可能会导致中医扭曲发展，直至衰亡。

（二）中医传承中的主体和对象困境

1. 中医传承主体困境

中医传承主体有两个层面，其一是个体层面的中医传承主体，其二是各种媒体、政府机关和大专院校等的群体组织。打个比方，个体传承者就好像手工作业，不依靠外在的其他工具，而群体组织传承者就好比机械化作业，虽然还是那个劳动者，但是以其为核心，外层围绕着行政人员、设备维护人员、管理人员和宣传人员等，形成庞大团队。不得不承认，时代造就了这样的状况，要分析中医传承主体，就不能忽视这两个层面中的任何一个。中医传承主体困境主要还是存在于个体传承者层面，对于组织性质的传承主体，其困境和其他学科所面临的大致相同。

"师不足奉，亦无由成也。"这是对教师的重要作用给予的充分肯定。什么样的人适合做中医传承主体？相信这个问题很容易回答，朴素地讲就是在中医方面有所成就的从业者。在古代，除了师德高尚外，教授中医还要具备两个条件，"学识圆满"和"有验于己"。所谓"学识圆满"指对中医理论有着全面理解，能够系统、全面地整理出中医知识体系；所谓"有验于己"指将中医理论应用在临床实践上，亲身体验过所传授方法的效用，有丰富的临床经验。

据统计，1920 年全国中医从业人员 80 万人，1949 年约 50 万人，2008 年约 25.3 万人，2008 年较民国初年中医从业者减少 68%，而同期中国人口数增长 3 倍。2008 年全国执业中医师仅占总医师数的 11.7%[①]。执业人员数量锐减决定其中有所成就的人更加稀少。名老中医一直是我国中医传承的核心主体，从 20 世纪 80 年代的 5 000 人左右，已经减少到现在不足 500 人，且以 70 岁以上高龄的名老中医为主。这其中从事过培养中医传人工作的又只占一部分。

1956 年，我国在北京、上海、广州和成都成立了四所中央所属的中医学院，开始了中医现代高等教育模式。从建校到二十世纪八九十年代，这些中医院校中的执教人员多数在中华人民共和国成立前后有过中医师承经历，而之后执教人员则多数为这些老前辈们的本科生或研究生。实际情况证明，无论是临床经验还是学识积累，后来的执教者都无法与前辈比肩。最大的问题在于，由于受有关科学对中医存有偏见的影响，后来的执教者在理论或教学模式上都严重西化。

中医传承组织性主体也面临诸多困境。中医药大学是培养现代中医人才的主阵地，也是中医传承的主阵地。到现在为止，我国中医药大学从原来 4 所已扩展到 32 所，几乎每个省都有独立的中医药高等院校，可中医从业人员递减趋势并没得到缓解，这与中医药大学的培养体系有很大关系。以广州中医药大学第一临床医院七年制

---

① 陶燕. 中医药传承与发展面临的困境［J］. 中国中医药信息杂志，2008，15（6）：7-8.

中医学专业 2014 年下半学年课程表为例：七年制中医学专业由 2009 级至 2012 级四个年级构成，2012 级第四学期每周中医课程 5 个课时，西医课程 12 个课时；2011 级第六学期每周中医课程 15 个课时，西医课程 19 个课时；2010 级第八学期每周中医课程 27 个课时，西医课程 5 个课时；2009 级第十学期每周中医课程 9 个课时，西医课程 24 个课时；总课时中医与西医之比为 56：60。中医课时占 33.86%，西医课时占 39.38%，英语、计算机等公共课程占 26.76%。有些中医院校，申请学士学位需要大学英语四级考试合格，申请硕士学位需要大学英语六级考试合格。广西中医药大学刘力红教授说："早上在学校里，99% 的学生都在念英语，却没有听到诵读中医经典的声音。如果哪天看到一个学生在读《伤寒杂病论》，我会十分感动。"即使在中医药大学，学生学习的中医内容也不多，一方面大家都知道中医学博大精深，难以领会精髓；另一方面，作为中医传承主阵地的中医药大学又没能把中医理论和技术放在核心位置，那么培养的学生毕业后怎能传承好中医，或者从事中医相关的工作呢？

中医院按照现代医院组织方式开展经营，更加无法承担中医传承主体的责任。尽管全国县级以上的地方都配备有中医院，数量也十分惊人，但是真正一心一意以中医理论和中医规范进行医疗服务的却不多见。中医院像西医院那样分科建制，中医整体观念不复存在。很多中医院打着"中医"的旗号，在临床上大力使用现代医学手段诊疗，把中医药视作辅助手段。人们去中医院期待的是中草药和针灸、刮痧、拔罐等中医服务，可现实却让人失望，或许出于利益还是疗效考量，中医院医生都不推荐用这些中医疗法作为治疗手段。

政府的中医科学院和类似机构作为传承主体对中医传承本应承担着引领的责任，但由于受诸多政治和舆论的影响，其对中医知识和技术的研究和传承总是难以自主。往往会受政府中医政策的影响，而这些政策又含有诸多非中医因素内容。譬如在北宋时期，政府过分重视中医，大力推崇运气学说在中医中的运用，在医官考试中推出五运六气题目；政府开办熟药所，推出《太平惠民和剂局方》，统一处方，使中医失去了创新活力；到了清朝道光年间，因道光一人喜好，宫廷医学否定了针灸的中医地位。政府中医机构对中医传承往往带有非中医色彩，医学有自己的发展规律，无疗效的理论和技术自然会被淘汰，非中医因素的干预无疑会加速中医异化，不利于中医传承。

2. 中医传承对象困境

传承中的"承"者，承担着接受并延续中医学术和中医技术的职责，这样的群体可以被称作传承对象。中医传承中对传承对象要求非常严格，除人格品德要高尚不贪图金钱，以济世救人为己任之外，还要求有丰富的基础知识储备和行为符合中医规范。

孙思邈在《千金要方》中说："若不读五经，不知有仁义之道；不读三史，不知有古今之事；不读诸子，睹事则不默而识之；不读《内经》，则不知有慈悲喜舍之德。"[①] 同时，习医者还要能"妙解阴阳禄命、诸家相法，及灼龟五兆、《周易》六壬，并须精熟"。《医学源流论》中亦说："黄帝、神农、越人、仲景之书，文词古奥，披罗广远，非渊博通达之人不可学也。"医学大家的择徒标准，对现代中医传承中继承人的选择可以起到一定的指导作用。

中华人民共和国成立以后的教育体系，从小学到高中设主科三门：语文、数学、英语，副科分文理，文科有历史、政治、地理，理科有物理、化学、生物。除极少的家学和自学者等特别情况外，如何培养出古代医家所要求的知识结构继承者？中医需要的知识，现代教育几乎没有涉及。更何况文字和文法改革，变繁体字为简化字，变文言文为白话文，对读中医文献最基本的"读书"能力都没有培养出来。伴随知识体系不健全对中医传承的最大影响是中医思维方法。孙思邈说："若夫医道之为言，实惟意也。固以神存心手之

---

① 转引自刘长江.《千金方》精编 [M]. 北京：中医古籍出版社，2017：1.

际，意析毫芒之里。当其情之所得，口不能言；数之所在，言不能谕。"① 文字和语言都无法完全表达清楚中医要领，如果不具备所说的"悟性"，哪怕是背下了所有的医书也未必理解其所表述的意义，临床上也无法按照中医应有的思维方式解决问题。而学生悟性直觉思维的养成是与传统文化整体教育分不开的，而从现代教育中剥离出来的分科教育就难以适应这种要求。

（三）中医传承中的内容困境

1. 内容理解困境

中医传承过程中，除传承主体和传承对象困境外，中医所要传承的内容也多有不适。如果说相较于其他困境——从外部社会环境来看中医，那么内容困境无疑是研究中医内部发生的问题。这里所说的内外之别是以"中医"的角度来划分的，而站在其他角度，如"中医界"的角度还可以分内外，从事中医的人和事可以看作内部，其他的可以看作外部。角度不同，问题不同，这种看待问题的方法就类似于中医讲的"阴阳"。

一般人对中医的印象是"神奇""疑惑"和"深奥"。神奇和疑惑也许会因人而异，但是中医难学、难懂几乎是所有人的共同感受。一方面，固然有古今文字难通的原因；另一方面，诸如"精""气""神""阴阳""五行"等学说相较于科学看上去更类似于哲学，相对于严谨的科学方法好像又更随意。再加上中医与道家学说关系密切，除难以理解外，更容易被误解为所谓的"迷信"。钱学森认为，一个根本性的问题是，中医的面貌看起来好像不和现代意识形式一致，古文不是现代语文，讲什么阴阳五行……而不是对立统一和大系统论等，从而使现代中国青年难以领会，学也学不进，更不要说

---

① 转引自王明强．中国古代医学教育思想史 ［M］．北京：中国中医药出版社，2018：41.

掌握医理了。

2. 内容遗失、错乱困境

中医经典是中医传承的核心内容，但不同时期中医经典由于时代变迁和社会动荡，造成了遗失和错简，修订、解读和重印使同一经典却因版本不同、时代不同而有差异。据《汉书·艺文志》记载，有"医经"七家，一百七十五卷。这些宝贵的古经典医籍，目前流传下来的仅有《黄帝内经》残卷，且错简纷繁、段落乖谬，包括脏腑的生理、病理、解剖、经络、针灸、辨证法则、用药法则、治则等各方面内容，成了一部错简混乱的"医家百科全书"。

《神农本草经》，虽然未见《汉书》记载，成书年代也不见其详，但是从古籍零散记载及相关传说来看，俱言有神农氏尝百草一说。该书的年代久远。晋代皇甫谧《针灸甲乙经》序中有："伊尹以亚圣之才，撰用《神农本草》以为《汤液》。"伊尹为商朝宰相，为《汤液经法》一书的著者。他是用《神农本草经》的阴阳升降、五味药性进行有机的严格配伍，创制了系列古方剂。因此，笔者认为《神农本草经》一书收录了《汤液经法》中的部分内容，没有被单独提出来而已。只是经过后来《汤液经法》一书的亡轶流散，药性本草部分才得以保留，经过后人整理，成为现在我们看到的《神农本草经》。

东汉末年，医圣张仲景论《汤液经法》，写出了千古辉煌巨著《伤寒杂病论》。该书的问世重新奠定了中医三阴三阳六纲辨证理论，强调了方证理念，使古方剂得以流传至今。然而，该书因战乱原因，未能得以广泛流传，并亡简散落，多亏晋代王叔和整理抢救。

（四）中医传承中的媒介困境

1. 公众的理解是振兴中医之前提

废除中医的声音虽然片面且荒谬，但能够出现并形成声势，也并不是几个舆论发起者所能为之事，它反映了公众普遍对中医缺乏理解的现实。不理解必然会导致不信任，尤其是当这种不信任的主体是掌握了话语权的知识人群时，就更应引起足够的重视，因为他们的价值判断将影响整个社会对中医的好恶。

纵观历史上几次中医的存废之争，其实质是对中医的理解之争、认识之争，而若干年来，这个问题一直没有得到很好的解决。现实情况是公众的确对中医的道理知之甚少，而且能够有机会接触优秀中医医生的患者实在不多，可中医又恰恰是以个性化治疗为主的医学，现在除了借用西医诊断学上的一些指标帮助提示患者认识病情外，医生对患者的判断处治完全凭借其望、闻、问、切和辨证施治的手段。因此，一个学艺不精的中医大夫很可能会使一群人丧失对中医的信心，一些打着中医旗号写出来的言论和书籍又会在更大层面上有损于中医，让在社会上居于主导地位的知识群体认为中医理论是无稽之谈，对中医产生不良印象。在这种情形下，中医用药治疗上任何一个小小失误甚至不属于中医责任的事情，也都会被人们无限放大，成为诟病，甚至将中医成为妖魔化的借口，这样的社会舆论环境当然不利于中医的发展。振兴中医，要疗效和舆论并重。治病靠疗效，有关部门总结出中医的"简、便、验、廉"四大特色，认为在当前的形势下，这四大特点是解决广大农村以及低收入地区和人群医保问题的可行出路，也为中医发展提供了历史机遇。但对振兴中医来说，光靠疗效口口相传还远远不够，还要点亮城市之光，用科学和理性来驱散人们心中积存的阴霾。疗效是结果，是其然，更为关键的还要让公众知其所以然，要用现代人理解并信服的话语和手段来阐明中医治病机理，这样才能让人心悦诚服。中医如果不被更多城市的主流人群认可和接纳，将永远摆脱不了医学上的"替代"地位。

公众对中医不理解的另一个原因是中医学科学共同体将中医作为高深学问，只局限在院校传播，而没有意识到中医学者有向公众解释的责任。中医学者必须学会与大众交流并心甘情愿地去做，尤其是同媒体交流，应该承担中医传承的责任。从民主意义上讲，公民用税收支持中医事业研究，那么中医学者就应当向纳税人解说。如果不使公众明白他们所支持的研究是怎么回事，那么将会丧失社会对中医的支持。同时，不想中医发展被歪曲，就必须了解大众传媒，与媒体结合向公众传播中医，改善中医与大众的关系。

2. 大众媒体中的中医传播问题

伴随社会对人类健康的关注，媒体对中医报道呈递增趋势，但从整体上看所占比例不高。据统计，医学专业性报纸《健康报》有关中医的报道，10 年仅 1 807 篇，平均每天不足一篇。由于宣传不够，日常生活中，西医病名、术语充斥耳旁，而中医病名、术语则很少听见。当患者或民众被问及某种疾病时，常能用西医观点略述一二，而被问及是否知其中医病名或发病机理时，则大都摇头不语。现今社会是市场经济社会，广告宣传随处可见。在很多一流的西医医院如协和医院，都倡导"大专家与小文章"，十分重视西医科普工作。相比之下，中医学面向大众的宣传则明显不足，特别是对年青一代和信息传播较封闭的广大农村民众，宣传针对性不强，他们很多人对中医缺乏认识，甚至较多的人对中医有误解。正因为这样，有许多所谓"江湖术士"和游医骗子打着中医的旗号，到处招摇撞骗，使许多民众上当受骗，使他们蒙受财产甚至生命健康的损害，也严重损害了中医的形象。

媒体在宣传中医时也存在不少问题。大众媒体，特别是新闻媒体，以一种与科学共同体极为不同甚至恰好相反的方式运行。每一位记者通常都要涉足许多不同领域，其中很少有领域是他们原本就谙熟的。为了适应多种多样的公众，节目制作时必须选择恰当的语言，并且挑出观众感兴趣的话题，为吸引观众注意力进行二次加工。媒体在宣传中医时经常会出现简单地输出中医某方面的知识、技能的情况，而对中医方法、思想和精神传达不足。诊疗技能和卫生保健知识是媒体的侧重点，而中医与古代文化的关系，中医的内在价值体系和评判标准等核心价值都被选择性忽略。对中医界著名人物和他们的中医理念、治疗方法很少宣传，对中医杰出人物精神的宣传更少。这就造成公众不了解与中医相关的文化背景，就很难理解中医。

媒体不可避免地会选择具有轰动效应的新闻题材，通常用夸张的字眼突出中医的正面积极作用。如"具有国际领先水平""国内首创""攻克世界难题""秘方""祖传"等词语来渲染中医效应。这样的报道既不符合中医从业者所期待的形式，也很容易落入虚假宣传的窠臼。广告宣传是媒体获得经济效益的重要手段，而大量虚假宣传，只会向公众传播错误信息，影响中医传承。

医学是一门专业性很强的学科，尤其是中医术语同现代科学语境不同。这种历史悠久和深厚的文化底蕴，也确实比较难以宣传。媒体传播中过于专业化，有太多专有名词，使公众很可能对中医形成一知半解的模糊认识，甚至对中医的晦涩和深奥产生抵触心理，觉得中医难以理解。

三、科学传播理论对中医传承的启示

（一）引入科学传播第四种模型——同行评议

1. 重建中医"同行评议"制度

同行评议是指由拥有相似知识和经验的群体对研究进行评估，是研究和职业自我约束中的一个基本要素，也是对研究和职业的一个基本保障。实际上，同行评议模式我国自古就有，类似于行会，古代行会所承担的职责是对行业内行为进行监督和指导，以应对来自行业外的压力。

那么现代中医的同行评议制度处于何种情况？国家中医药管理局、中国中医科学院以及各大专院校对同行评议都做了相关规定，可实际上并没有达到保护中医行业和发展中医行业的目的。这其中最主要的原因是：同行评议非同行现象。例如：××中医药大学的×××教授，从学历上看其所学专业与中医药差别很大，但其任职中却有"国家自然科学基金生命科学部中医药学科同行评议专家"这一身份。当然不排除这位教授有自学中医的经历，可是也不能排除其对中医的了解依然停留在"中医科学化"层面。如果是后者，那么中医同行评议现状堪忧。

科学传播的目标是让大家理解和接受科学并享受科学的恩惠，通过科学传播让人们揭开科学的面纱，支持科学发展。科学不是真理和王者，没有统治所有知识的权利和能力。现实情况是中西医结合已经变成西医指导中医，完全抛弃了中医原有的思维模式和方法。真正的中医同行评议，人员就必须由有中医思维模式的专家组成，如果选择中西医结合的专家，那不是中医同行评议而是中西医结合同行评议，两者有本质上的区别。

同行评议的重要性毋庸置疑，从理论上讲，研究资金获取、职业资格获取、论文评估、政策制定等都需要同行评议给出合理意见。合理设置中医同行评议制度对中医传承意义重大。

2. "民主判定"介入势在必行

民主判定从目的性来讲高于一切，因为所有科学研究目的都是实现人类福利，这是自由社会中公民的权利。一个民主政体中，公民有读书写作的权利，如果生病，有选择治疗的权利。具备这一权利，公民才对其为之做出财政捐献后的管理有发言权，无论这种捐献是私人作为还是纳税支出。外行人有做出决定的知识吗？让专家做出基本决定难道不是必要的吗？在一个由成熟专家组成的评议团队中，当然是必要的。但成熟不是随便可以做到的，那需要足够的知识和阅历积累，绝对不是那种自认为无所不知、代表真理的小集团。何况科学的无数种可能性都是来自不同的信仰。专家们也并非都能有效率地处理行业内部问题，无论是在基本问题还是在应用问题上，专家们经常得出不同的结果，即使是意见一致的时候也可能会陷入共同偏见的境地。所以加入有外行人的民主判定是合理且势在必行的，这也避免了同行评议制度成为一言堂。专家不是官员，给出建议和评判要建立在合乎大众利益的基础上，不能因满足学术需要或者某些个人利益而腐化。

对于中医评议，非常多的知识来自大众日常生活。而且在当今体制下，实际情况是很多富有中医经验的人都不具备中医从业资格，其在性质上依然属于大众。那么这些人加入民主判定，对中医的发展和传承会更有意义。

（二）完善与中医相关的政策与法律

1. 优化中医管理机构设置

国家中医药管理局设在国家卫生部之下，而卫生部主要领导大多是西医出身，处理事物大多会按西医的思路办，所以办起事来十分尴尬。《中华人民共和国宪法》第二十一条明确规定中西医并重。将中医药管理局设在卫生部，由卫生部管辖，本身就是重西轻中的表现。作为中医原创国，体制原本应在以中医为主的卫生部或称中医部下设立西医局。

中医药管理局区区几个人只能服从卫生部的西医思路，导致中医从业人数越来越少，医疗质量越来越差，背离了中医学特色。卫生部部务会上诸多部长中也只有一个管中医的副部长，到省级卫生厅更是如此。原甘肃省卫生厅厅长刘维忠说过，每年甘肃医疗拨款80亿元，其中70多亿元是拨发到西医院，而中医院仅能得到4亿多元的资金。很难想象中医药管理局不独立出来能够发展中医、振兴中医。

2. 收回中药管理权，中西医分业管理

中药由国家药监局管理，自从《药品管理法》出台以来，药监局前后出台了187个管理条例，用的是抽象肯定、具体否定办法来"扼杀"中药。这是典型的按照西药的管理方法和标准来管理中药。

中医与中药历来不分家，也不能分家，因此中医药界普遍希望国家将中药的管理、审批权限仍旧收归国家中医药管理局来管理。中药审批权收回后，应允许中医自制丸散膏丹使用，因为这是每一个合格中医必须具备的技能，也是保证疗效的必要手段。中西医是完全不同的两个体系，不能用同一种办法管理。因此，王永炎院士于2005年提出中西医分业管理。也就是说，中医不得开西药，西医不得开中药，各管各的，除非一个人既考了中医执照，又考了西医执照。其实，这已是被韩国证明行之有效的做法。

3. 完善中医相关法律

中医近百年日渐衰落，与政府的法规政策不无关系。法规政策决定一个学科的兴衰，决定一个产业的存亡。日本明治维新后，规定西医是日本唯一合法的医疗保健体系，从此日本汉方医学"断线"近百年，到20世纪60年代才开始恢复使用中药，近年出现了中医教学。日本的这一错误做法，由留学西洋的"海归"们掀起了"废医存药"行动，但近两年又出现了要将中医彻底消灭的"逆流"。百年来，我国中医日渐式微，是由民族虚无主义以及在其思想指导下制定的政策法规所造成的。因此，今天应重新制定符合中医发展规律的法规和政策，给中医以宽松的环境，保障中医药的自主发展。笔者认为现行的《中华人民共和国医师法》不适合对中医的管理，只适用于西医。按该法考出来的都是"中西医结合"的"西中医"，不是真正的中医，因此需要尽快组织制定新的中医执业医师法，此法应该承认师承、家传和自学。

中医执业医师证发放权应该收归国家中医药管理局。中医与西医的不同之处是，中医在民间存在很大的有生力量，如果能将这些力量挖掘出来会对中医事业的发展有很大的促进作用。但是民间中医最大问题是，延续"师带徒"模式教学不被官方所认可。虽然自2007年国家中医药管理局推出中医师承政策，但是对出身还是要求严格。比如，对师父要求具有医师资格证并是副高级职称以上或有

15 年临床经验；对师承教育场所规定必须在有资质的医疗机构。师承教育从拜师到能够考取医师资格证需要 9 年时间，而确有专长人员的考试就更加不讲逻辑，申请确有专长考试者要依法从事医学临床实践 5 年以上，既然没有医师资格证谈何依法临床实践？从科学传播视角来看，民主公平是科学传播的基础也是科学传播的目的。民间力量的挖掘就需要这种民主的精神。政府应放开参加中医执业医师考试者的资格限制，加大中医执行医师资格考试的难度。这样既可以使确有专长人员不会陷入非法行医的窘境，又不会使不学无术者瞒天过海。

民间中医未受西化影响，保留相当一部分中医精华，是振兴中医的有生力量。看疗效而不是看文凭。只要是当地群众认可，当地中医局推荐，就应该给他们行医机会。当然，民间中医所学的理论可能不系统，也可能还存在各种缺点，这就需要医疗卫生行政部门加强管理工作。

（三）革新中医传承的教育模式

1. 创办具有特色的民间中医药学院

建立中医函授大学，使中医高等教育两条腿走路。一篇研究报告《走出误区　重铸中华医魂》中说："再过一段时间，我国足够强大了，中医药在国内也确立了自己的战略地位，成为国人健康保障的主要体系，世界各国会到我国取中医药的真经的。届时，我国将会在各国建立中医药连锁店，每个店有医有药，不仅给患者诊病给药，施以各种非药物疗法，而且会根据每个人的情况，教给，'患者'如何自行养生保健、如何运动，那将不再是简单的治疗，而是新型的医学模式，不仅使人人享有健康，而且不会增加医疗保健费用。"[1] 换句话说，中医要走向世界，解决世界人民的健康问题。到

---

① 转引自贾谦等. 中医战略［M］. 北京：中医古籍出版社，2007：269.

那时，需要在世界建立 500 万家连锁店，以每家店两个中医计算，也需要 1 000 万名中医。再者，按清末民初的标准，我国也需要 260 万名中医，如果不广开中医培养门路，将远远满足不了时代的要求。

2. 承认具有中医特色的非院校教育

西学东渐后，似乎什么都得办成西学的样子，一直流行的中医教育被质疑，唯中医院校教育才符合时代要求。经验证明，有些知识和技能固然可以通过院校培养获得，但通过师承、家传、自学培养同样效果非凡。

邓铁涛老先生撰文说："蒲辅周先生，是杰出的医学家，他的学术水平，举国公认为一代宗师；他十五岁随父亲学医，三年独立应诊。岳美中先生是自学成才的典范，他不但没有学过西医，也不是中医院校毕业，只是短期读过陆渊雷的中医函授，但他也是 20 世纪一代宗师。研究流行性出血热取得卓越成绩的南京名医周仲英和江西名医万友生，也没有学过多少西医课。双桥老太太不识字，但她的拨正疗法使世界医学解决不了的腰腿痛，一次手法而愈。"① 邓老的这段话表明，中医人才并非只有院校才能培养。师承、家传、自学，均可培养出名医。中医属意会知识范畴，更适于师徒传承和自学，这已为几千年历史所证实。我们何必要把这条中医成才之路堵死呢？何必要把西方的教育模式奉为中医教学的模板呢？

国家中医药管理局已经意识到这一点，这些年为培养中医人才想了许多办法。如几次从全国遴选几百位名老中医，让他们带徒弟。想法很好，也取得了很大的成绩，但步伐太小，只能培养出数量有限的人才，或者说"把中医保护起来了"。建议包括民间中医在内的有五年临床经验以上的中医，都可以带徒弟。中医讲究跟师，并非只跟一个老师。往往出师之后，还要游学和拜师。

日本明治维新时宪法明确规定，西医是唯一合法的医疗保健体

---

① 参见邓中光．邓铁涛新医话［M］．北京：中国医药科技出版社，2014：113．

系，也规定原有中医仍可行医，但是不许带徒。当时日本中医只是考虑自己可以行医，没有多想，故没有坚决反对。几年后才意识到这会断了传人，再反对也没用了。今天，我们已发文件对有一技之长者发相应的证书，使之能合法行医。然而，如果不允许他们带徒弟，光靠中医院校是不行的。日本的教训值得我们认真反思。

3. 改革中医高等院校的教育模式

一百年来，先是不准中医办学，后来虽然不反对了，但一直没有官办的中医高等院校。中华人民共和国成立后，终于各省都有一所国家办的中医学院。中医高等教育走过了一条艰难曲折的道路。今天的问题在于：只许按照现代教育规范办中医院校来培养人才，并用现代医学基础理论替换中医基础理论。六版中医教材的编写，将原本精练简略的内容编得烦琐重复，将原本系统的整体割裂得支离破碎，内容唯恐不杂，种数唯恐不多，划分唯恐不细，其结果无非是版权页上的编写人数增加了，印刷用的纸张、油墨增加了，而系统的联系被打乱了，中医药学术严重受西医内容的影响。教材中许多中医精华被删去了，经典都变成了选修内容。号称学中医，多半内容是西医知识，学生头脑混乱，外语占用了学生大量的学习时间，博士读不懂《本草纲目》的序。所以，李金庸教授早在几年前就提出中医高等院校培养的是中医掘墓人。

中医院校教育基本上参照西医院校培养模式来进行，忽略了每个学科都离不开固有的方法论。首先，从20世纪末开始进行大量扩招。过度扩招让中医教育面临着巨大的挑战，教学质量和教学资源无法跟上扩招的速度，直接影响中医毕业生的质量。国外一个临床专业的在校生最多不超过400人，以确保把学生培养成合格医生，而我国大多数中医院校每年中医类招生人数都过千。其次，中医临床诊疗和理论研究日益分离，彼此相对独立。医学院的毕业生不能考取中医执业医师资格证就是一个明证。于是出现了一些中医师在理论方面讲得头头是道，可是临床上只能运用西医方法治病的情况。再次，中医课程和西医课程不能是几比几的简单的关系，而是要站在中医的角度来看需要西医哪方面的知识，将西医融入中医。最后，临床实习中大多数都运用西医的方法，中医在实习运用中一味退让、方法死板。针对这些不足，应当把师承教育的理念融入院校教育，师承和课堂教育要有平等的地位。教师不能把自己当作一个教员，而要把自己当作师父，学生不能把自己仅当作学生而要把自己当作学徒，除日常学习外尽量安排跟师环节，补足临床不足。可以把院校教育当作小范围"公众理解科学"的模式，教师作为传播者就有责任和义务让受众明白和理解自己所教课程的意义，不然院校教育就不会得到支持。

建议教育部趁老中医们健在，组织中医大家，尤其是没有被西化的大家，同时吸收民间中医参加，共同拟定教育内容，重新修订教材，让我们的学生掌握中医的真谛。

国家中医药管理局应该在中医高等教育方面给出政策引领。中医教育应该走自己的路。中医高等院校的学生应该早临床早跟师；学生进校首先要学习中华传统文化，借以陶冶情操，修身养性。招收学生应该重悟性之高低而非理科知识之多寡，应该从初中毕业生中挑选学生试验，因为他们没有受过多现代科学逻辑思维教育的影响，易于接受中医思维，易于学好中医，易于出名家大师。

第十一章　罗尔斯正义论与我国医疗保障问题

社会保障是现代国家政府的一项重要职能。医疗保障是社会保障的基本构件，因此社会医疗保障是现代国家政府职能的重中之重。因为医疗健康服务是社会成员生产、生活的前提，设想在疫情得不到控制，疾病得不到治愈的情况下，社会生活又是什么状况。但由于不同国家发展阶段不同，社会经济能力有差异，占有医疗卫生资源有差别，社会各阶层成员对医疗保障的认知水平也有限，政府对包括医疗保障在内的社会保障采取了不同的待遇。我国社会医疗保障制度面临从计划经济到市场经济的转变，由于遇到新的挑战，出现了诸多不适，根据社会需要适时做出改变已成为社会共识。但关于如何改变、依据什么原则改变的争论一直不断。本章借鉴国际社会流行的社会政治伦理理论——罗尔斯正义论思想，对我国现存社会医疗保障问题进行分析，或许能给我国制定社会新的医疗保障制度以启发。

一、罗尔斯正义论思想

约翰·罗尔斯（John Bordley Rawls，1921—2002）是美国著名哲学家、伦理学家，20 世纪 70 年代西方新自然法学派的主要代表之一，是 20 世纪最伟大的哲学家之一。他先后在普林斯顿大学、康奈尔大学、麻省理工学院和哈佛大学任教。1951 年，发表《用于伦理学的一种决定程式的纲要》。此后他专注于社会正义问题，并潜心构筑一种理性性质的正义理论，陆续发表了《作为公正的正义》（1958）、《宪法的自由和正义的观念》（1963）、《正义感》（1963）、《非暴力反抗的辩护》（1966）、《分配的正义》（1967）、《分配的正义：一些补充》（1968）等文。1971年，他出版的《正义论》一书，成为20世纪下半叶伦理学、政治哲学领域中最重要的理论著作。罗尔斯最引以为傲的正义学说，是以洛克、卢梭和康德的社会契约论为基础，论证西方民主社会的道德价值，反对传统的功利主义，认为正义是社会制度的主要美德，就像真理对于思想体系一样。非正义的法律和制度，不论如何有效，也应加以改造和清除。我们在阐述罗尔斯正义论思想前，首先应了解正义的概念。

（一）关于正义

自阶级产生以来，正义就一直是人们热衷探讨的话题，不同学者从不同角度来分析正义的含义。随着社会的发展，正义越来越被当成衡量社会制度的最高标准，也越来越受重视。

1. 正义的定义

正义是历史概念，不同时代的学者对其有不同的理解。古希腊时期，以苏格拉底、柏拉图和亚里士多德为代表的先哲们开始探讨正义的概念。他们认为正义的基本内涵是自由与平等。苏格拉底将正义定性为个人美德，认为只有具备美德的人才可以占有正义；柏拉图认为正义是合理的社会规则，即原初定下的公民务必遵守的普适原则；亚里士多德继承柏拉图对正义的认知，认为正义是守法和平等，是应遵循的美德。欧洲中世纪，以奥古斯汀和托马斯·阿奎那为代表的神学家给正义披上了神学外衣，认为只有符合上帝安排的制度才能保证正义的实现，只有神才是正义的体现。托马斯·阿奎那认为正义是一种习惯，只有顺从这种习惯才能获得符合其诉求的事物。文艺复兴后，西方进入理性和开放的近现代社会，以契约主义和功利主义为代表的正义观更符合资本主义发展，正义有了新的解读。契约主义以洛克、霍布斯和卢梭等人为代表，他们认为正义是同契约、法律、制度相联系的，正义的社会是受契约约束的社会，是受到法律保护的平等和自由的社会。功利主义以边沁、密尔等人为代表，认为判定社会公正的唯一标准是社会整体福利是否得到增长，也就是说是否能够使大多数人受益。

20 世纪以来，随着市场化和全球化的推进，新的社会问题层出不穷，正义概念问题逐渐演变成社会正义问题，社会正义问题不断与国家制度联系在一起，正义问题也越来越多地表现为制度正义问题。何谓制度正义呢？制度正义主要是指社会制度的正义性问题，即如何以规范的形式分配权利与义务之间的关系问题。布莱恩·巴里认为，"制度正义就是当我们质问某项制度是否正义时，我们是在探求这项制度分配利益与责任的方式"；万俊人认为，"制度正义是在社会契约和政治认同基础上对全体公民的权利与义务的安排、分配和保护，以及为实现这个目标所建立的各种政治规章和伦理规范"[①]。总之，制度正义应当是指运用规范制度来保障人们应得的权利和义务。

2. 公平、公正与正义之间的关系

正义作为衡量社会制度的价值准则一直得到专家学者的重视，表示它对我们在社会权利与分配制定的原则上所具有的影响力，事实上它却一直与公平、公正等概念相混淆。因为在英语语境里它们都表述为"justice"，许多人理所当然地认为它们都是表述同一含义，总归它们有衡量标准的价值尺度。然而，我们却不得不承认在表达上我们只会说一个人很有正义感，而不会说一个人很有公正感；会说见义勇为的行为很正义，而不会说见义勇为的行为很公平。因此，

---

① 万俊人. 制度伦理与当代伦理学范式转移——从知识社会学的视角看 [J]. 浙江学刊，2002（4），7－12.

对公平、公正与正义进行比较，区分其相互关系很有必要。

（1）公平与正义。

《现代汉语词典》中解释"公平"为"在处理事情上合情合理，并不偏袒于哪一方面"，把正义解释为"公正的，以及有利于人民的道理或事业"。学者对公平与正义有区分，许超在《正义与公正、公平、平等之关系辨析》一文中认为，"正义可以表现为多种价值形态，并不必然表现为公平，有时还表现为效率、自由等，公平是其中一种表现形态，含有均等之意；在价值属性上，正义是一个具有善指向的概念，而公平则是一个价值中立概念，属于某种对等关系的表达，只有在和正义结合使用时才有正向度价值"①。因此，公平强调的是没有偏见，理性对待权利双方；而正义更强调的是制度上对于权利与义务分配的合理性。

（2）公正与正义。

《现代汉语词典》把公正解释为"公平而正直，没有偏私"。公正是指给每个人所应得，也是对行为结果的评价及对不公正行为的惩罚。公正与正义的概念最容易混淆，专家学者对二者的区别给出了自己的观点。如王桂艳认为，"正义更具有理念的色彩，它是以人类共同的理性标准对不同制度所实行的公正所作的整体性评价，这一层面的正义价值需要制度来实现；制度正义是由经济正义、法律正义和政治正义等不同领域所组成的，在具体的制度正义中用公正等词更通俗易懂，更贴切领域的正义价值"②。可见，虽然制度的公正和正义都是实现标准，正义却是更高的目标，甚至是包括公正在内的实现制度效用最应该遵循的原则。

（二）罗尔斯正义论的思想内容

罗尔斯认为，正义是社会制度的首要价值。他认为，正义的主

---

① 许超. 正义与公正、公平、平等之关系辨析 [J]. 社会科学战线，2010 (2).
② 王桂艳. 正义、公正、公平辨析 [J]. 南开学报（哲学社会科学版），2006 (2).

题是社会基本结构，即用来分配权利和义务的社会制度，人们在达成其他协议之前要先就社会制度的原则达成协议，而这种协议是在假定的原初状态下选择的结果。同时，罗尔斯认为他的正义论应该阐明社会制度需要遵循的正义原则，也就是平等自由的原则，机会的公正平等原则和差别原则。

1. 原初状态

按照罗尔斯的设想，正义论主要是通过原初状态证明的，即通过假设原初状态的限制条件来详细描述对选择正义原则有意义的原初状态，从而达到选择正义原则的目的。原初状态实际上是一种假设的状态，在这个假设的状态下社会是由许多自足的个人所组成的联合体，他们在相互关系中都承认某些行为规范的约束力，并且大部分行为都会遵循这些行为规范。假定由于社会合作所产生的利益能够使所有人有可能过上比仅靠个人努力更好的生活，那么如何分配这些利益就会产生冲突，需要特定的原则来指导利益分配，从而实现恰当的分配比例。因此，怎样选择分配原则就是在一种假定状态下进行的，在罗尔斯正义论的理念中，原初状态的设计包括以下三个方面。

（1）选择对象的设计。

罗尔斯正义的主题是社会基本结构，即社会制度分配基本权利和义务的方式。设计正义的社会制度的目的就是要最大限度地实现平等，要最大限度地实现平等就要通过行之有效的正义原则的调节，使社会基本结构能最大限度地献出原始的不平等，最终实现平等。在论证中，罗尔斯提供了五个正义原则可供选择：两个正义原则，古典目的论，直觉主义，利己主义，混合观念。在此前的伦理学领域中，功利主义一直占据着主要地位，罗尔斯主要比较了两个正义原则与功利主义，来证明两个正义原则才是指导社会制度分配基本权利和义务，实现最大限度的平等的行之有效的正义原则。

（2）客观条件的设计。

罗尔斯认为正义的客观条件应该是生活在大致相似的环境中的人们所拥有的资源处于中等适度匮乏的状态，这种状态使得在这种环境中的人们的欲望和要求不可能完全得到满足，人们需要通过社会合作才能获得较大利益。另外，中等适度匮乏的状态又能够保证社会合作有足够充分的现实可能性。在资源中等适度匮乏的客观条件下，人们想要获得较大利益就既有目的一致的方面，又有利益冲突的方面，人们利益的一致性与冲突性就促进了社会合作的实现，也确立了最终合作需要有利于每个人的目标，这样才会最大限度地调动人们的合作积极性。

（3）主观条件的设计。

罗尔斯认为正义的主观条件应该是生活在中等匮乏客观条件下的人们之间相互冷淡的状态，他们之间相互冷淡，既不利己也不利他，只是想寻求一种让自己获得尽可能多的利益而并不会去损害他人利益的状态。同时，罗尔斯假设人们都是处于无知状态之下，他们并不知道自己的社会地位、阶级出身、天赋、气质和特定的社会背景等内容，只知道社会是正义的。无知之幕能够排除一切引起纷争的特殊信息，达到全体一致的状态。罗尔斯认为，"无知之幕 + 相互冷淡"的假设简洁、清楚、合理，能够兼顾全体利益，是可行的。

2. 平等自由原则

罗尔斯的第一个正义原则就是平等自由原则，它是指每个人拥有的与所有人拥有的最广泛平等的基本自由体系相容的类似自由体系的一种平等的权利①。

这一原则是为了确定和保障公民的平等自由。这种自由是平等的，公民在一个正义的社会中拥有同样的基本权利。罗尔斯指出，正义原则所关心的公民的基本自由有"政治上的自由（选举和被选

---

① 罗尔斯. 正义论［M］. 谢延光, 译. 上海：上海译文出版社, 1991.

举担任公职的权利）及言论和集会自由；良心的自由和思想的自由；个人的自由和保障个人财产的权利；依法不受任意逮捕和剥夺财产的自由"①。这些表述都证明罗尔斯关心自由，并且是平等的自由。姚大志认为罗尔斯关于平等自由原则的表达包含了三层意思。

（1）正义原则关注的是公民的基本自由。

罗尔斯之所以只把公民的基本自由纳入第一个正义原则之内，而并非纳入所有的自由是出于两个方面的考虑。一方面，罗尔斯的正义论关注的是社会正义，正义的主题是社会基本结构，也就是对权利与义务分配的社会制度，更多是指社会政治法律制度。从某种意义上讲，平等自由原则所包含的自由相当于宪法所保障的基本自由。另一方面，平等自由原则不仅要确保个人所享有的基本自由，还要确保个人所享有的基本自由对其他社会价值的优先性，即自由的优先性。如果自由包括了所有的自由，那么罗尔斯的正义论就不能证明自由的优先性。

（2）每个人都应该享有平等的基本自由。

作为社会基本道德权利，自由应该被人们广泛和平等地享有。在平等自由原则的表述中，每个人应当享有最广泛的、平等的基本自由。反对两种情况：第一种是指某一个阶层的人比其他一个阶层的人拥有更广泛的自由，第二种是指某一部分公民比另外一部分公民拥有更广泛的自由。如果在现实社会生活中确实存在以上两种情况，那么就是违背了平等自由的原则。

（3）平等的基本自由应当形成特定的体系。

在自由主义理论中自由通常被理解为权利，尤其是政治权利。它相当于人们通常所说的"人权"或者"宪法权利"。在罗尔斯的观念里，只运用正义原则保障政治权利是不够的。例如，宪法规定公民都拥有选举和被选举的平等权利，但是由于社会地位和个人财

① 罗尔斯.正义论［M］.谢延光，译.上海：上海译文出版社，1991.

富的差异，人们并不能绝对平等地享有应有的政治权利。为了保障公民的平等自由，罗尔斯提出，自由拥有自由的完整体系，自由的价值取决于个人和群体在自由体系所界定的框架范围内推进其目标达成的能力。罗尔斯认为基本自由应当形成自由体系，平等自由原则不仅要保护公民的基本自由，而且要保障公民平等的基本自由和自由价值。

3. 机会公正平等原则

罗尔斯的第二个正义原则包括了机会公正平等原则和差别原则，其认为社会的和经济的不平等应这样安排：①在与正义的储存原则一致的情况下，适合于最少受惠者的最大利益（差别原则）；②依系于在机会公平平等的条件下，职务和地位向所有人开放（机会的公正平等原则)①。罗尔斯正义论的第二个正义原则是为了保障公民的平等分配，由于财富和收入的分配上存在着原始的不平等，必须遵循参与社会合作后每个人应当分配到应得利益的原则，如何保障不平等分配下每个人分配利益的正义性就是罗尔斯正义论第二个原则所要解决的问题。机会公正平等原则主要是指在机会公平和平等的条件下，职务和地位都能够向社会成员保持开放状态，关键在于实现形式性的机会平等还是实质性的机会平等。显然，罗尔斯的机会公正平等原则不仅仅是讲究形式性的机会平等，而是希望实现实质性的机会平等。罗尔斯坚持的机会公正平等原则，是要消除由家庭环境或者天赋等偶然性因素或者社会任意性因素对人们追求职务和社会地位所造成的影响，从而实现实质性的公正平等。通过正义的社会制度，增加教育机会，通过再分配政策和其他符合正义的政策，为所有人提供一个公正平等的起点和公正平等的机会。

4. 差别原则

罗尔斯的第二个正义原则里，机会公正平等原则优先于差别原

---

① 罗尔斯. 正义论 [M]. 谢延光，译. 上海：上海译文出版社，1991.

则，这样存在以下两种情形：第一种是机会的不平等必须扩展那些机会较少者的机会；第二种是过高的储存率必须最终减轻承受这一重负的人们的负担。差别原则允许在财富和收入的分配中存在不平等，但这种不平等分配必须有利于最不利者，也就是说要合乎最少受惠者的最大利益。从一般正义观的"合乎每一个人的利益"，到特殊正义观的"合乎最少受惠者的最大利益"，是理解罗尔斯正义论的一个关键之处。那么我们如何确定谁是最少受惠者？这个最少受惠者并不是指特殊的个人，而是由社会基本结构确定的某个社会群体。为了实现这个社会群体的最大利益，罗尔斯提出了基本善的概念，基本善可以被用作区分不同社会群体的指标。罗尔斯认为，基本善是一个合理的人无论如何都想要的东西，不管一个人合理计划的细节是什么，都可以假定某些东西对其来说是越多越好的。自然的基本善是不可控的，社会的基本善却是由社会制度确立的，它们的分配也是由制度来调节的。罗尔斯认为，社会的基本善可以用来作为区分最少受惠者的指标，一般而言，最少受惠者就是指那些对社会的基本善的期望值最低的人，权力和收入被认为是人们最想拥有的社会的基本善，最少受惠者也就是拥有最低权力和最少收入的人。我们必须通过采取一些符合正义的措施调节权力和收入的分配，从而使最少受惠者获得最大利益。

（三）罗尔斯正义论与其他正义论的比较

1. 罗尔斯正义论与功利主义正义论的比较

罗尔斯在其正义论观点中一再重申他的主要比较对象是功利主义，他的正义论从某种程度上来说是建立在对功利主义批判的基础上的。他对功利主义正义论提出严厉批评，颠覆了功利主义正义论的统治地位，确立了其正义论在政治哲学领域的理论地位。罗尔斯对功利主义正义论的批评包括以下三个方面：

（1）功利主义侵犯了个人权利。

功利主义理论认为，正义的分配应该是实现最大利益的分配，这种最大利益只考虑社会最大利益。它追求的是利益最大净余额，其他的一切社会的基本善，如权力、财富等都只是为了达到利益的最大净余额的手段。尽管功利主义理论也是追求利益最大化，但是为了得到更大的净余额，会出现忽视个人利益的现象。罗尔斯批评功利主义理论侵犯了个人权利，剥夺了个人自由。

（2）功利主义是一种目的论。

功利主义把"善"当作最高目的来追求，并且认为善是理性欲望的满足，最能满足人们理性欲望的善就最能充当支配性目的，支配性目的优先于其他目的。在功利主义者看来，要实现最大幸福，那么这种支配性目的就是幸福，幸福又包括个人所努力实现的合理计划的成功实施和个人相信自己可以将成功持续下去的精神状态。而罗尔斯正义论则是一种义务论，他认为正义是独立于并且优先于善的，强调自由的优先性，自由只能为了自由本身而被限制。罗尔斯认为幸福本身不是目的，幸福是各种目的的实现。

（3）功利主义的立场问题。

功利主义采取的论证方法就是选择一个公正无私的观察者，功利主义所设想的观察者是理性的、同情的和公正无私的，且不考虑自己的利益，能够设身处地地来考虑各方利益；同时，这个人又具备相关的知识和推理能力，能够计算出各种不同选择的最大净余额，从而能够超越自我，做出正确的决定。罗尔斯认为功利主义理论所选出的观察者考虑每个人的利益唯独不考虑自己的利益，是一种纯粹的利他主义，而纯粹的利他主义是不可能实现的。所以，他认为功利主义立场本身就是有问题的。

2. 罗尔斯正义论与诺齐克正义论的比较

诺齐克和罗尔斯同是自由主义学派代表人物，都认为个人拥有平等的自由。这种自由不受外力所支配，认为自由主义理论是一种有关政治制度和法律制度的合理性论证。关于社会正义问题，他们之间也有不小的争论。诺齐克甚至专门出版《无政府、国家与乌托邦》来批判罗尔斯的正义论，这种批判主要集中在个人平等与权利、社会合作与分配的平等与自由以及效率与公平等方面。

（1）关于个人平等与权利的争论。

罗尔斯认为，个人权利虽然是优先的和基本的，但正义的首要问题应该是平等，应该通过特别关照最少受惠者群体，建立起平等的分配秩序，从而实现社会制度与社会结构的正义。诺齐克则认为分配的最终结果是否平等并非正义的首要问题，个人权利才是，个人权利是神圣不可侵犯的，对天赋较低的人因分配的差别而造成的不幸不等于不公平，这种不幸不能通过政府用强制的方式来解决，因为这可能会造成更大的不幸和不平等，政府的合法干预应只限于保证每个人都能按照公正的程序行使自己的权利。

（2）关于资源分配的平等与自由的争论。

平等与自由这两大价值准则的关系一直是专家学者们探讨的主要问题，罗尔斯与诺齐克之间关于社会合作与分配方面的分歧就是围绕平等与自由孰更优先的问题展开的。罗尔斯分配正义论的重心是平等。他认为，正是通过建立在社会成员们的需要和潜在性基础上的社会联合，才能使每个人分享其他人表现出来的天赋才能的总和。罗尔斯通过特别关照最少受惠者群体，表现出了他的绝对平等观念，使他的正义论带有明显的福利社会主义色彩。诺齐克则认为应该遵循个人权利至上原则，他反对罗尔斯关于平等与自由的观点，把分配正义论的重心放在自由上，强调分配自由独立性，认为国家强制实行再分配实际上就是国家掠夺行为的一种合法化，这种合法化行为反而侵犯了个人的合法权利。

（3）关于效率与公平优先性的争论。

功利主义原则强调实现最大化幸福，注重达到最多数人的最大利益，认为只要将社会整体利益这块蛋糕做得越大就能获得更大的净余额，坚持"只要效率，不要公平"的原则。虽然罗尔斯与诺齐克都不同程度地批判过功利主义只关心生产最大化幸福而忽视利益总量如何在个人之间进行分配的做法，但是二者的论证结果却是截然不同的。在罗尔斯看来，公平是社会的最高价值，所有剥夺个人自由的行为都是违反正义的，他始终坚持公平优先性的原则。诺齐克认为，如果只把最大化幸福作为唯一正义的目的，必将出现侵犯他人权利的行为，这是非正义的。但是诺齐克并不反对人们在保证不违背道德约束的前提下尽可能争取效率最大化。在效率与公平的优先问题上，诺齐克践行着效率优先性原则。

（四）借鉴罗尔斯正义论的原因

通过上述比较，我们知道在正义理论体系研究中，罗尔斯正义论并不是唯一的理论体系，它之所以可以产生如此大的影响力在于它的涉及面广，它从社会政治伦理角度分析社会正义问题，为解决社会经济生活中出现的实际问题提供了解决思路。罗尔斯正义论是立足于资本主义价值观的政治理论，而我国是以社会主义核心价值引领的国家，为什么要借鉴罗尔斯正义论思想来讨论我国医疗保障制度改革的问题呢？原因有三点。

1. 罗尔斯正义论思想与马克思主义正义论有共同之处

与马克思主义正义论一样，罗尔斯正义论坚持平等自由原则，罗尔斯认为人们应该平等地享受广泛的自由。与马克思主义正义论要消灭私有制、消灭阶级的观点不同的是，罗尔斯认为自由是可以通过政府运用正义原则调节政策制度而实现的，这种观点无疑对我国现阶段推进社会主义精神文明建设有指导意义。

2. 我国医疗保障制度改革需要理论支持

我国医疗保障制度发展到现阶段出现了许多的问题，尤其是公平性问题，已到了不得不解决的紧要关头。如何解决？是全盘否定我国目前的医疗保障制度体系，另起炉灶建设一个全新的医疗保障制度体系，还是在原来的基础上进行改革？无论哪一种做法都需要科学、合理的理论支持。当然，我国已有的医疗保障体系是根据我国国情的选择，并对我国社会长期稳定发展做出了贡献，体现了基本的公平，不需要全盘推翻。罗尔斯正义论对正义的理解和实现为我们提供了新视角，给在新的条件下实现医疗保障制度体系改革提供了方法指南。

3. 为我国医疗保障制度改革提供了另一种理论依据

正如前文所述，解决社会正义问题并不仅仅只有一家之言，功利主义在很长一段历史长河中都占据着主导地位。我们并不是认为罗尔斯正义论就是唯一正确的，而其他理论就一无是处。一个国家的经济发展阶段决定着该国家医疗保障制度的设置，正义、公平是相对的历史概念。我们国家当今的国情影响我国医疗保障制度的选择，当然我们也不能不顾及世界各国的先进经验，与世界接轨也是要考虑的现实问题。在多个社会正义理论中寻找理论帮助是明智之举，罗尔斯正义论既然得到了国际社会的认可，并指导着国际社会的社会保障制度建设，我们在现阶段医疗保障制度改革出现瓶颈时以此来开阔视野，大胆借鉴，不失为一个好的选择。

二、我国医疗保障制度概况

(一) 我国医疗保障制度历史沿革

医疗保障制度是我国社会保障制度的重要组成部分，是保证公众身体健康，解决疾病疑难，提高生活水平的基本公共社会福利制度。我国医疗保障制度的演变主要分为改革开放前和改革开放后两个时期。

1. 改革开放前的我国医疗保障制度

改革开放前，我国医疗保障制度包括公费医疗制度、劳保医疗制度和农村合作医疗制度。在计划经济时代，我国医疗保障制度形成了特有体系，城镇实行的是由国家保障的公费医疗制度和劳保医疗制度，农村实行的是合作医疗制度，但在农村效果并不显著。

（1）公费医疗制度。

公费医疗制度是根据 1952 年政务院发布的《关于全国各级人民政府、党派、团体及所属事业单位的国家工作人员实行公费医疗预防的指示》建立起来的，医疗费用由各级人民政府领导的卫生机构按照各单位编制人数比例分配，统收统支，不能分给个人。门诊、住院所需的诊疗费、手术费、住院费、门诊费或住院期间经医师处方的药费，由医疗费拨付，住院期间的膳食费、就医路费由个人负担。同时，为了控制用药与不必要的检查，国家还制定了 11 类西药和成药基本药物目录、大型设备检查规定及公费用药的报销范围。到 20 世纪 70 年代末，全国享受公费医疗的人数超过 2 000 万。

（2）劳保医疗制度。

劳保医疗制度是根据 1951 年政务院颁布的《中华人民共和国劳动保险条例》确立的，其后国家劳动部又颁布了《中华人民共和国劳动保险条例实施细则修正草案》，并两次进行修订。劳动保险的各项费用全部由实行劳动保险的各企业行政方面或资方负担，其中一部分由各企业行政方面或资方直接支付，另一部分由各企业行政方面或资方缴纳劳动保险金，交工会组织办理。到 20 世纪 70 年代末，全国享受劳保医疗的人数超过 1 亿。

（3）农村合作医疗制度。

农村合作医疗制度最早出现在抗日战争时期，到 1979 年 12 月，卫生部、农业部、财政部、国家医药管理总局、全国供销合作总社联合颁布了《农村合作医疗章程（试行草案）》，正式规范了制度实施。1976 年，全国已有 90% 的农民参加了合作医疗，从而基本解决了广大农村社会成员看病难的问题，为农村医疗保障事业的发展写下了光辉一页。然而，到了 1986 年，参加合作医疗的人数锐减到 5%，一些地方又出现了农民看病难、看不起病的问题，甚至因病陷入困境、绝境的现象。

2. 改革开放后的我国医疗保障制度

中华人民共和国成立以来，公费医疗、劳保医疗和农村合作医疗制度为维护我国公民的健康权发挥了重要作用，城乡居民基本能做到病有所医。但在改革开放的热潮下，免费医疗制度已经不适应社会经济的发展要求，面临着改革困境。在这种背景下，医疗保障制度改革迫在眉睫。纵观我国改革开放后医疗保障制度的改革实践，可以分为如下五个阶段：

（1）20 世纪 80 年代开始的改革探索阶段。

20 世纪 80 年代开始，国家不断探索改革公费医疗制度新政策。1984 年，卫生部、财政部在原有公费医疗制度的基础上颁布了《关于进一步加强公费医疗管理的通知》；1989 年，卫生部、财政部总结经验教训后又联合颁布了《公费医疗管理办法》，通过这些改革措施，公费医疗制度有了一定程度的改善，但根源问题并没有得到有效解决。

（2）1994 年开始的试点阶段。

1994 年，国家开始推行职工医疗制度改革试点工作，国家体改委、财政部、劳动部、卫生部等各部门联合制定了《关于职工医疗制度改革的试点意见》，试点工作在江苏省镇江市、江西省九江市进行。"两江试点"初步建立了"统账结合"的城镇职工医疗保险模式，即实行医疗保险社会统筹与个人账户相结合的模式。通过试点工作的推荐，职工医疗制度改革取得了初步成效，国家决定在全国范围内推广城镇医疗保障制度，保障全国人民的医疗福利。

（3）1998 年开始的社会基本医疗保险阶段。

经过前期的试点工作准备，1998 年颁布了《国务院关于建立城镇职工基本医疗保险制度的决定》，开始在全国范围内推广城镇职工基本医疗保障制度。这一意见颁布后，全国范围内开始实行统账结合，基本医疗保险费由用人单位和个人共同缴纳。城镇职工基本医疗保障制度取得了不小的成绩。截至 2008 年底，城镇基本医疗保险参保人数已超过 3.1 亿。这一制度取代了从中华人民共和国成立以来所实施的公费医疗制度和劳保医疗制度，全国人民逐渐平等地享有医疗保障权益，但是有所遗憾的是覆盖面不够广，参保人数不够全，制度还有待完善。

（4）2009 年开始的启动全民医保阶段。

在基本医疗已不能完全满足就医需求时，2009 年颁布了《中共中央国务院关于深化医药卫生体制改革的意见》以及《医药卫生体制改革近期重点实施方案（2009—2011 年）》，俗称"新医改"。新医改方案勾勒了中国到 2020 年实现"全民医保"的新改革方向和框架，这一改革致力于实现全民医保，将全国人民纳入医疗保障范围内，但随之出现的因病致贫、因病返贫、城乡医疗保障制度发展不平衡等问题仍需解决。

（5）2016 年开始的整合城乡居民基本医疗保险阶段。

2016 年 1 月 12 日，国务院颁布了《国务院关于整合城乡居民基本医疗保险制度的意见》。其中明确提出要统一覆盖范围、要统一筹资政策、要统一保障待遇、要统一医保目录、要统一定点管理、要统一基金管理等要求，不断推进城乡居民医疗保险制度的统一化要求。整合城乡居民医保制度，是推进医药卫生体制改革、实现城乡居民公平享有基本医疗保险权益、促进社会公平正义、增进人民福祉的重大举措，对促进城乡经济社会协调发展、全面建成小康社会具有重要意义。

3. 现行多层次医疗保障制度

国务院于 2009 年出台的《中共中央国务院关于深化医药卫生体制改革的意见》，从各个方面指导了我国医疗卫生改革，并明确提出要加快建设医疗保障体系，加快建立和完善以基本医疗保障为主体，其他多种形式补充医疗保险和商业健康保险，覆盖城乡居民的多层次医疗保障体系。

（1）城镇职工基本医疗保险制度。

我国于 1998 年颁布的《关于建立城镇职工基本医疗保险制度的

决定》，2013 年颁布的《中华人民共和国城镇职工基本医疗保险条例》，都指导了我国城镇职工基本医疗保障制度的实施。《中华人民共和国城镇职工基本医疗保险条例》明确规定了参保人员：企业及其从业人员；机关、事业单位、中介机构、社会团体、民办非企业单位及其从业人员；部队所属用人单位及其无军籍的从业人员。城镇职工基本医疗保障制度实行个人账户与统筹基金相结合的方式，由用人单位和从业人员共同缴纳，从业人员退休后可享受到医疗保险待遇。《2010 中国卫生统计年鉴》显示，城镇职工基本医疗保险制度已覆盖 31 个省、市、自治区，参保人数从 2007 年的 4 291 万人增加到 2010 年的 19 472 万人，参保率平均达到 90% 左右。为了更好地推进城镇职工基本医疗保险制度的完善，国家不断提高职工医疗保险待遇，职工的参保积极性也不断提高，2014 年末城镇职工基本医疗保险参保人数比 2010 年末增加 4 561 万人。

（2）城镇居民基本医疗保险制度。

城镇居民基本医疗保险制度是面向不属于城镇职工基本医疗保险制度覆盖范围的中小学阶段的学生、少年儿童和其他城镇非从业居民的一项保险制度。2007 年国务院颁布的《国务院关于开展城镇居民基本医疗保险试点的指导意见》指出实施城镇居民基本医疗保险制度的目标是，2007 年在有条件的省份选择 2 至 3 个城市启动试点，2008 年扩大试点，争取 2009 年试点城市达到 80% 以上，2010 年在全国全面推开，逐步覆盖全体城镇非从业居民。要通过试点，探索和完善城镇居民基本医疗保险制度的政策体系，形成合理的筹资机制、健全的管理机制和规范的运行机制，逐步建立以大病统筹为主的城镇居民基本医疗保险制度。至 2015 年，城镇居民基本医疗保险制度已形成规模，参加城镇居民基本医疗保险的人数达 37 675 万人。

（3）新型农村合作医疗制度。

新型农村合作医疗，简称"新农合"，是指由政府组织、引导、支持，农民自愿参加，个人、集体和政府多方筹资，以大病统筹为主的农民医疗互助共济制度。新型农村合作医疗制度采取个人缴费、集体扶持和政府资助的方式筹集资金。2002 年 10 月，国务院颁布的《中共中央、国务院关于进一步加强农村卫生工作的决定》明确指出：要逐步建立以大病统筹为主的新型农村合作医疗制度，到 2010 年新型农村合作医疗制度要基本覆盖农村居民。从 2003 年起，中央财政对中西部地区除市区以外的参加新型合作医疗的农民每年按人均 10 元安排合作医疗补助资金，地方财政对参加新型合作医疗的农民补助每年不低于人均 10 元。2009 年，中国做出深化医药卫生体制改革的重要战略部署，确立了新农合作为农村基本医疗保障制度的地位。2015 年，国家卫计委、财政部印发了《关于做好 2015 年新型农村合作医疗工作的通知》，提出各级财政对新农合的人均补助标准在 2014 年的基础上提高 60 元，达到 380 元。新型农村合作医疗覆盖面不断扩大，到 2014 年末，参加新农合的人数达 4 965 万人，比 2010 年末增加了 350 万人。

（4）城乡医疗救助制度。

城乡医疗救助制度是指通过政府拨款和社会捐助等多渠道筹资建立基金，对患大病的农村五保户和贫困农民家庭、城市居民最低生活保障对象中未参加城镇职工基本医疗保险的人员、已参加城镇职工基本医疗保险但个人负担仍然较重的人员以及其他特殊困难群众给予医疗费用补助的救助制度。2005 年 3 月 14 日，国务院办公厅转发了民政部、卫生部、劳动保障部和财政部发布的《关于建立城市医疗救助制度试点工作的意见》，提出在全国建立城市医疗救助制度。2009 年 6 月 15 日，民政部颁布了《关于进一步完善城乡医疗救助制度的意见》，提出用 3 年左右的时间在全国基本建立起资金来源稳定、管理运行规范、救助效果明显，能够为困难群众提供方便、快捷服务的医疗救助制度。城乡医疗救助制度实行多种方式救助，对城乡低保家庭成员、五保户和其他家庭经济困难的人员，要按照有关规定，资助其参加城镇居民基本医疗保险或新型农村合作医疗并对其难以负担的基本医疗自付费用给予补助。制度实行至今，医疗救助体系覆盖面积已非常大。

（二）我国医疗保障制度的公平性困境

经过多年发展，我国医疗保障制度逐渐成为独特体制，体系内包含四大分体系，基本覆盖了全国90%以上的城乡居民，大大改善了城乡居民的就医条件。但不同体系内的参保人员从筹资、分配到待遇水平都有很大的差异，这就造成了公平性不足、效率性不高等伦理困境，要想实现医疗保障制度向着良好的势头发展，就必须打破这种伦理困境。下面我们来分析一下我国医疗保障体制伦理困境具体表现。

1. 覆盖面不全

早在中华人民共和国成立之初我国就开始实施医疗保障制度，在计划经济时期我国城乡户籍制度实施十分严格，医疗保障制度也是严格按照城乡等级实施的。依照这种等级制度，我国医疗保障制度覆盖面存在明显的不公平的现象。

（1）医保未完全覆盖，尤其是未覆盖弱势群体。

医疗保障制度作为居民就医的重要基础制度，其最大的特点应该就是公平。在我国医疗保障制度改革进程中，公平还未完全实现。2015年的统计年鉴数据显示，我国城镇基本医疗保险与新型农村合作医疗之和都未达到人口总和，还有三千多万人没有被纳入医疗保障制度，其中，大部分都是农民工、失业者、残疾人等弱势群体。

（2）不同制度的覆盖面存在差异。

城镇医疗保障制度针对的是城镇企业职工和城镇居民，新型农村合作医疗针对的是参加医保的农民，这就造成我国医疗保障制度碎片化形态。如果参保制度不同，那么可以享受的待遇水平也相应不同，而参保制度不是人们可以自主选择的，政府制定制度之初就将他们分在了不同制度体系之内，在不同制度体系内要想实现公平已然是不可能的事。

（3）城乡医疗保障制度存在着很大的差异。

由于我国城乡之间经济发展水平、人口总数、人均收入水平等各个方面存在巨大差异，就必然导致了城乡筹集资金的基数会有很大差异。这些差异会因为基数的加大和经济水平的发展而越来越大。参加城镇医疗保险的人和参加新型农村合作医疗的人也存在着巨大差异，参加新型农村合作医疗的人口比重已经超过了参加城镇基本医疗的人口比重。

2. 筹集资金方式不公正

筹集资金是保证医疗保障制度顺利实施的关键一环，医疗保障制度是国家制定的用来解决医疗"由谁来支付费用"这一难题的措施，财政支出并不能完全承担起我国庞大的医疗支出，想要完全实现免费医疗是不现实的。若想我国医疗保障制度顺利运营就必须通过筹集资金的方式，我国现在实行的是个人账户与社会统筹相结合的模式，但在这里会出现由筹集资金模式导致的不公平的现象。

（1）不同制度下人均筹资额的差异。

由人均筹资额差异造成的最明显的结果是个人的待遇保障水平的差异和人均补助水平的不公，根据正义原则，人人都应该平等地享受到基本自由，而不应该是投入越多，获取的收益也越多。在划定筹资额度时，划定的支付比也是一致的，投入回报就会倾向于资金额度大的一方，事实上资金额度大的一方就是收入比较高的一方，收入比较低甚至没有固定收入的人群所能得到的医疗保障就越少，这就背离了医疗保障是保障基本权益的初衷，加重了不公平的程度。

（2）同一制度下不同收入者筹资额的差异。

在医疗保障制度中，个人按一定比例缴纳社会保险金，国家、社会或者集体再以一定比例进行补助，根据规定，国家补助的比例都是固定的，只有个人部分有所差异。因此，在补助比例相同的情况下，个人参保金额存在差异就会使得享受到的待遇比例产生差异，对收入低者是不公平的。比如，同样是单位缴纳 8%，个人缴纳 2%，个人工资收入为 2 000 元的和个人工资收入为 5 000 元的，每个月就相差 60，一年之后将会出现不小的差距。这种不同收入水平差距就会形成不公平的境况。

3. 待遇不公平

由于我国医疗保障制度筹集方面已经出现不公现象，导致不同制度之间、同一制度不同收入者之间在缴纳医疗保障金上都存在着一定差异，那么因此带来的就有医疗保障待遇的差异，产生了城乡之间、职工居民之间和不同职业之间待遇给付水平的不公。按照医疗保障制度应当遵循的原则，医疗保障应使得人人享有平等的医疗保障水平，当前我国医疗保障制度待遇水平的不公主要体现在以下三个方面。

（1）城乡居民之间待遇水平存在差距。

城镇基本医疗和新型农村合作医疗报销比例不同。由于城镇职工基本医疗在筹资时个人和企业共同缴纳医保金，本身就有更多的资金份额。在待遇水平上，城镇职工基本医疗的报销比例超过 70%，城镇居民基本医疗的报销比例为 40%，而新型农村合作医疗报销比最低，个人需要承担 60% 以上医疗费用，在家庭遇到重大疾病时农村家庭往往更加难以承担，许多家庭甚至因病返贫。除此之外，在药品目录、诊疗项目、服务范围和偿付标准上城镇优于农村，城镇医疗保险定点医院大都设立在三甲医院，服务水平高、保障范围广，而新型农村合作医疗出外就诊并不方便，只能在县级以下的医院就医，医疗水平相对较差，使得城乡居民之间不公问题突出。

（2）职工、居民之间待遇水平存在差异。

参加职工基本医疗和居民基本医疗人员的待遇水平肯定是不同的，他们所筹集的资金水平就不同，职工、居民报销的比例也有所不同，居民报销的比例只有职工报销比例的三分之二水平。还有一部分居民根本无法支付基本医疗保险费用，无法参加基本医疗保险，这是由于生活水平低、经济收入不高所导致，并非他们自身所期望的，但事实是他们没有参加医疗保险就得不到医疗保险待遇。无论是哪种原因，城镇职工基本医疗和城镇居民基本医疗的待遇水平都存在差异。

（3）不同职业居民之间待遇水平存在差异。

机关事业单位的医疗待遇水平和普通居民之间的医疗待遇水平不同。机关事业单位由财政拨款，他们的缴纳费用并不高，但是他们所享受到的待遇水平却高于其他职工或者农民，在医疗报销上几乎可以全额报销，这个差异趋势几乎是最大的，也是引起公众对于医疗保障公平性产生质疑的较大原因之一。

4. 医疗救助体系不健全

医疗救助体系针对的是社会中的弱势群体，给那些没有能力参加基本医疗保险的居民提供救助，特别是农村五保户人员、城镇低保户人员和特别困难人员。在医疗保障四大体系里，医疗救助体系才是真正符合正义原则的，只有推进医疗救助体系的发展才能早日实现全民医保目标。但是与其他体系相比，我国医疗救助体系并不健全，这也加深了我国医疗保障方面的不公平程度。

（1）医疗救助体系建立时间晚。

我国医疗救助参加医疗保险从 2008 年才开始，2008 年以前主要是资助农村五保户人员，且资助金额不高，人均每年几百元，虽然对于五保户老人以及无经济来源的人来说已是一种保障措施，但是这种保障措施并不能起到很大的作用，许多五保户人员生病根本不敢去医院，这样的保障措施仅仅是个形式而已。直接资助和对城镇困难人群的资助就更晚了，新医改实施后这种情况才有所改善。

（2）医疗救助水平不高。

我国医疗救助体系以财政拨款为主，社会捐助为辅，由于我国人口基数庞大，财政拨款无疑是不够的，我国社会捐助体系又不完善，捐助基金用于医疗的情况并不多。此外，人口基数庞大与经济发展水平的差异导致我国贫困人口基数大，脱贫困难，个人一旦遇到重大疾病，几乎会拖垮整个家庭。这种资金不够而贫困人口多的矛盾导致我国医疗救助水平不高，根本解决不了我国贫困人口看病的问题。医疗救助体系不健全加剧了我国医疗方面的不公现象。

（三）造成我国医疗保障制度公平性困境的原因

我国医疗保障制度存在着覆盖面不公、筹集方式不公和待遇水平不公等伦理问题，公平性不足导致效率不高，要解决这些问题就要从根源上找原因。从伦理角度来看，我国医疗保障制度之所以存在着伦理困境主要有以下四个原因。

1. 正义价值目标偏离

我国医疗保障制度自设计之初便实行城镇职工、城镇居民和农村居民三条线的发展体制，而不是统一的医疗保障制度，这样的分体系保障制度模式偏离了正义价值的目标。

（1）制度设计忽视正义价值。

医疗保障制度作为社会保障制度的基础内容，它应该是公益性的，应该带有福利性质，要保障全民医疗权益，但从公费医疗制度、劳保医疗制度和农村合作医疗制度开始，城乡居民、不同职业之间的职工就被分在不同的医疗保障体制下，这样运行就导致我国医疗保障制度的碎片化，碎片化又会导致公平性和效率性问题。总之，由于忽视正义价值原则，实行差别对待制度设计，导致医疗保障制度根源上的不公性。

（2）为追求经济效益而忽视正义准则。

改革开放以后，我国以经济建设为中心，医疗保障的福利性仍有待完善，没有经济能力缴纳医保基金的人只能被排除在制度之外，加剧了社会不公现象。

2. 经济发展水平差异

经济发展水平差异导致贫富分化严重，使得城乡之间、不同地区之间、不同收入水平的人群之间出现分化，很多经济困难的居民无力参加医疗保障制度，即使勉强加入医疗保障制度也会增加家庭支出，这样反而会加重他们的经济负担，加重不公平程度。改革开放后，我国经济高速发展，国内生产总值不断增加，国民总收入也不断增加，社会财富积累迅速，与此同时，在市场经济的刺激下，我国城乡发展严重不均衡。根据 2015 年的统计年鉴数据，1978—2014 年城乡人均可支配收入相差近 3 倍。城乡发展不均衡导致城乡医疗保障制度不公平，医疗资源不断向城市集中，农村医疗服务发展缓慢，城乡医疗水平的差距越拉越大，反过来又加重了城乡医疗保障制度的不公。

3. 旧体制约束

计划经济时代我国实行城乡二元化体制，医疗保障制度以户籍为基础，这样一来，使得我国医疗保障制度也形成二元化体制，城乡发展不能同步进行，无论是总体财政收入还是居民个人收入，城乡之间都存在着巨大差异。城乡二元化体制一方面导致城乡对医疗保障投入的差异，农村财政根本不足以应付我国占人口绝大多数的农民的医疗支出；另一方面城乡居民收入差异也导致他们对待医疗保障制度的态度差异，城镇居民加入医疗保障制度只需从个人工资中拿出一部分，而农民加入医疗保障制度可能就要拿出一年收入的大半部分，本来收入都不够解决全家温饱问题，更不用说拿来预防疾病。这种城乡二元化体制对于现阶段我国医疗保障体制改革仍有约束，尽管国家极力推行城乡医疗保障一体化和多种医疗保障制度并轨，但是长期沿用下来的政治经济体制在短期内难以得到改变，要化解旧体制产生的影响需要一个漫长的过程。

4. 政府责任缺失

既然是国家福利性保障政策，政府在我国医疗保障制度的实施过程中应该承担主要责任，把握医疗保障制度的改革方向，使得医疗保障制度能够保证人人平等获益，这就要求政府统一所有医疗保障体系到相同的医疗保障制度内，无论城乡差异、地区差异，所有公民都能平等地享有医疗保障制度权益。但是，为了减轻财政负担，政府在改革之初就将责任更多地交给了市场、企业和个人。人们往往都是趋利避害的，市场体制下这种趋利避害行为更加明显，市场运营的结果是只有在有经济能力的情况下，人们才能加入医疗保障体系，而没有经济能力的人就被排除在市场之外。弱势群体的基本医疗需求不能得到保障，政府责任缺失使得原本应当承担福利责任的医疗保障制度失去了其本来的功能，使得公平性问题日益突出。

三、罗尔斯正义论对我国医疗保障制度改革的伦理启示

（一）医疗保障制度改革需要遵循的伦理原则

目前，我国医疗保障制度在改革过程中存在着不同程度的伦理问题，要解决这些伦理问题就需要明确医疗保障制度改革中所遵循的伦理原则。

1. 公益性原则

医疗保障制度的公益性原则，指国家所制定的医疗保障制度应该以为大多数人谋求利益为价值导向。医疗保障制度的公益性体现在是否使得人人享有健康和就医的权利，如在医疗资源短缺性情况下，限制某些高技术应用，普及和发展适宜技术，就是从公益原则出发的一种公正选择。公益性原则并不是为实现一个低水平的医疗保障制度目标，也不是卫生资源短缺情况下的权宜之计，而是从绝大多数社会成员的公共健康权益出发的正确选择，这就是医疗保障制度改革中需要遵守的公益性原则。

2. 公正性原则

医疗保障制度的公正性原则，指每个社会成员在医疗保障制度

保障范围内的权利能得到公正对待。与医疗政策相关的社会公正，是指分化的各社会阶层、群体有合法渠道平等地表达对医疗问题的诉求，从而在医疗政策上平等地体现各阶层和群体利益。公正性原则要求人人为健康尽义务，人人享受健康的权利，根据具体需求，给予具体对待。要实现医疗保障制度改革中的公正性原则，要做到以下三点：一是强调把医疗保障投入给全体社会成员，使人人能享受到基本医疗保障服务；二是要与区域化发展相结合，在一个区域内实现与其经济发展相适应的公正性原则，并注意公正与效率结合；三是在制定医疗保障制度时，要充分体现医疗保障的公正性价值取向。

3. 效益性原则

医疗保障制度的效益性原则，指通过资源分配，使医疗资源的最小投入换取最大的社会效益与经济效益，减少资源浪费。提高医疗卫生资源的投入产出比是实现医疗保障制度改革顺利实施的重要伦理要求。实现效益性原则，要做到以下两点：一要重视医疗保障制度的作用，加大对医疗保障的投入，并通过多种渠道筹集资金，加大运营比率；二要深化医疗保障制度改革，减少浪费，降低经营成本，提高卫生资源利用率，使人人都能享受医疗保障制度。

（二）罗尔斯正义论的政治伦理诉求

伦理学原则是指导医疗保障制度改革的重要依据，罗尔斯正义论作为道德正义原则，在该原则有效规范下的社会是善的社会，并形成背景的正义，为个体至善提供可能。因此，罗尔斯正义论这一道德正义原则，与医学伦理原则具有很高的契合度。

1. 对"最少受惠者"的伦理关怀，强调制度的公益性原则

罗尔斯正义论主要是为了解决经济领域中的不平等问题。他认为在经济领域产生不平等的原因主要有两个：一是自然天赋的因素，即人一生下来就具有不同的天赋，从而造成天赋较高的人在分配中处于有利地位；二是社会文化条件不同，即不同的人在出身、环境、

教育等方面存在着很大的差别。这两方面的偶然因素会形成一种恶性循环，不平等会逐步由于多种偶然因素所产生的影响而不断扩大。为此，罗尔斯提出了解决这种不平等问题的方法即差别原则，差别原则就是要确保社会上最少受惠者获利的原则，用社会中处于不利地位的人的获利情况来判断该社会基本结构是否正义。差别原则对最少受惠者的偏爱，体现了人道主义伦理关怀，这种从最少受惠者的利益出发调节与处理社会和经济利益的分配，进而达到平等自由的目标，是符合公益性原则的。

2. 发展了自由平等公正原则，强调制度的公正性原则

传统自然主义平等观强调机会平等，要排除社会偶然性影响，允许自然偶然性发挥其作用。罗尔斯的机会平等理论认为，才干和能力在同一水平上的人应当有同样的成功前景的机会平等。并且罗尔斯对程序正义的结果也要求进行矫正和限制，强调要减少社会偶然因素和自然运气对分配份额的影响，社会要更多地关注那些天赋低和出身较不利的人们，要按平等方向弥补由偶然因素造成的倾斜。

总之，罗尔斯的两个正义原则强调以人为本与理性平等，表达了互惠的社会观念，发展了传统自由理论与平等观，把正义原则作为衡量制度伦理原则，其正义论有人道平等的伦理价值。他的自由主义原则和机会公平正义原则强调政治伦理上的自由平等公正，符合公正性原则。

3. 提出效益性伦理原则，强调制度的优先性原则

罗尔斯区分制度正义和个人正义，强调制度优先性伦理原则。罗尔斯认为，在社会正义和个人原则之间存在一种先后次序，社会正义优先于个人正义。这种优先性强调选择，即在两种正义原则中有一种选择的先后次序，原初状态的人们将会首先选择制度本身的伦理原则，然后才是个人道德原则；又强调评价的优先性，即对制度是否正义的道德评价优先于对个人的道德评价，制度正义作为一种背景正义比个人正义更为基本和重要，有关个人的义务和职责的

确定必须以制度正义为前提。总之，制度的优先性要求对社会的调控以社会正义优先为导向，必须站在整体、全局的高度，达到社会调控目的。这种强调社会公正优先性的伦理原则，也就是指在社会分配中个人利益要服从群体利益，这也符合分配的效益性原则。

（三）罗尔斯正义论对解决我国医疗制度公平性困境的伦理启示

1. "原初状态"——加大财政对医疗保障制度的投入

原初状态认为只要相互冷淡的个人对中等匮乏条件下的社会利益的划分提出了相冲突的要求，那么正义的环境就算形成了。人们的社会基本善的分配是在"无知之幕"的状态下实现的，人们对家庭出身、自然天赋等一无所知，而正义的实现过程就是逐渐推翻"无知之幕"的过程。我国医疗保障制度在改革过程中就是需要逐渐推翻"无知之幕"的过程，要逐渐改善中等匮乏条件的过程。如果我国医疗保障制度并非处于中等匮乏条件下，那么我们也就不再需要寻找正义的环境，而能保证全体社会成员均享受正当的权利。要解决这一问题，就必须加大财政对医疗保障制度的投入。

（1）通过运营医保基金实现保值增值。

医疗保障制度所筹集的资金数额相当可观，在市场化运营之前一直以储存的方式存放在银行，随着物价上涨贬值严重，要实现基金保值增值则需要投入市场运营。结合当前经济结构供给侧改革，基础设施投资回报率高，可以将基本医保投入到基础设施建设中，既可以提高投资回报比，又可以增加公益性。

（2）提高医保支付比。

政府始终坚持医疗保障实行个人账户和社会统筹相结合的模式，社会统筹既可以是企业出资，也可以由个人负担，政府在整个筹集过程中并没有发挥作用，它将自身应当承担的责任推给了企业和个人。政府应当通过加大财政投入，或资助医院建设，或给予社会统筹效率高者奖励等不同形式，给医疗保障以补助，提高支付比。

2. "平等自由原则"——建立全民医疗保障体系

平等自由原则保障的是公民的基本自由，要实现实质性自由、平等的自由，这里的"平等"要保障的是全民平等。在医疗保障的设置上强调全民医保。

（1）加快推进医保覆盖率，实现全民医保。

我国现有的医疗保障制度有城镇职工基本医疗保险、城镇居民基本医疗保险、新型农村合作医疗保险和医疗救助制度，事实上，离完全实现全民医疗保障的目标还有很长的路要走。将弱势群体也纳入医疗保障制度体系内，如将生活困难的职工、农民工以及灵活就业人员和大学生纳入城镇职工基本医疗保险，将老人、残疾人、城市低保户等纳入城镇居民基本医疗保险，逐渐建立覆盖全民的医疗保障制度，实现医保的全覆盖。同时，建立一套完整的社会经办机构体系，加快推进医疗保险异地转移，通过这些措施最终完全实现全民医保的目标。

（2）完善分级诊疗制度，提高医疗资源利用率。

医疗保障制度改革仍然存在着医疗资源利用率低、资源浪费等问题，加快推进分级诊疗制度的完善是我国医疗保障制度改革乃至医疗卫生体制改革的基本解决思路。做好分级诊疗工作，要明确各层级医疗机构的定位，各层级医疗机构应做好本职工作，使常见病及慢性病在社区就能得到治疗，将大病、重病转诊到三甲医院，实现资源合理配置，提高医疗资源的利用率，使医疗资源发挥最佳效能。

3. "机会公正平等原则"——整合城乡医疗保障制度

机会公正平等原则强调每个人要在公正平等的基础上平等地获得职务和社会地位，但是很明显在颁布《国务院关于整合城乡居民基本医疗保险制度的意见》之前，城镇和农村实行着两种完全不同的医保制度，要保障全体社会成员的公正、平等权利就要实现制度设置的完全公正、平等。

（1）城乡医保并轨，实现三保合一。

医疗保障制度改革问题一直是受政府重视的，国家也在积极探索医疗保障制度公平的途径，并提出了医疗保障制度各个体系需要进行整合的解决措施，加紧落实。2016年已开始探索整合城镇居民基本医疗保险和新型农村合作医疗保险两项制度的方法，使城乡居民公正平等地享受权益成为可能。未来也应积极探索实行三保合一的途径，并且让政府部门、事业单位也纳入统一的医疗保障制度体制内，真正做到医保并轨，人人平等地享受权益。

（2）实行待遇均等化，实现人人平等。

待遇均等化是整合城乡医疗保障制度，实现三保合一的具体体现，城乡居民享受不同的医保待遇是引起人们对医疗保障制度的公平性产生质疑，如能最终实现待遇均等化将极大地推动城乡医保并轨的进程。首先要做到统一制度，在相同的制度体系内才有可能做到待遇均等化。其次要做到统一支付范围，或者说统一资金筹集和分配方式，只有统一筹集方式才能做到起点公平。最后要做到统一基金管理，筹集到的基金要统一进行运营管理，最好做到增加基础资金，扩大资金数额，最终在人人平等的基础上提高待遇均等化水平。

4."差别原则"——完善医疗救助制度

差别原则认为，应在分配不平等的条件下实现最少受惠者的最大利益。罗尔斯正义论中差别原则是受到最严厉批评的，与资本主义社会的理念格格不入。然而，它对于指导我国医疗保障制度改革是很有指导意义的。我国医疗保障制度就是为了保障最少受惠者的最大利益，而在这方面医疗救助制度具有最明显的效果。但由于各方面的原因，医疗救助制度没有引起人们足够的重视，但毫无疑问，完善医疗救助制度对我国医疗保障制度改革具有重要意义。

（1）加大对医疗救助的投入。

医疗救助制度是我国医疗保障制度的重要内容，其可保障弱势群体同等享有医疗保障权益。在过去很长一段时间内，我国对医疗救助制度不够重视，财政投入过低，甚至是零投入。加大对医疗救助的投入对高收入群体可能只起到一个辅助作用，但对于弱势群体而言可能就是完全不同的结果了，甚至能够拯救一个人或者一个家庭。那么加大对医疗救助制度的投入，不仅要加大资助参加城镇基本医疗保险和新型农村合作医疗保险的人数和比重，还要加大直接救助人数和比重，这样才能更好地使医疗救助制度起到应有的作用。

（2）加快推进大病医保制度的实施。

医疗救助其实更多是救助无法负担高额医疗费用的人群，基本的门诊费用一般人还是能够负担得起的，或者说也并不会产生多大的负面影响，但是大病和重病的高额医疗费用却不是一般家庭能够承担得起的，它们往往使得一个小康家庭因病返贫，对于我国实施脱贫政策是不利的。国家要积极推进大病医疗保险制度，实现大病医保报销比例不低于50％，这对于一般家庭来说，则大大降低了医疗风险。

参考文献

［1］中共中央马克思恩格斯列宁大林著作编译局．自然辩证法
［M］．北京：人民出版社，1971．

［2］中共中央马克思恩格斯列宁大林著作编译局．马克思恩格斯选集（第1卷）［M］．北京：人民出版社，1995．

［3］中共中央马克思恩格斯列宁大林著作编译局.1844年经济学哲学手稿［M］．北京：人民出版社，2014．

［4］拉普．技术哲学导论［M］．刘武，康荣平，吴明泰，译．沈阳：辽宁科学技术出版社，1986．

［5］马尔库塞．单向度的人——发达工业社会意识形态研究［M］．上海：上海译文出版社，2008．

［6］哈贝马斯．作为"意识形态"的技术与科学［M］．李黎，郭官义，译．上海：学林出版社，1999．

［7］希波克拉底．希波克拉底文集［M］．赵鸿钧，译．北京：中国中医药出版社，2007．

［8］罗森伯格．当代医学的困境［M］．张大庆，译．北京：北京大学医学出版社，2016．

［9］柯林斯，平奇．勾勒姆医生：作为科学的医学与作为救助手段的医学［M］．雷瑞鹏，译．上海：上海科技教育出版社，2009．

［10］图姆斯．病患的意义——医生和病人不同观点的现象学探讨［M］．邱鸿钟，陈蓉霞，李创，译．青岛：青岛出版社，2000．

［11］卡伦．叙事医学：尊重疾病的故事［M］．北京：北京大学医学出版社，2015.

［12］福柯．临床医学的诞生［M］．刘北成，译．南京：译林出版社，2001.

［13］卢普顿．医学的文化研究：疾病与身体［M］．北京：北京大学医学出版社，2016.

［14］波特．剑桥医学史［M］．张大庆，李志平，刘学礼，等译．长春：吉林人民出版社，2000.

［15］玛格纳．医学史［M］．上海：上海人民出版社，2009.

［16］考克汉姆．医学社会学［M］．高永平，杨渤彦，译．北京：中国人民大学出版社，2012.

［17］西格里斯特．疾病的文化史［M］．秦传安，译．北京：中央编译出版社，2009.

［18］艾德勒，范多伦．西方思想宝库［M］．长春：吉林人民出版社，1988.

［19］罗尔斯．正义论［M］．谢延光，译．上海：上海译文出版社，1991.

［20］马尔霍尔．海德格尔与《存在与时间》［M］．亓校盛，译．桂林：广西师范大学出版社，2007.

［21］索尔索．认知心理学［M］．黄希庭，等译．北京：教育科学出版社，1990.

［22］丹皮尔．科学史［M］．北京：中国人民大学出版社，2010.

［23］莱宁．罗尔斯政治哲学导论［M］．孟伟，译．北京：人民出版社，2012.

［24］贝弗里奇．贝弗里奇报告——社会保险和相关服务［M］．北京：中国劳动社会保障出版社，2004.

［25］Ruth Kirschstein, Lana R. Skirboll. 干细胞研究进展与未来

[M]．陈英，原林，译．北京：人民卫生出版社，2003.

[26] 杜治政．医学在走向何处 [M]．南京：江苏科学技术出版社，2014.

[27] 王玉平．科学技术发展的伦理问题研究 [M]．北京：中国科学技术出版社，2008.

[28] 高亮华．人文主义视野中的技术 [M]．北京：中国社会科学出版社，1996.

[29] 郭冲辰．技术异化论 [M]．沈阳：东北大学出版社，2004.

[30] 冯斌，谢先芝．基因工程技术 [M]．北京：化学工业出版社，2000.

[31] 翟晓梅，邱仁宗．生命伦理学导论 [M]．北京：清华大学出版社，2005.

[32] 万慧进．生命伦理学与生命法学 [M]．杭州：浙江大学出版社，2004.

[33] 邱仁宗，卓小勤，冯建妹．病人的权利 [M]．北京：中国协和医科大学联合出版社，1996.

[34] 徐宗良，刘学礼，瞿晓敏．生命伦理学——理论与实践探索 [M]．上海：上海人民出版社，2002.

[35] 香农．生命伦理学导论 [M]．肖巍，译．哈尔滨：黑龙江人民出版社，2005.

[36] 王一方．医学人文十五讲 [M]．北京：北京大学出版社，2006.

[37] 杜治政．医学哲学：不是多余的话 [M]．南京：江苏科学技术出版社，2012.

[38] 钱穆．中国思想史 [M]．北京：九州出版社，2012.

[39] 孙广仁．中国古代哲学与中医学 [M]．北京：人民卫生出版社，2009.

［40］李经纬，张志斌．中医学思想史［M］．长沙：湖南教育出版社，2006.

［41］许建良．中国伦理思想史［M］．南京：东南大学出版社，2010.

［42］叶秀山．美的哲学［M］．北京：人民出版社，1991.

［43］吴国盛．技术哲学经典读本［M］．上海：上海交通大学出版社，2008.

［44］冯友兰．中国哲学史（上）［M］．上海：华东师范大学出版社，2011.

［45］孙慕义．医学伦理学［M］．北京：高等教育出版社，2008.

［46］李义庭，刘芳．生命关怀的理论与实践［M］．北京：首都师范大学出版社，2012.

［47］施永兴，王光荣．中国城市临终关怀服务现状与政策研究［M］．上海：上海科技教育出版社，2010.

［48］郑晓江．生命与死亡：中国生死智慧［M］．北京：北京大学出版社，2011.

［49］陈可冀．中国传统医学发展的理性思考［M］．北京：人民卫生出版社，1997.

［50］张其成．中医哲学基础［M］．北京：中国中医药出版社，2004.

［51］梁浩材．社会医学［M］．长沙：湖南科学技术出版社，1988.

［52］邓铁涛，刘小斌，李剑．中医近代史［M］．广州：广东高等教育出版社，1999.

［53］张小燕．逻辑·心理·认知：皮亚杰心理逻辑研究［M］．北京：中国社会科学出版社，2007.

［54］夏基松．现代西方哲学教程［M］．上海：上海人民出版

社，1985.

[55] 陆莲舫. 高等中医药教育研究文集 [M]. 北京：中国中医药出版社，2002.

[56] 潘懋元，王伟廉. 高等教育学 [M]. 福州：福建教育出版社，1995.

[57] 郑功成. 社会保障学：理念、制度、实践与思辨 [M]. 北京：商务印书馆，2000.

[58] 吕学静. 社会保障国际比较 [M]. 北京：首都经济贸易大学出版社，2007.

[59] 刘大椿，刘劲杨. 科学技术哲学经典研读 [M]. 北京：中国人民大学出版社，2011.

[60] 乔瑞金. 技术哲学教程 [M]. 北京：科学出版社，2006.

[61] 黄时进. 科学传播导论 [M]. 上海：华东理工大学出版社，2010.

[62] 刘华杰. 科学传播读本 [M]. 上海：上海交通大学出版社，2007.

[63] 翟杰全. 让科技跨越时空：科技传播与科技传播学 [M]. 北京：北京理工大学出版社，2002.

[64] 吴国盛. 科学的历程 [M]. 2 版. 北京：北京大学出版社，2002.

[65] 邱鸿钟. 医学与人类文化 [M]. 广州：广东高等教育出版社，2004.

[66] 任廷革. 任应秋中医各家学说讲稿 [M]. 北京：人民卫生出版社，2008.

[67] 海德格尔. 林中路 [M]. 孙周兴，译. 上海：上海译文出版社，2004.

[68] 陆学艺. 当代中国社会阶层研究报告 [M]. 北京：北京社会科学文献出版社，2002.

［69］陈昌曙．技术哲学引论［M］．北京：科学出版社，2012.

［70］范瑞平．当代儒家生命伦理学［M］．北京：北京大学出版社，2011.

［71］陈钟林，黄晓燕．社会工作价值与伦理［M］．北京：高等教育出版社，2011.

［72］李德新．中医基础理论［M］．北京：人民卫生出版社，2001.

［73］法伊尔阿本德．反对方法：无政府主义知识论纲要［M］．周昌忠，译．上海：上海译文出版社，2007.

后　记

　　《追问医学：关于医学与技术、人文和社会关系的考量》是由笔者根据教学需要，吸收团队教学和科研成果，统筹设计，组织撰写而成的学术著作。冯慧卿教授和陈君教授在该书的选题和结构安排方面提出了积极意见，其他编委会成员也参与了部分工作。

　　第一章"医学技术异化问题"由笔者和殷猛博士完成；第二章"医学工程化人文困惑问题"由笔者和王长松同学完成；第三章"人胚胎干细胞医学研究伦理困惑"由笔者和陈丽莉同学完成；第四章"医学异化与医患关系"由陈君教授和杨俊同学完成；第五章"哲学'知与行'关系与医患关系"由冯慧卿教授和钱鹏翔同学完成；第六章"基于医患关系理论的我国医患关系问题探究"由陈君教授和刘洋同学完成；第七章"临终关怀医学伦理问题"由笔者和谢和成同学完成；第八章"中医学科学精神与人文价值"由笔者和鄢来均副研究员完成；第九章"建构主义学习理论与中医教育问题"由智广元副教授和孙鹏涛同学完成；第十章"从科学传播理论看中医传承问题"由冯慧卿教授和何凯同学完成；第十一章"罗尔斯正义论与我国医疗保障问题"由笔者和高琪同学完成。全书由笔者审核定稿。

　　本书在编写过程中得到了李旺倬、陈焕鑫、梅亚子和王新红等同学在录入和校对等方面的帮助，在材料整理、撰写和出版方面得到了学校发展规划处以及学校白建刚副书记、学院陈霖书记的大力支持，在此表示感谢。同时也要感谢暨南大学出版社杜小陆老师，正是他的支持才促成该书的出版。

刘霁堂于赤岗高教花园

2023 年 2 月 10 日